제2판

보건의료인을 위한

보건의료법규

오현주 · 김기훈 · 박영술 · 이철인
전영주 · 정미영 · 천민우 공 저

계 축 문 화 사

머리말 Preface

보건의료법규는 보건의료인이라면 누구에게나 필수적인 교과목으로 매년 전공분야에 맞는 보건의료법규 교재를 출판하였었다.

최근 3~4년 사이에 보건의료관련 법령들이 대대적으로 개정되거나 신설되어 교재를 새롭게 만들어서 출판하다가 올해에는 개정되었거나 신설된 법령들이 적어 작년에 이어 개정판을 내게 되었다.

우선 개정되었거나 시행일자가 올해인 경우 변경하였고 올해부터는 의무기록사가 보건의료정보관리사로 개정됨에 따라 명칭과 정의를 개정하였다. 또한 개정된 항목관련 문제들도 수정하거나 삭제하였다.

개정판으로 올해 보건의료관련 국가시험과 자격증시험 공부에 많은 도움을 줄 수 있으리라는 기대감에 더운 날씨에도 매우 즐겁게 편집하였다. 이러한 기쁨과 더불어 이 교재가 나오기까지 섭씨 37도를 웃도는 2018년 여름 날씨에도 비 오듯 흐르는 땀과 함께 많은 고생을 하신 편집부 가족들과 사장님께 감사의 말씀을 드립니다.

2018년 8월

저자 일동

차 례 Contents

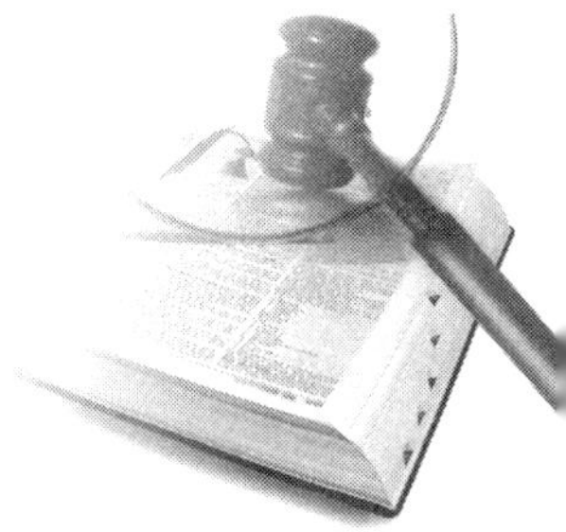

의 료 법

- 의료법
- 의료법 문제

의료법

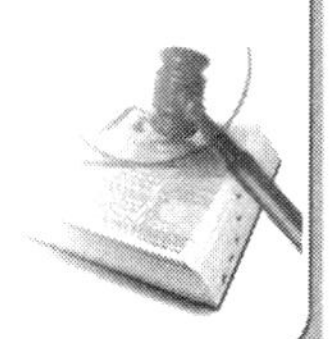

[시행 2018.11.15.] [법률 제15716호, 2018.8.14., 일부개정]

제1장 총 칙

법 제1조 (목적) 모든 국민이 수준 높은 의료 혜택을 받을 수 있도록 국민의료에 필요한 사항을 규정함으로써 국민의 건강을 보호하고 증진

법 제2조 (의료인)

1) **"의료인"** : 보건복지부장관의 면허를 받은 의사·치과의사·한의사·조산사 및 간호사
2) 의료인의 종별에 따른 임무 수행
   1. 의사는 의료와 보건지도를 임무로 한다.
   2. 치과의사는 치과 의료와 구강 보건지도를 임무로 한다.
   3. 한의사는 한방 의료와 한방 보건지도를 임무로 한다.
   4. 조산사는 조산(助産)과 임부(姙婦)·해산부(解産婦)·산욕부(産褥婦) 및 신생아에 대한 보건과 양호지도를 임무로 한다.
   5. 간호사 :
      가. 환자의 간호요구에 대한 관찰, 자료수집, 간호판단 및 요양을 위한 간호
      나. 의사, 치과의사, 한의사의 지도하에 시행하는 진료의 보조
      다. 간호 요구자에 대한 교육·상담 및 건강증진을 위한 활동의 기획과 수행, 그 밖의 대통령령(의료법 시행령 제2조)로 정하는 보건활동 : 보건진료 전담공무원, 모자보건전문가가 행하는 모자보건 활동, 결핵환자 등의 의료, 그 밖의 법령에 따른 보건활동 〈개정 2018.3.6.〉
      라. 간호조무사가 수행하는 간호사의 업무 중 가목부터 다목까지의 업무보조에 대한 지도

3) **의료인의 사명** : 국민보건 향상을 이루고 국민의 건강한 생활 확보에 이바지

법 제3조 (의료기관)

1) **"의료기관"** : 의료인이 공중(公衆) 또는 특정 다수인을 위하여 의료·조산의 업("의료업")을 하는 곳

2) **의료기관의 종류** 〈개정 2016.5.29.〉

1. **의원급 의료기관** : 의사, 치과의사 또는 한의사가 주로 외래환자를 대상으로 각각 그 의료행위를 하는 의료기관 : 의원, 치과의원, 한의원
2. **조산원** : 조산사가 조산과 임부·해산부·산욕부 및 신생아를 대상으로 보건활동과 교육·상담을 하는 의료기관
3. **병원급 의료기관** : 의사, 치과의사 또는 한의사가 주로 입원환자를 대상으로 의료행위를 하는 의료기관 : 병원, 치과병원, 한방병원, 요양병원(정신병원, 장애인 의료재활시설로서 장기입원이 필요한 환자를 대상으로 의료행위를 하기 위하여 설치한 병상의 요건을 갖춘 의료기관), 종합병원

3) **의료기관의 종류별 표준업무규정** (보건복지부고시 제2011-69호)

1. **목적** : 의료기관의 의료서비스 제공과 환자의 의료 이용의 적정을 기하고 국민의 건강증진과 의료자원의 효율적 활용에 기여
2. **표준업무의 정의** : 의료행위 등 의료기관에서 일반적으로 수행하는 기본적인 업무, 제공하는 기능과 서비스
3. **표준업무의 범위** : 질환의 중증도와 환자의 특성, 응급상황에 따라 표준업무와 권장질환을 의료기관 종류별로 달리 적용할 수 있음
4. **적용대상** : 의원, 병원 및 종합병원, 상급종합병원
5. **의원의 표준업무** : 주로 외래환자 대상, 간단하고 흔한 질병에 대한 외래진료, 질병의 예방 및 상담 등 포괄적인 의료서비스, 지역사회 주민의 건강 보호와 증진을 위한 건강관리, 장기 치료가 필요한 만성질환을 가진 환자로서 입원할 필요가 없는 환자의 진료, 간단한 외과적 수술이나 처치 등 그 밖의 통원치료가 가능한 환자의 진료, 다른 의원급 의료기관으로부터 의뢰받은 환자의 진료, 병원, 종합병원, 상급종합병원의 표준업무에 부합하는 진료를 마친 후 회송받은 환자의 진료
6. **병원과 종합병원의 표준업무** : 주로 입원환자 대상, 일반적인 입원, 수술 진료, 분야별로 보다 전문적인 관리가 필요한 환자의 진료, 장기 치료가 필요한 만성질환을 가진 환자로서 입원할 필요가 있는 환자의 진료, 당해 의료기관에 입원하였던 환자

로서 퇴원 후 당해 의료기관에서 직접 경과의 관찰이 필요한 환자의 진료, 의원 또는 다른 병원, 종합병원으로부터 의뢰받은 환자의 진료, 의원의 표준업무에 해당하나 합병증 등 다른 질환을 동반하여 당해 의료기관에서 입원, 수술 등이 필요한 환자의 진료, 상급종합병원으로부터 회송받은 환자의 진료, 장기입원이 필요한 환자의 진료

7. **상급종합병원의 표준업무** : 주로 중증질환자 대상, 수술, 시술 등 고난이도의 치료기술을 필요로 하는 중한 질병의 진료, 치사율이 높고 합병증 발생 가능성이 높은 질환을 가진 환자의 진료, 다수 진료과목의 진료와 특수 시설·장비의 이용이 필요한 환자의 진료, 희귀·난치성 질환을 가진 환자의 진료, 중증질환에 대한 전문진료 분야별 전문진료센터의 운영, 당해 의료기관에 입원하였던 환자로서 퇴원 후 당해 의료기관에서 직접 경과의 관찰이 필요한 환자의 진료, 의원, 병원, 종합병원 또는 다른 상급종합병원으로부터 의뢰받은 환자의 진료, 의원 및 병원과 종합병원의 표준업무에 해당하나 합병증 등 다른 질환을 동반하여 당해 의료기관에서 입원, 수술 등이 필요한 환자의 진료, 의료인 교육, 의료에 관한 연구와 개발 등 의료의 발전과 확산

[별표] 의료기관 종류별 권장질환의 예시(의료기관의 종류별 표준업무규정 관련)

1. 의료기관의 종류별 권장질환의 예시는 다음과 같다.
   가. 의원 : 간단하고 흔하게 발생하는 질환, 상담 및 관리 등 외래진료를 통해 입원 등 환자의 상태가 악화되는 것을 예방할 수 있는 질환으로서 그 예시는 다음 표와 같다.

다래끼 및 콩다래끼, 눈물계통의 장애, 노년성 백내장, 굴절 및 조절의 장애, 결막염, 외이염
급성 코인두염(감기), 다발성 및 상세불명 부위의 급성 상기도 감염, 급성 부비동염, 급성 인두염, 급성 편도염, 급성 후두염 및 기관염, 급성 기관지염, 혈관운동성 및 알레르기성 비염, 만성 비염, 코인두염 및 인두염
소화불량, 감염성 및 상세불명 기원의 기타 위장염 및 결장염, 위-식도 역류병, 상세불명 부위의 소화성 궤양, 위염 및 십이지장염, 기타 비감염성 위장염 및 결장염, 자극성 장증후군, 기타 기능성 장장애
지질단백질 대사장애 및 기타 지질증
백선증(피부사상균증)
등통증, 윤활막염 및 힘줄윤활막염, 기타 골부착부병증, 달리 분류되지 않은 기타 연조직 장애
손목 및 손부위, 무릎, 발목 및 발부위의 관절 및 인대의 염좌 및 긴장
질 및 외음부의 기타 염증
본태성(원발성) 고혈압
인슐린-비의존 당뇨병
기타 외래진료를 통해 입원을 예방할 수 있는 질환

나. 병원, 종합병원(상급종합병원 제외) : 일반적인 입원, 수술, 분야별로 보다 전문적인 관리가 필요한 질환으로서 그 예시는 다음 표와 같다.

퇴행성 신경계 질환, 뇌진탕, 비특이성 대뇌혈관 질환
급성안염, 신경성 안 질환
평형장애, 청각장애, 비출혈
만성 폐색성 폐질환, 폐부종 및 호흡부전, 폐결핵, 폐렴, 천식
급성 심근경색증, 급성 및 아급성 심내막염, 심부전, 협심증
소화성 궤양, 위장관 출혈, 위장관 폐색, 복막 감염
간경변증, 간염, 담도 질환, 췌장 질환
척추 질환 및 손상, 관절 질환 및 손상, 골수염, 감염성 관절염, 결체조직 질환
피부궤양, 피부, 피하조직 및 유방의 외상
내분비질환, 선천성 대사 장애
신부전, 신장 감염, 요로결석
양성 전립선 비대증, 남성 생식계 염증
여성 생식계 감염, 자궁외 임신
적혈구 질환 및 응고 장애, 바이러스성 질환
패혈증, 수술 후 및 외상 후 감염
약물 중독
화상
열성 경련
신생물(악성종양) 중 치료의 난이도가 비교적 낮은 질환(갑상선암 등)
의원급 의료기관에서 치료할 수 있으나 합병증이 동반된 질환

다. 상급종합병원 : 고난이도의 치료기술, 특수 시설과 장비의 활용이 필요한 중한 질환, 희귀난치성 질환으로서 그 예시는 다음 표와 같다.

신생물(신경계, 이비인후 및 구강, 호흡기계, 소화계, 간담도계 및 췌장, 근골격계 및 결체조직, 피부, 피하조직 및 유방, 신장 및 요로, 생식계 등)
이식술(간, 폐, 심장, 신장, 골수, 피부 등)
두개내 혈관수술
기타 주요 개두술
심장판막 및 기타 주요 심흉부 수술, 심근경색증
다발성 외상 등 중증외상질환, 중증 화상
근육병, 다발성경화증, 선천 기형, 염색체 이상 등 희귀난치성 질환
의원급 의료기관과 병원, 종합병원에서 치료할 수 있으나 합병증이 동반된 질환
의원급 의료기관과 병원, 종합병원에서 진료중이나 명확한 원인을 알 수 없어 보다 정밀한 진단이 필요하다고 의뢰한 경우
의원급 의료기관과 병원, 종합병원에서 치료중이나 증상이 호전되지 않는 경우

법 제3조의2 (병원 등)

1) **병원ㆍ치과병원ㆍ한방병원 및 요양병원**("병원등") : 30개 이상의 병상(병원ㆍ한방병원만 해당) 또는 요양병상(요양병원만 해당하며, 장기입원이 필요한 환자를 대상으로 의료행위를 하기 위하여 설치한 병상)을 갖추어야 함

법 제3조의3 (종합병원)

1) 종합병원의 요건
   1. 100개 이상의 병상을 갖출 것
   2. 100병상 이상 300병상 이하인 경우에는 내과ㆍ외과ㆍ소아청소년과ㆍ산부인과 중 3개 진료과목, 영상의학과, 마취통증의학과와 진단검사의학과 또는 병리과를 포함한 7개 이상의 진료과목을 갖추고 각 진료과목마다 전속하는 전문의를 둘 것
   3. 300병상을 초과하는 경우에는 내과, 외과, 소아청소년과, 산부인과, 영상의학과, 마취통증의학과, 진단검사의학과 또는 병리과, 정신건강의학과 및 치과를 포함한 9개 이상의 진료과목을 갖추고 각 진료과목마다 전속하는 전문의를 둘 것

2) 종합병원은 제1항제2호 또는 제3호에 따른 진료과목("필수진료과목") 외에 필요하면 추가로 진료과목을 설치ㆍ운영 가능하고 필수진료과목 외의 진료과목에 대하여는 해당 의료기관에 전속하지 아니한 전문의를 둘 수 있음

법 제3조의4 (상급종합병원 지정)

1) 상급종합병원의 요건 : 보건복지부장관은 요건을 갖춘 종합병원 중에서 중증질환에 대하여 난이도가 높은 의료행위를 전문적으로 하는 종합병원을 상급종합병원으로 지정
   1. 보건복지부령으로 정하는 20개 이상의 진료과목을 갖추고 각 진료과목마다 전속하는 전문의를 둘 것
   2. 의사, 치과의사 또는 한의사로서 전문의가 되려는 자를 수련시키는 기관일 것
   3. 보건복지부령(상급종합병원의 지정 및 평가에 관한 규칙)으로 정하는 인력ㆍ시설ㆍ장비 등을 갖출 것
   4. 질병군별(疾病群別) 환자구성 비율이 보건복지부령(상급종합병원의 지정 및 평가에 관한 규칙)으로 정하는 기준에 해당할 것

상급종합병원의 지정 및 평가에 관한 규칙 [별표] 상급종합병원의 지정 기준 〈개정 2017.2.10.〉

1. 진료기능

가. 지정 신청일 이전 1년 동안 다음 진료과목 중 필수진료과목을 포함하여 20개 이상의 진료과목을 갖추고 각 진료과목마다 전속하는 전문의 1명 이상을 둘 것

1) 필수진료과목(9): 내과, 외과, 소아청소년과, 산부인과, 영상의학과, 마취통증의학과, 진단검사의학과 또는 병리과, 정신건강의학과, 치과

2) 선택진료과목(18): 진단검사의학과 또는 병리과, 흉부외과, 방사선종양학과, 핵의학과, 응급의학과, 신경과, 피부과, 신경외과, 안과, 재활의학과, 정형외과, 이비인후과, 비뇨기과, 성형외과, 가정의학과, 예방의학과, 결핵과, 직업환경의학과

나. 「응급의료에 관한 법률」 제25조·제26조 또는 제30조에 따라 중앙응급의료센터·권역응급의료센터 또는 지역응급의료센터로 지정받았을 것

2. 교육기능

「전문의의 수련 및 자격 인정 등에 관한 규정」 제6조제2항 및 같은 규정 시행규칙 제7조제2항에 따라 레지던트의 수련병원으로 지정받았을 것

3. 인력·시설·장비 등

가. 지정 신청일 이전 1년 동안 의사는 연평균 1일 입원환자 10명당 1명 이상, 간호사는 연평균 1일 입원환자 2.3명당 1명 이상을 둘 것

나. 가목의 입원환자 수는 지정 신청일 이전 1년 동안 건강보험 및 의료급여 입원환자의 진료실적에 대하여 건강보험심사평가원에 요양급여비용을 심사청구한 입원 및 외래환자의 자료를 기준으로 한다. 이 경우 외래환자 3명은 입원환자 1명으로 환산하고, 의료인 수는 해당 기간 중 실제 근무한 개월 수를 연간으로 환산하는 방법(Full Time Equivalent)을 사용한다.

다. 「의료법 시행규칙」 별표 4 제2호에 따른 중환자실 및 신생아중환자실을 설치하고, 지정 신청일 이전 1년 동안 보건복지부장관이 정하여 고시하는 기준에 따라 근무하는 전담전문의를 각각 1명 이상 둘 것

라. 전산화단층촬영기(CT), 자기공명영상촬영기(MRI), 근전도검사기(EMG), 혈관조영촬영기(ANGIOGRAPHY SYSTEM), 감마카메라(GAMMA CAMERA) 및 심전도기록기(HOLTER MONITORING)를 각각 1대 이상 설치하였을 것

마. 라목의 의료장비 중 법 제38조제1항에 따른 특수의료장비는 「특수의료장비의 설치 및 운영에 관한 규칙」 제6조의2제1항에 따라 등록된 품질관리검사기관의 정기적인 품질관리검사에서 적합으로 판정받았을 것

바. 보건복지부장관이 정하는 기준에 따라 전실(前室) 및 음압시설(陰壓施設) 등을 갖춘 1인 병실을 500병상 당 1개 이상 갖출 것 [시행일 : 2018.8.11.]

사. 환자의 진료·검사·질환 또는 임상 등에 관한 정보교류를 위하여 보건복지부장관이 정하는

기준에 따라 정보협력체계를 갖출 것

4. 질병군별(疾病群別) 환자의 구성비율

가. 지정 신청일 이전 2년 6개월 동안 다음 표의 전문진료질병군에 속하는 입원환자의 비율이 해당 의료기관이 진료한 전체 입원환자의 100분의 21 이상이고, 단순진료질병군에 속하는 입원환자의 비율은 100분의 16 이하일 것

구분	분류 기준	질병의 종류
전문진료 질병군	희귀성 질병, 합병증 발생의 가능성이 높은 질병, 치사율이 높은 질병, 진단난이도가 높은 질병, 진단을 위한 연구가 필요한 질병	각 질병군에 해당하는 질병의 종류는 보건복지부장관이 정하여 고시한다.
일반진료 질병군	모든 의료기관에서 진료가 가능하거나 진료를 하여도 되는 질병	
단순진료 질병군	진료가 간단한 질병, 일반적으로 진료의 결과가 치명적이 아닌 질병, 그 밖에 진료난이도 또는 진단난이도가 낮은 질병	

나. 지정 신청일 이전 2년 6개월 동안 보건복지부장관이 정하여 고시하는 질병에 속하는 외래환자의 비율이 해당 의료기관이 진료한 전체 외래환자의 100분의 17 이하일 것

다. 가목의 입원환자 수와 나목의 외래환자 수는 가목 및 나목에 따른 질병군에 대한 건강보험 및 의료급여 입원환자와 외래환자의 진료실적에 대하여 건강보험심사평가원에 요양급여비용을 심사청구한 자료를 기준으로 한다.

5. 의료서비스 수준

가. 법 제58조의3제4항에 따른 인증 또는 조건부인증을 받았을 것

나. 심장질환, 뇌질환, 암, 항생제를 사용하는 수술 등 보건복지부장관이 정하여 고시하는 평가항목에 대한 법 제63조제1항제2호에 따른 건강보험심사평가원의 가장 최근의 요양급여 적정성평가 결과가 보건복지부장관이 정하여 고시하는 기준에 따라 산정한 점수의 2분의 1 이상에 해당할 것

비고 : 제5호나목의 기준은 제3조제4항에 따른 상대평가에 대해서만 적용한다.

---

2) 상급종합병원 평가

1. 보건복지부장관은 상급종합병원지정 요건 및 전문성 등에 대하여 평가
2. 보건복지부장관은 상급종합병원으로 지정받은 종합병원에 대하여 3년마다 평가를 실시하여 재지정하거나 지정을 취소
3. 보건복지부장관은 평가업무를 관계 전문기관 또는 단체에 위탁할 수 있음
4. 상급종합병원 지정・재지정의 기준・절차 및 평가업무의 위탁 절차 등에 관하여 필요한 사항은 보건복지부령(상급종합병원의 지정 및 평가에 관한 규칙)에서 정함 :

상급종합병원을 지정하려는 경우에는 지정 예정일 6개월 전에 지정계획을 공고, 상급종합병원으로 지정 받으려는 종합병원의 장은 상급종합병원 지정신청서에 시설 현황, 장비 현황, 의료인력 현황의 서류를 상급종합병원 지정계획 공고일부터 1개월 이내에 보건복지부장관에게 제출

5. **상급종합병원 지정 취소** : 보건복지부장관이 취소, 즉시 반납, 거짓이나 그 밖의 부정한 방법으로 지정을 받은 경우, 상급종합병원 지정을 받은 자가 상급종합병원의 지정 취소를 희망하여 상급종합병원 지정서를 반납한 경우, 재평가 시 지정 기준을 충족하지 못하는 경우, 지정 기준을 충족하지 못하여 6개월 이내의 기간을 정하여 시정을 명하였음에도 불구하고 이를 시정하지 아니한 경우

법 제3조의5 (전문병원 지정)

1) **전문병원 지정** : 보건복지부장관은 병원급 의료기관 중에서 특정 진료과목이나 특정 질환 등에 대하여 난이도가 높은 의료행위를 하는 병원을 전문병원으로 지정

2) **전문병원의 요건** :

1. 특정 질환별・진료과목별 환자의 구성비율 등이 보건복지부령으로 정하는 기준에 해당할 것
2. 보건복지부령으로 정하는 수 이상의 진료과목을 갖추고 각 진료과목마다 전속하는 전문의를 둘 것

3) 전문병원 지정시 전문병원 요건 및 진료의 난이도 등에 대하여 평가(보건복지부장관)

4) **전문병원 재지정**(보건복지부장관) : 전문병원으로 지정받은 의료기관에 대하여 3년마다 평가

5) **지정 또는 재지정 취소** :

1. 거짓이나 그 밖의 부정한 방법으로 지정 또는 재지정을 받은 경우(반드시 취소)
2. 지정 또는 재지정의 취소를 원하는 경우
3. 재지정 평가 결과 전문병원 요건을 갖추지 못한 것으로 확인된 경우

6) 보건복지부장관은 평가업무를 관계 전문기관 또는 단체에 위탁

7) 전문병원 지정・재지정의 기준・절차 및 평가업무의 위탁 절차 등에 관하여 필요한 사항은 보건복지부령(전문병원의 지정 및 평가 등에 관한 규칙) 참조

1. **전문병원의 지정 기준** : 한방병원을 제외한 병원급 의료기관의 전문병원 지정 기준 :

전문병원의 지정 및 평가 등에 관한 규칙 [별표 1] 전문병원의 지정 기준

1. 질환별·진료과목별 환자의 구성비율

가. 다음 표의 구분에 따라 해당 병원이 진료한 전체 입원 연환자(특정기간동안 입원 환자의 입원일수를 환자수로 환산한 연인원을 말한다) 중 주요 진단 범위 또는 환자 유형에 속하는 환자의 구성비율이 각각 해당 기준 이상이어야 한다. 이 경우 질병군별(DRG) 포괄수가제가 적용되는 진료과목에 대한 환자의 구성비율을 계산할 경우에는 해당 병원이 진료한 전체 입원 실환자(특정기간동안 실제 입원한 환자의 수를 말한다)로 할 수 있다.

구분		주요 진단 범위(Major Diagnosis Category) 또는 환자 유형	환자의 구성비율
질환	관절	MDC 'I' 근골격계 및 결합조직 질환 및 장애	45%
	뇌혈관	MDC 'B' 신경계 질환 및 장애(B05, B60 제외)	30%
	대장항문	MDC 'G' 소화기계 질환 및 장애	45%
	수지접합	MDC 'I' 근골격계 및 결합조직 질환 및 장애 MDC 'X' 외상, 중독 및 약물의 독성 효과	45%(한 가지 주요 진단 범위에 속하는 비율) 또는 66%(두 가지 주요 진단 범위에 속하는 비율)
	심장	MDC 'F' 순환기계 질환 및 장애	30%
	알코올	MDC 'V' 알코올/약물 사용 및 알코올/약물로 인한 정신 장애	66%
	유방	MDC 'J' 피부, 피하조직, 유방 질환 및 장애	30%
	척추	MDC 'I' 근골격계 및 결합조직 질환 및 장애 MDC 'B' 신경계 질환 및 장애 중 B05, B60	66%
	화상	MDC 'Y' 화상	45%
	주산기(周産期)	MDC 'O' 임신, 출산, 산욕(産褥) 1세 이하인 환자(정상신생아 제외)	25%(각각)
진료과목	산부인과	MDC 'N' 여성 생식기 질환 및 장애 MDC 'O' 임신, 출산, 산욕(産褥)(정상신생아는 제외한다)	45%(한 가지 주요 진단 범위에 속하는 비율) 또는 66%(두 가지 주요 진단 범위에 속하는 비율)
	소아청소년과	18세 이하인 환자	66%
	신경과	MDC 'B' 신경계 질환 및 장애 MDC 'C' 눈의 질환 및 장애 중 C61 MDC 'D' 귀, 코, 입, 인후 질환 및 장애 중 D61 MDC 'I' 근골격계 및 결합조직 질환 및 장애 중 I68 MDC 'U' 정신 질환 및 장애 중 U60, U65	66%
	안과	MDC 'C' 눈의 질환 및 장애	45%
	외과	MDC 'F' 순환기계 질환 및 장애 중 F06, F10, F15, F16, F64, F66 MDC 'G' 소화기계 질환 및 장애 MDC 'H' 간담도계 및 췌장 질환 및 장애 MDC 'J' 피부, 피하조직, 유방 질환 및 장애(J67, J68, J69, J70 제외) MDC 'K' 내분비, 영양, 대사성 질환 및 장애 중 K02, K03, K04, K05, K06, K65, K66, K67 MDC 'Y' 화상	45%
	이비인후과	MDC 'D' 귀, 코, 입, 인후 질환 및 장애	45%
	재활의학과	전문재활치료를 받는 환자로서, 발병에서 입원까지의 기간이 2년 이내인 환자	66%

나. 가목에 따른 환자의 구성비율은 지정계획 공고일 기준 전년도 1년간의 입원환자 진료실적을 기준으로 한다. 이 경우 「의료법」 제3조제2항 각 호에 따른 의료기관의 종류가 변경된 의료기관의 경우에는 변경 전후 동일성이 인정되는 해당 진료실적을 포함한다.

2. 질환별 · 진료과목별 진료량

가. 해당 병원이 진료한 보건복지부장관이 정하여 고시하는 전문진료질병군 및 일반진료질병군(수지접합 질환이나 외과 및 재활의학과의 경우 단순진료질병군을 포함한다) 또는 환자 유형에 속하는 입원 연환자가 전체 병원급 의료기관이 진료한 보건복지부장관이 정하여 고시하는 전문진료질병군 및 일반진료질병군 또는 환자유형에 속하는 입원 연환자의 상위 30퍼센타일(백분위수) 이상이어야 한다.

나. 가목에 따라 전체 병원급 의료기관의 입원 연환자를 산정할 때 다음에 해당하는 병원의 진료실적은 제외한다.

1) 「의료법」 제3조의4에 따른 상급종합병원

2) 보건복지부장관이 정하여 고시하는 전문진료질병군 및 일반진료질병군 또는 환자유형에 속하는 입원 연환자가 연간 10명 이하인 병원

3) 「의료법」 제3조제2항제3호라목에 따른 요양병원

다. 가목에 따른 진료량은 지정계획 공고일 기준 전년도 1년간의 입원환자 진료실적을 기준으로 한다. 이 경우 「의료법」 제3조제2항 각 호에 따른 의료기관의 종류가 변경된 의료기관의 경우에는 변경 전후 동일성이 인정되는 해당 진료실적을 포함한다.

3. 필수 진료과목

다음 표의 구분에 따라 질환별 또는 진료과목별로 필수 진료과목을 갖추어야 하고, 필수 진료과목마다 전속하는 전문의를 두어야 한다. 이 경우 필수 진료과목은 지정계획 공고일 기준 전년도 12월 31일을 기준으로 하고, 해당 필수 진료과목에 전속하는 전문의는 지정계획 공고일 기준 전년도 1년간의 근무실적을 기준으로 한다.

질환/진료과목		필수 진료과목
질환	관절질환	정형외과, 내과
	뇌혈관질환	신경외과, 신경과, 재활의학과
	대장항문질환	외과, 내과
	수지접합	정형외과 또는 성형외과, 내과
	심장질환	흉부외과, 내과, 소아청소년과
	알코올질환	정신건강의학과
	유방질환	외과, 내과
	척추질환	정형외과 또는 신경외과, 내과
	화상질환	외과, 내과
	주산기질환	산부인과, 소아청소년과
진료과목	산부인과	산부인과, 소아청소년과
	소아청소년과	소아청소년과
	신경과	신경과
	안과	안과
	외과	외과, 내과
	이비인후과	이비인후과
	재활의학과	재활의학과

4. 의료인력

가. 다음 표의 구분에 따라 질환별 또는 진료과목별로 전문의 인정 진료과목에 전속하는 전문의를 두어야 한다.

질환/진료과목		전문의 수	전문의 인정 진료과목
질환	관절질환	8명 이상	정형외과
	뇌혈관질환	6명 이상	신경외과, 신경과, 재활의학과
	대장항문질환	8명 이상	외과
	수지접합	8명 이상	정형외과, 성형외과
	심장질환	8명 이상	흉부외과, 내과, 소아청소년과
	알코올질환	4명 이상	정신건강의학과
	유방질환	4명 이상	외과
	척추질환	8명 이상	정형외과, 신경외과
	화상질환	4명 이상	외과
	주산기질환	8명 이상	산부인과, 소아청소년과
진료과목	산부인과	8명 이상	산부인과
	소아청소년과	6명 이상	소아청소년과
	신경과	4명 이상	신경과
	안과	8명 이상	안과
	외과	4명 이상	외과
	이비인후과	8명 이상	이비인후과
	재활의학과	4명 이상	재활의학과

나. 가목에 따른 의료인력은 지정계획 공고일 기준 전년도 1년간의 근무실적을 기준으로 한다.

5. 병상

다음 표의 구분에 따라 질환별 또는 진료과목별로 최소한의 병상 수를 갖추어야 한다. 이 경우 병상 수는 지정계획 공고일 기준 전년도 12월 31일을 기준으로 한다.

질환/진료과목	최소 병상 수
관절질환, 뇌혈관질환, 대장항문질환, 수지접합, 심장질환, 알코올질환, 척추질환	80
화상질환, 주산기질환, 산부인과, 소아청소년과, 외과, 재활의학과	60
신경과, 유방질환, 안과, 이비인후과	30

6. 의료 질(質)

가. 보건복지부장관이 정하여 고시하는 바에 따라 질환별 또는 진료과목별로 환자의 재원일수, 합병증 발생률, 재수술률, 재입원율 및 치료 결과 등에 대하여 평가한 결과가 총 100점 만점을 기준으로 70점 이상이어야 한다.

나. 가목에 따른 의료질 평가는 지정계획 공고일 기준 전년도 1년간의 실적을 기준으로 한다.

7. 의료서비스 수준

「의료법」 제58조제1항에 따른 의료기관 인증을 받아야 한다.

2. 한방병원의 전문병원 지정 기준 :

◐ 전문병원의 지정 및 평가 등에 관한 규칙 [별표 2] 한방병원의 전문병원 지정 기준

1. 질환별 · 진료과목별 환자의 구성비율

가. 해당 병원이 진료한 전체 환자 수 중 보건복지부장관이 정하여 고시하는 주상병 또는 부상병에 속하는 입원환자 또는 외래환자의 구성비율이 45% 이상이어야 한다.

나. 가목에 따른 환자의 구성비율은 지정계획 공고일 기준 전년도 1년간의 입원환자 또는 외래환자의 진료실적을 기준으로 한다. 이 경우 「의료법」 제3조제2항 각 호에 따른 의료기관의 종류가 변경된 의료기관의 경우에는 변경 전후 동일성이 인정되는 해당 진료실적을 포함한다.

2. 질환별 · 진료과목별 진료량

가. 해당 병원이 진료한 보건복지부장관이 정하여 고시하는 주상병 또는 부상병에 속하는 입원 또는 외래 연환자(특정기간동안 입원 환자의 입원일수 또는 외래 진료 건수를 환자수로 환산한 연인원을 말한다)가 전체 병원급의 의료기관이 진료한 보건복지부장관이 정하여 고시하는 주상병 또는 부상병에 속하는 입원 또는 외래 연환자의 상위 30퍼센타일(백분위수) 이상이어야 한다.

나. 가목에 따라 전체 병원급 의료기관의 입원 또는 외래 연환자를 산정할 때 다음에 해당하는 병원의 진료실적은 제외한다.

1) 「의료법」 제3조의4에 따른 상급종합병원

2) 보건복지부장관이 정하여 고시하는 주상병 또는 부상병에 속하는 입원 또는 외래 연환자가 연간 10명 이하인 병원

3) 「의료법」 제3조제2항제3호라목에 따른 요양병원

다. 가목에 따른 진료량은 지정계획 공고일 기준 전년도 1년간의 입원환자 또는 외래환자 진료실적을 기준으로 한다. 이 경우 「의료법」 제3조제2항 각 호에 따른 의료기관의 종류가 변경된 의료기관의 경우에는 변경 전후 동일성이 인정되는 해당 진료실적을 포함한다.

3. 필수 진료과목

다음 표의 구분에 따라 질환별 또는 진료과목별로 필수 진료과목을 갖추어야 하고, 필수 진료과목마다 전속하는 전문의를 두어야 한다. 이 경우 필수 진료과목은 지정계획 공고일 기준 전년도 12월 31일을 기준으로 하고, 해당 필수 진료과목에 전속하는 전문의는 지정계획 공고일 기준 전년도 1년간의 근무실적을 기준으로 한다.

질환/진료과목	필수 진료과목
중풍질환	한방내과, 한방재활의학과, 침구과
척추질환	한방재활의학과, 침구과
한방부인과	한방부인과

4. 의료인력

가. 다음 표의 구분에 따라 질환별 또는 진료과목별로 전문의 인정 진료과목에 전속하는 전문의를 두어야 한다. 다만, 한방부인과의 경우 전문의 인정 진료과목 중 한방부인과에 3명 이상의 전속 전문의를 두어야 한다.

질환/진료과목	전문의 수	전문의 인정 진료과목
중풍질환	4명 이상	한방내과, 한방재활의학과, 침구과, 한방신경정신과, 사상체질과
척추질환	4명 이상	한방재활의학과, 침구과
한방부인과	4명 이상	한방부인과, 한방내과, 침구과, 사상체질과, 한방소아과

나. 가목에 따른 의료인력은 지정계획 공고일 기준 전년도 1년간의 근무실적을 기준으로 한다.

5. 시설 및 기구

「의료법」 제77조 및 「한의사 전문의의 수련 및 자격인정 등에 관한 규정 시행규칙」 별표 2 제2호 전문과목별 기준 중 해당 전문과목별 시설 및 기구 기준을 충족하여야 한다. 이 경우 해당 시설 및 기구 기준은 지정계획 공고일을 기준으로 한다.

6. 의료 질(質)

의료 질 평가는 환자의 재원일수, 합병증 발생률, 재입원율, 치료 결과 등을 포함하여 평가하여야 하고, 평가결과가 70점 이상이어야 한다. 평가기준 및 대상・방법 등 세부사항은 보건복지부장관이 정하여 고시한다.

7. 의료서비스 수준

「의료법」 제58조제1항에 따른 의료기관 인증을 받아야 한다.

제2장 의료인

제1절 자격과 면허

법 제4조 (의료인과 의료기관의 장의 의무)

1) 의무 :

1. 의료인과 의료기관의 장은 의료의 질을 높이고 병원감염을 예방하며 의료기술을 발전시키는 등 환자에게 최선의 의료서비스를 제공하기 위하여 노력

2. 의료인의 의무 :

① 다른 의료인의 명의로 의료기관을 개설하거나 운영할 수 없음

② 의사·치과의사 및 한의사, 조산사 및 간호사에 따라 발급받은 면허증을 다른 사람에게 빌려주어서는 아니 됨

③ 일회용 주사 의료용품(한 번 사용할 목적으로 제작되거나 한 번의 의료행위에서 한 환자에게 사용하여야 하는 의료용품으로서 사람의 신체에 의약품, 혈액, 지방 등을 투여·채취하기 위하여 사용하는 주사침, 주사기, 수액용기와 연결줄 등을 포함하는 수액세트 및 그 밖에 이에 준하는 의료용품)을 한 번 사용한 후 다시 사용하여서는 아니 됨 〈신설 2016.5.29.〉

3. 의료기관의 장의 의무 :

① 환자 및 보건의료인의 권리(보건의료기본법 제6조)·보건의료서비스에 관한 자기결정권(보건의료기본법 제12조) 및 비밀보장(보건의료기본법 제13조)에 따른 환자의 권리 등 보건복지부령[(의료법 시행규칙 제1조의3(환자의 권리 등의 게시)]으로 정하는 사항을 환자가 쉽게 볼 수 있도록 의료기관 내에 게시(접수창구, 대기실 등)

② 환자와 보호자가 의료행위를 하는 사람의 신분을 알 수 있도록 의료인, 의료행위를 하는 의학, 치과의학, 한방의학 또는 간호학 학생, 간호조무사 및 의료기사에게 의료기관 내에서 명찰을 달도록 지시·감독(단, 응급의료상황, 수술실 내인 경우, 의료행위를 하지 아니할 때인 경우에는 명찰을 달지 아니하도록 할 수 있음) 〈신설 2016.5.29.〉

법 제4조의2(간호·간병통합서비스 제공 등)

1) 간호·간병통합서비스란 보건복지부령(의료법 시행규칙 제1조의4)으로 정하는 입원 환자를 대상으로 보호자 등이 상주하지 아니하고 간호사, 간호조무사 및 그 밖에 간병지원인력("간호·간병통합서비스 제공인력")에 의하여 포괄적으로 제공되는 입원서비스

규칙 제1조의4(간호·간병통합서비스의 제공 환자 및 제공 기관)

1. 환자에 대한 진료 성격이나 질병 특성상 보호자 등의 간병을 제한할 필요가 있는 입원 환자
2. 환자의 생활 여건이나 경제 상황 등에 비추어 보호자 등의 간병이 현저히 곤란하다고 인정되는 입원 환자
3. 그 밖에 환자에 대한 의료관리상 의사·치과의사 또는 한의사가 간호·간병통합서비스가 필요하다고 인정하는 입원 환자

---

2) 보건복지부령(의료법 시행규칙 제1조의4)으로 정하는 병원급 의료기관(병원, 치과병원, 한방병원 및 종합병원)은 간호・간병통합서비스를 제공할 수 있도록 노력
3) 간호・간병통합서비스를 제공하는 병원급 의료기관("간호・간병통합서비스 제공기관")은 보건복지부령(의료법 시행규칙 별표 1의2)으로 정하는 인력, 시설, 운영 등의 기준을 준수

규칙 [별표 1의2] 간호・간병통합서비스 제공기관의 인력, 시설, 운영 등 기준

1. **인력기준** : 간호・간병통합서비스 제공 병동에 다음 각 목의 구분에 따른 인력을 배치한다.
   가. 간호사 : 다음의 구분에 따라 배치할 것
      1) 상급종합병원 : 간호・간병통합서비스 제공 병동의 병상 7개당 간호사 1명 이상. 다만, 7개당의 병상 수를 계산한 후 남은 병상이 7개 미만인 경우에는 1명을 배치한다.
      2) 종합병원 : 간호・간병통합서비스 제공 병동의 병상 12개당 간호사 1명 이상. 다만 12개당의 병상 수를 계산한 후 남은 병상이 12개 미만인 경우에는 1명을 배치한다.
      3) 병원 : 간호・간병통합서비스 제공 병동의 병상 14개당 간호사 1명 이상. 다만 14개당의 병상 수를 계산한 후 남은 병상이 14개 미만인 경우에는 1명을 배치한다.
   나. 간호조무사 : 간호・간병통합서비스 제공 병동의 병상 40개당 1명 이상. 다만 40개당의 병상 수를 계산한 후 남은 병상이 40개 미만인 경우에는 1명을 배치한다.
   다. 간병지원인력 : 1명 이상

2. **시설기준** : 다음 각 목의 기준에 따라 설치한다.
   가. 간호・간병통합서비스를 제공하는 병동은 다른 병동과 구별되도록 설치할 것
   나. 간호・간병통합서비스 병동 내 시설 및 장비는 다음의 기준에 따를 것

구분	설치 기준
간호사실	• 병동의 각 층마다 1개 이상 설치할 것
입원실 및 복도	• 입원실 및 복도에는 문턱이 없을 것. 다만, 불가피한 사유로 문턱을 두는 경우에는 환자가 쉽게 이동할 수 있도록 경사로를 설치한다.
목욕실	• 목욕실에는 문턱이 없을 것. 다만, 불가피한 사유로 문턱을 두는 경우에는 환자가 쉽게 이동할 수 있도록 경사로를 설치한다. • 목욕실 바닥은 미끄럼 방지 처리를 할 것
화장실	• 입원실 내에 설치할 것. 다만, 부득이한 사유로 입원실 내 설치가 곤란한 경우에는 해당 병동의 각 층에 별도로 설치한다. • 화장실 바닥은 미끄럼 방지 처리를 할 것 • 화장실에는 문턱이 없을 것. 다만, 불가피한 사유로 문턱을 두는 경우에는 환자가 쉽게 이동할 수 있도록 경사로를 설치한다.
비상연락장치	• 병상, 목욕실, 화장실 및 휴게실 등에 각각 설치할 것
안전손잡이	• 복도, 계단, 화장실, 목욕실 및 휴게실 등에 각각 설치할 것
욕창방지용품	• 운영 병상의 100분의5 이상(소수점 이하의 수는 올려 계산한다) 구비할 것

3. 운영기준 : 다음 각 목의 기준에 따라 운영한다.
   가. 간호·간병통합서비스 병동에 배치된 인력은 해당 서비스를 제공하는 업무에만 종사할 것
   나. 간호·간병통합서비스 제공 병동의 운영기준을 작성·비치할 것
   다. 안전사고 관리지침을 작성·비치할 것

비고
위 표 제1호부터 제3호까지의 규정에 따른 인력기준, 시설기준 또는 운영기준에 필요한 세부 사항은 보건복지부장관이 정하여 고시한다.

4) 공공보건의료기관(국가나 지방자치단체 또는 공공단체가 공공보건의료의 제공을 주요한 목적으로 하여 설립, 운영하는 보건의료기관) 중 병원급 의료기관은 간호·간병통합서비스를 제공하여야 하며 국가 및 지방자치단체는 필요한 비용의 전부 또는 일부를 지원

법 제5조 (의사·치과의사 및 한의사 면허)

1) **의사·치과의사 또는 한의사의 면허 :**
   의사·치과의사 또는 한의사 국가시험에 합격한 후 보건복지부장관의 면허를 받아야 함
2) **의사·치과의사 또는 한의사의 자격 :**
   1. 평가인증기구의 인증을 받은 의학·치의학 또는 한의학을 전공하는 대학을 졸업하고 의학사·치의학사 또는 한의학사 학위를 받은 자
   2. 평가인증기구의 인증을 받은 의학·치의학 또는 한의학을 전공하는 전문대학원을 졸업하고 석사학위 또는 박사학위를 받은 자
   3. 보건복지부장관이 인정하는 외국의 1.이나 2.에 해당하는 학교를 졸업하고 외국의 의사·치과의사 또는 한의사 면허를 받은 자로서 의사·치과의사·한의사 예비시험에 합격한 자
   4. 평가인증기구의 인증을 받은 의학·치의학 또는 한의학을 전공하는 대학 또는 전문대학원을 6개월 이내에 졸업하고 해당 학위를 받을 것으로 예정된 자(단, 그 졸업예정시기에 졸업하고 해당 학위를 받아야 면허를 받을 수 있음)

법 제6조 (조산사 면허)

1) **조산사 면허 :** 조산사 국가시험에 합격한 후 보건복지부장관의 면허를 받아야 함
2) **조산사 자격 :**
   1. 간호사 면허를 가지고 보건복지부장관이 인정하는 의료기관에서 1년간 조산 수습과

정을 마친 자

2. 보건복지부장관이 인정하는 외국의 조산사 면허를 받은 자

법 제7조 (간호사 면허)

1) **간호사 면허** : 간호사 국가시험에 합격한 후 보건복지부장관의 면허를 받아야 함

2) **간호사 자격** :

1. 평가인증기구의 인증을 받은 간호학을 전공하는 대학이나 전문대학[구제(舊制) 전문학교와 간호학교를 포함한다]을 졸업한 자
2. 보건복지부장관이 인정하는 외국의 제1호에 해당하는 학교를 졸업하고 외국의 간호사 면허를 받은 자

법 제8조 (결격사유 등) 〈개정 2018.3.27., 2018.8.14.〉

1) **의료인의 결격사유** :

1. 정신질환자(단, 전문의가 의료인으로서 적합하다고 인정하는 사람은 그러하지 아니함)
2. 마약・대마・향정신성의약품 중독자
3. 피성년후견인・피한정후견인
4. 이 법 또는 「형법」 제233조(허위진단서등의 작성), 제234조(위조사문서등의 행사), 제269조(낙태), 제270조(의사 등의 낙태, 부동의 낙태), 제317조제1항(업무상비밀누설) 및 제347조(사기)(허위로 진료비를 청구하여 환자나 진료비를 지급하는 기관이나 단체를 속인 경우만), 「보건범죄단속에 관한 특별조치법」, 「지역보건법」, 「후천성면역결핍증 예방법」, 「응급의료에 관한 법률」, 「농어촌 등 보건의료를 위한 특별조치법」, 「시체해부 및 보존에 관한 법률」, 「혈액관리법」, 「마약류관리에 관한 법률」, 「약사법」, 「모자보건법」, 그 밖에 의료 관련 법령을 위반하여 금고 이상의 형을 선고받고 그 형의 집행이 종료되지 아니하였거나 집행을 받지 아니하기로 확정되지 아니한 자

법 제11조 (면허 조건과 등록)

1) **면허의 조건** :

보건복지부장관은 보건의료 시책에 필요하다고 인정하면 의사・치과의사 및 한의사, 조산사 및 간호사의 면허를 내줄 때 3년 이내의 기간을 정하여 특정 지역이나 특정 업

무에 종사하는 것

2) **면허의 등록** : 보건복지부장관은 면허에 관한 사항을 등록대장(의료인 종별로 따로 작성・비치)에 등록하고 면허증을 내주어야 함

3) 면허등록과 면허증에 필요한 사항은 보건복지부령(의료법 시행규칙 제5~6조 참조)으로 정함

   1. 등록대장의 기재 사항이나 면허증의 기재 사항이 변경될 때에는 등록대장의 기재 사항 정정이나 면허증 갱신을 신청
   2. 등록대장의 기재 사항 정정 등을 신청하려는 자는 면허등록대장 정정(면허증 갱신) 신청서에 서류(면허증, 사진, 변경 사실을 증명할 수 있는 서류)를 첨부하여 보건복지부장관에게 제출
   3. 면허증 재발급 받으려는 경우(잃어버렸거나 헐어 못쓰게 된 경우 및 취소된 면허증)에도 신청서에 서류(면허증이 헐어 못쓰게 된 경우에는 그 면허증, 사진, 면허취소의 원인이 된 사유가 소멸하거나 개전의 정이 현저하다고 인정될 수 있는 서류)를 첨부하여 (취소된 면허증 재발급 받으려는 경우 시・도지사를 거쳐) 보건복지부장관에게 제출

법 제12조 (의료기술 등에 대한 보호)

1) 의료인이 하는 의료・조산・간호 등 의료기술의 시행(“의료행위”)에 대하여는 이 법이나 다른 법령에 따로 규정된 경우 외에는 누구든지 간섭하지 못함
2) 누구든지 의료기관의 의료용 시설・기재・약품, 그 밖의 기물 등을 파괴・손상하거나 의료기관을 점거하여 진료를 방해하여서는 아니 되며, 이를 교사하거나 방조하여서는 아니 됨
3) 누구든지 의료행위가 이루어지는 장소에서 의료행위를 행하는 의료인, 간호조무사 및 의료기사 또는 의료행위를 받는 사람을 폭행・협박하여서는 아니 됨 〈신설 2016.5.29.〉

법 제13조 (의료기재 압류 금지)

의료인의 의료 업무에 필요한 기구・약품, 그 밖의 재료는 압류하지 못함

법 제14조 (기구 등 우선공급)

1) 의료인은 의료행위에 필요한 기구・약품, 그 밖의 시설 및 재료를 우선적으로 공급받을 권리가 있음

2) 의료인은 제1항의 권리에 부수(附隨)되는 물품, 노력, 교통수단에 대하여서도 우선적으로 공급받을 권리가 있음

법 제15조 (진료거부 금지 등)

1) 의료인 또는 의료기관 개설자는 진료나 조산 요청을 받으면 정당한 사유 없이 거부하지 못함 〈개정 2016.12.20.〉
2) 의료인은 응급환자에게 「응급의료에 관한 법률」에서 정하는 바에 따라 최선의 처치를 하여야 함

법 제16조 (세탁물 처리)

1) 의료기관에서 나오는 세탁물은 의료인・의료기관 또는 특별자치시장・특별자치도지사・시장・군수・구청장(자치구의 구청장)에게 신고한 자가 아니면 처리할 수 없음
2) 세탁물을 처리하는 자는 보건복지부령(의료기관세탁물 관리규칙 제3조~제4조)으로 정하는 바에 따라 위생적으로 보관・운반・처리하여야 함

의료기관세탁물 관리규칙 제3조 (세탁물의 보관 및 운반 기준)

의료기관과 시장・군수・구청장(자치구의 구청장)에게 의료기관세탁물 처리업 신고를 한 자("처리업자")는 별표 1(참조)의 세탁물의 보관 및 운반 기준에 따라 세탁물을 보관하고 운반하여야 함

의료기관세탁물 관리규칙 제4조 (세탁물의 처리)

1) 의료기관의 세탁물 처리 방법 :
   1. 시설 기준(의료기관세탁물 관리규칙 제6조)에 맞는 세탁물 처리시설에서 자체 처리

   > • **의료기관세탁물 관리규칙 제6조 (시설 기준)** ① 의료기관은 세탁물을 처리업자에게 전량 위탁하여 처리할 경우 외에는 별표 3(참조)의 의료기관의 세탁물 처리시설 및 장비 기준에 맞는 세탁물 처리시설과 장비를 갖추어야 한다.
   > ② 처리업자는 별표 4(참조)의 세탁물 처리업자의 시설 및 장비 기준에 맞는 세탁물 처리시설과 장비를 갖추어야 한다.

   2. 처리업자에게 위탁 처리
2) 처리업자는 의료기관으로부터 위탁받은 세탁물을 재위탁하여서는 아니 되고 다만, 정전・단수・기계고장 등의 사유로 위탁받은 세탁물을 기한까지 처리할 수 없는 경우에는 시장・군수・구청장에게 신고한 후 다른 처리업자에게 재위탁하여 처리
3) 의료기관과 처리업자는 오염세탁물을 증기소독, 끓는물 소독 또는 약물소독 방법으로 소독한 후 세탁하여야 함

4) 의료기관과 처리업자는 별표 2(참조)의 세탁물의 처리 기준에 따라 세탁물을 처리

---

3) 의료기관의 개설자와 의료기관세탁물처리업 신고를 한 자("세탁물처리업자")는 세탁물의 처리업무에 종사하는 사람에게 보건복지부령(의료기관세탁물 관리규칙 제8조)으로 정하는 바에 따라 감염 예방에 관한 교육을 실시하고 그 결과를 기록하고 유지

의료기관세탁물 관리규칙 제8조 (감염 예방 교육)

1) 의료기관과 처리업자는 세탁물 처리업무에 종사하는 자에게 연 4시간 이상 감염 예방에 관한 교육(인터넷 교육 등을 포함한다)
2) 의료기관과 처리업자는 감염 예방에 관한 교육을 하였을 때에는 그 결과를 기록・유지
3) 의료기관과 처리업자가 교육을 할 수 없다고 인정할 때에는 시장・군수・구청장은 보건소장이나 관련 단체로 하여금 그 교육을 하게 할 수 있음

---

4) 세탁물처리업자가 보건복지부령(의료기관세탁물 관리규칙 제7조)으로 정하는 신고사항을 변경하거나 그 영업의 휴업(1개월 이상의 휴업)・폐업 또는 재개업을 하려는 경우에는 보건복지부령으로 정하는 바에 따라 특별자치시장・특별자치도지사・시장・군수・구청장에게 신고

의료기관세탁물 관리규칙 제7조 (처리업의 신고 등)

1) 의료기관세탁물 처리업을 하려는 자는 의료기관세탁물 처리업 신고서에 서류를 첨부하여 시장・군수・구청장에게 제출
2) 시장・군수・구청장은 신고를 받은 경우에는 7일 이내에 신고내용을 확인한 후 별지 제2호서식의 의료기관세탁물 처리업 신고증명서를 그 신고인에게 발급하여야 한다.
3) 처리업자로 신고를 한 자가 사항을 변경하려는 경우에는 의료기관세탁물 처리업 변경신고서에 의료기관세탁물 처리업 신고증명서와 변경사항을 확인할 수 있는 서류를 첨부하여 시장・군수・구청장에게 제출
4) 처리업자로 신고한 자가 그 영업을 휴업・재개업・폐업하려는 경우 신고서를 시장・군수・구청장에게 제출

법 제17조 (진단서 등)

1) **진단서・검안서・증명서 또는 처방전**(의사나 치과의사가 전자처방전을 포함) **작성 :**

1. **작성자 :** 의료업에 종사하고 직접 진찰하거나 검안(檢案)한 의사(검안서에 한하여 검시(檢屍)업무를 담당하는 국가기관에 종사하는 의사 포함), 치과의사, 한의사
2. **교부 또는 발송**(전자처방전에 한함) **가능 대상자 :** 환자(환자가 사망하거나 의식이 없는 경우에는 직계존속・비속, 배우자 또는 배우자의 직계존속을 말하며, 환자가 사망하거나 의식이 없는 경우로서 환자의 직계존속・비속, 배우자 및 배우자의 직계존속이 모두 없는 경우에는 형제자매) 또는 검시(檢屍)를 하는 지방검찰청검사(검안서에 한함)
3. **예외 사항 :** 진료 중이던 환자가 최종 진료 시부터 48시간 이내에 사망한 경우에는 다시 진료하지 아니하더라도 진단서나 증명서를 내줄 수 있으며, 환자 또는 사망자를 직접 진찰하거나 검안한 의사・치과의사 또는 한의사가 부득이한 사유로 진단서・검안서 또는 증명서를 내줄 수 없으면 같은 의료기관에 종사하는 다른 의사・치과의사 또는 한의사가 환자의 진료기록부 등에 따라 내줄 수 있음 〈개정 2016.5.29.〉

2) **출생・사망 또는 사산 증명서**

1. **교부자 :** 의료업에 종사하고 직접 조산한 의사・한의사 또는 조산사
2. **예외 사항 :** 직접 조산한 의사・한의사 또는 조산사가 부득이한 사유로 증명서를 내줄 수 없으면 같은 의료기관에 종사하는 다른 의사・한의사 또는 조산사가 진료기록부 등에 따라 증명서 교부

3) 의사・치과의사 또는 한의사는 자신이 진찰하거나 검안한 자에 대한 진단서・검안서 또는 증명서 교부를 요구받은 때에는 정당한 사유 없이 거부하지 못함

4) 의사・한의사 또는 조산사는 자신이 조산(助産)한 것에 대한 출생・사망 또는 사산 증명서 교부를 요구받은 때에는 정당한 사유 없이 거부하지 못함

법 제18조 (처방전 작성과 교부)

1) 의사나 치과의사는 환자에게 의약품을 투여할 필요가 있다고 인정하면 자신이 직접 의약품을 조제할 수 있는 경우가 아니면 처방전을 작성하여 환자에게 내주거나 발송(전자처방전만 해당)하여야 함

2) 누구든지 정당한 사유 없이 전자처방전에 저장된 개인정보를 탐지하거나 누출・변조 또는 훼손하여서는 아니 됨

3) 처방전을 발행한 의사 또는 치과의사(처방전을 발행한 한의사 포함)는 처방전에 따라

의약품을 조제하는 약사 또는 한약사가 문의한 때 즉시 이에 응하여야 하며 다만, 다음 각 호의 어느 하나에 해당하는 사유로 약사 또는 한약사의 문의에 응할 수 없는 경우 사유가 종료된 때 즉시 이에 응하여야 함

1. 응급환자(질병, 분만, 각종 사고 및 재해로 인한 부상이나 그 밖의 위급한 상태로 인하여 즉시 필요한 응급처치를 받지 아니하면 생명을 보존할 수 없거나 심신에 중대한 위해(危害)가 발생할 가능성이 있는 환자 또는 이에 준하는 사람으로서 보건복지부령으로 정하는 사람)를 진료 중인 경우
2. 환자를 수술 또는 처치 중인 경우
3. 그 밖에 약사의 문의에 응할 수 없는 정당한 사유가 있는 경우

4) 의사, 치과의사 또는 한의사가 자신이 직접 의약품을 조제하여 환자에게 그 의약품을 내어주는 경우에는 그 약제의 용기 또는 포장에 환자의 이름, 용법 및 용량, 그 밖에 보건복지부령으로 정하는 사항(약제의 내용·외용의 구분에 관한 사항, 조제자의 면허 종류 및 성명, 조제 연월일, 조제자가 근무하는 의료기관의 명칭·소재지)을 적어야 하며 다만, 급박한 응급의료상황 등 환자의 진료 상황이나 의약품의 성질상 그 약제의 용기 또는 포장에 적는 것이 어려운 경우로서 보건복지부령(의료법 시행규칙 제13조)으로 정하는 경우(급박한 응급의료상황으로서 환자에 대한 신속한 약제 사용이 필요한 경우, 주사제의 주사 등 해당 약제의 성질상 환자에 대한 즉각적 사용이 이루어지는 경우)에는 그러하지 아니함 〈신설 2016.5.29.〉

규칙 제13조 (약제용기 등의 기재사항)

1) 보건복지부령으로 정해서 적어야 하는 사항 : 약제의 내용·외용의 구분에 관한 사항, 조제자의 면허 종류 및 성명, 조제 연월일, 조제자가 근무하는 의료기관의 명칭·소재지

법 제19조 (정보 누설 금지) [제목개정 2016.5.29.]

1) 의료인이나 의료기관 종사자는 의료·조산 또는 간호업무나 진단서·검안서·증명서 작성·교부 업무, 처방전 작성·교부 업무, 진료기록 열람·사본 교부 업무, 진료기록부등 보존 업무 및 전자의무기록 작성·보관·관리 업무를 하면서 알게 된 다른 사람의 정보를 누설하거나 발표하지 못함 〈개정 2016.5.29.〉
2) 의료기관 인증에 관한 업무에 종사하는 자 또는 종사하였던 자는 그 업무를 하면서 알게 된 정보를 다른 사람에게 누설하거나 부당한 목적으로 사용하여서는 아니 됨 〈신설 2016.5.29.〉

법 제21조 (기록 열람 등)

1) 환자는 의료인, 의료기관의 장 및 의료기관 종사자에게 본인에 관한 기록(추가기재・수정된 경우 추가기재・수정된 기록 및 추가기재・수정 전의 원본을 모두 포함)의 전부 또는 일부에 대하여 열람 또는 그 사본의 발급 등 내용의 확인을 요청할 수 있으며 의료인, 의료기관의 장 및 의료기관 종사자는 정당한 사유가 없으면 이를 거부하여서는 아니 됨 〈신설 2016.12.20., 2018.3.27.〉

2) 의료인, 의료기관의 장 및 의료기관 종사자는 환자가 아닌 다른 사람에게 환자에 관한 기록을 열람하게 하거나 그 사본을 내주는 등 내용을 확인할 수 있게 하여서는 아니 됨 〈개정 2016.12.20.〉

3) 의료인, 의료기관의 장 및 의료기관 종사자는 다음 각 호의 어느 하나에 해당하면 그 기록을 열람하게 하거나 그 사본을 교부하는 등 그 내용을 확인할 수 있게 하여야 한다. 다만, 의사・치과의사 또는 한의사가 환자의 진료를 위하여 불가피하다고 인정한 경우에는 그러하지 아니 함 〈개정 2016.12.20., 2018.3.20., 2018.8.14.〉

1. 환자의 배우자, 직계 존속・비속, 형제・자매(환자의 배우자 및 직계 존속・비속, 배우자의 직계존속이 모두 없는 경우에 한정한다) 또는 배우자의 직계 존속이 환자 본인의 동의서와 친족관계임을 나타내는 증명서 등을 첨부하는 등 보건복지부령으로 정하는 요건을 갖추어 요청한 경우
2. 환자가 지정하는 대리인이 환자 본인의 동의서와 대리권이 있음을 증명하는 서류를 첨부하는 등 보건복지부령으로 정하는 요건을 갖추어 요청한 경우
3. 환자가 사망하거나 의식이 없는 등 환자의 동의를 받을 수 없어 환자의 배우자, 직계 존속・비속, 형제・자매(환자의 배우자 및 직계 존속・비속, 배우자의 직계존속이 모두 없는 경우에 한정한다) 또는 배우자의 직계 존속이 친족관계임을 나타내는 증명서 등을 첨부하는 등 보건복지부령으로 정하는 요건을 갖추어 요청한 경우
4. 급여비용 심사・지급・대상여부 확인・사후관리 및 요양급여의 적정성 평가・가감지급 등을 위하여 국민건강보험공단 또는 건강보험심사평가원에 제공하는 경우
5. 의료급여 수급권자 확인, 급여비용의 심사・지급, 사후관리 등 의료급여 업무를 위하여 보장기관(시・군・구), 국민건강보험공단, 건강보험심사평가원에 제공하는 경우
6. 「형사소송법」 제106조(압수), 제215조(압수, 수색, 검증) 또는 제218조(영장에 의하지 아니한 압수)에 따른 경우
7. 법원이 문서제출신청에 정당한 이유가 있다고 인정한 때에는 결정으로 문서를 가진 사람에게 제출을 명할 수 있어 문서제출을 명한 경우
8. 근로복지공단이 보험급여를 받는 근로자를 진료한 산재보험 의료기관(의사를 포함

한다)에 대하여 그 근로자의 진료에 관한 보고 또는 서류 등 제출을 요구하거나 조사하는 경우

9. 의료기관으로부터 자동차보험진료수가를 청구받은 보험회사등이 그 의료기관에 대하여 관계 진료기록의 열람을 청구한 경우
10. 지방병무청장이 병역판정검사와 관련하여 질병 또는 심신장애의 확인을 위하여 필요하다고 인정하여 의료기관의 장에게 병역판정검사대상자의 진료기록・치료 관련 기록의 제출을 요구한 경우
11. 학교안전사고의 발생 조사에 따라 공제회가 공제급여의 지급 여부를 결정하기 위하여 필요하다고 인정하여 요양기관(의료기관, 약국, 한국희귀의약품센터, 보건소・보건의료원 및 보건지소, 보건지료소))에 대하여 관계 진료기록의 열람 또는 필요한 자료의 제출을 요청하는 경우
12. 진료과정에서 해당 환자가 고엽제후유증환자・고엽제후유의증환자 또는 고엽제후유증 2세환자로 판단되면 지체없이 의료기관의 장이 진료기록 및 임상소견서를 보훈병원장에게 보내는 경우
13. 「의료사고 피해구제 및 의료분쟁 조정 등에 관한 법률」 제28조제1항 또는 제3항에 따른 경우

● 의료사고피해구제 및 의료분쟁 조정 등에 관한 법률 제28조 (의료사고의 조사)

① 감정부는 의료사고의 감정을 위하여 필요하다고 인정하는 경우 신청인, 피신청인, 분쟁 관련 이해관계인 또는 참고인(이하 "조정당사자등"이라 한다)으로 하여금 출석하게 하여 진술하게 하거나 조사에 필요한 자료 및 물건 등의 제출을 요구할 수 있다. 〈개정 2016.5.29〉

② 감정부는 의료사고가 발생한 보건의료기관의 보건의료인 또는 보건의료기관개설자에게 사고의 원인이 된 행위 당시 환자의 상태 및 그 행위를 선택하게 된 이유 등을 서면 또는 구두로 소명하도록 요구할 수 있다.

③ 감정위원 또는 조사관은 의료사고가 발생한 보건의료기관에 출입하여 관련 문서 또는 물건을 조사・열람 또는 복사할 수 있다. 이 경우 감정위원 또는 조사관은 그 권한을 표시하는 증표를 지니고 이를 관계인에게 내보여야 한다.

④ 제3항에 따른 조사・열람 또는 복사를 하기 위해서는 7일 전까지 그 사유 및 일시 등을 해당 보건의료기관에 서면으로 통보하여야 한다. 다만, 긴급한 경우나 사전 통지 시 증거 인멸 등으로 그 목적을 달성할 수 없다고 인정하는 경우에는 그러하지 아니하다. 〈신설 2016.5.29〉

⑤ 조정중재원으로부터 제1항부터 제3항까지에 따른 의료사고 조사 관련 요구를 받은 보건의료기관, 보건의료기관의 의료인, 보건의료기관 개설자 및 조정당사자등은 정당한 이유가 없으면 이에 응하여야 한다. 〈신설 2016.5.29〉

---

14. 국민연금공단이 부양가족연금, 장애연금 및 유족연금 급여의 지급심사와 관련하여 가입자 또는 가입자였던 사람을 진료한 의료기관에 해당 진료에 관한 사항의 열람 또는 사본 교부를 요청하는 경우

14의2. 다음의 어느 하나에 따라 공무원 또는 공무원이었던 사람을 진료한 의료기관에 해당 진료에 관한 사항의 열람 또는 사본 교부를 요청하는 경우

가. 인사혁신처장이 퇴직유족급여 및 비공무상장해급여와 관련하여 요청하는 경우

나. 공무원연금공단이 퇴직유족급여 및 비공무상장해급여와 관련하여 요청하는 경우

다. 인사혁신처장(업무를 위탁받은 자를 포함)이 요양급여, 재활급여, 장해급여, 간병급여 및 재해유족급여와 관련하여 요청하는 경우

14의3. 사립학교교직원연금공단이 요양급여, 장해급여 및 재해유족급여의 지급심사와 관련하여 교직원 또는 교직원이었던 자를 진료한 의료기관에 해당 진료에 관한 사항의 열람 또는 사본 교부를 요청하는 경우 [시행일 : 2018.11.15.]

15. 대통령령(의료법 시행령 제10조의2)으로 정하는 공공기관(국민연금공단)의 장이 장애정도에 관한 심사와 관련하여 장애인 등록을 신청한 사람 및 장애인으로 등록한 사람을 진료한 의료기관에 해당 진료에 관한 사항의 열람 또는 사본 교부를 요청하는 경우

16. 보건복지부장관, 질병관리본부장, 시・도지사 또는 시장・군수・구청장이 감염병의 역학조사 및 예방접종에 관한 역학조사를 위하여 필요하다고 인정하여 의료기관의 장에게 감염병환자등의 진료기록 및 예방접종을 받은 사람의 예방접종 후 이상반응에 관한 진료기록의 제출을 요청하는 경우

4) 진료기록을 보관하고 있는 의료기관이나 진료기록이 이관된 보건소에 근무하는 의사・치과의사 또는 한의사는 자신이 직접 진료하지 아니한 환자의 과거 진료 내용의 확인 요청을 받은 경우에는 진료기록을 근거로 하여 사실 확인

법 제21조의2 (진료기록의 송부 등)

1) 의료인 또는 의료기관의 장은 다른 의료인 또는 의료기관의 장으로부터 제22조(진료기록부 등) 또는 제23조(전자의무기록)에 따른 진료기록의 내용 확인이나 진료기록의 사본 및 환자의 진료경과에 대한 소견 등을 송부 또는 전송할 것을 요청받은 경우 해당 환자나 환자 보호자의 동의를 받아 그 요청에 응하여야 하며 다만, 해당 환자의 의식이 없거나 응급환자인 경우 또는 환자의 보호자가 없어 동의를 받을 수 없는 경우에는 환자나 환자 보호자의 동의 없이 송부 또는 전송할 수 있음

2) 의료인 또는 의료기관의 장이 응급환자를 다른 의료기관에 이송하는 경우에는 지체 없이 내원 당시 작성된 진료기록의 사본 등을 이송

3) 보건복지부장관은 진료기록의 사본 및 진료경과에 대한 소견 등의 전송 업무를 지원하기 위하여 전자정보시스템("진료기록전송지원시스템")을 구축·운영
4) 보건복지부장관은 진료기록전송지원시스템의 구축·운영을 대통령령(의료법 시행령 제10조의3)으로 정하는 바에 따라 관계 전문기관에 위탁할 수 있고, 이 경우 보건복지부장관은 그 소요 비용의 전부 또는 일부를 지원할 수 있음

영 제10조의3 (진료기록전송지원시스템 구축·운영 업무의 위탁) [본조신설 2017.6.20.]

1) 보건복지부장관은 진료기록전송지원시스템의 구축·운영에 관한 업무 위탁 내용 :
   1. 공공기관 중 그 설립목적이 보건의료 또는 사회보장과 관련되는 공공기관
   2. 위탁 업무 수행에 필요한 조직·인력 및 전문성 등을 고려하여 보건복지부장관이 정하여 고시하는 전문기관
2) 보건복지부장관은 진료기록전송지원시스템의 구축·운영업무를 위탁하려는 경우에는 그 위탁 기준·절차 및 방법 등에 관한 사항을 미리 공고
3) 보건복지부장관은 진료기록전송지원시스템의 구축·운영 업무를 위탁한 경우에는 그 위탁 내용 및 수탁자 등에 관한 사항을 관보에 고시하고, 보건복지부의 인터넷 홈페이지에 게재

5) 업무를 위탁받은 전문기관의 준수 사항 :
   1. 진료기록전송지원시스템이 보유한 정보의 누출, 변조, 훼손 등을 방지하기 위하여 접근 권한자의 지정, 방화벽의 설치, 암호화 소프트웨어의 활용, 접속기록 보관 등 대통령령으로 정하는 바에 따라 안전성 확보에 필요한 기술적·관리적 조치를 할 것
   2. 진료기록전송지원시스템 운영 업무를 다른 기관에 재위탁하지 아니할 것
   3. 진료기록전송지원시스템이 보유한 정보를 제3자에게 임의로 제공하거나 유출하지 아니할 것
6) 보건복지부장관은 의료인 또는 의료기관의 장에게 보건복지부령(의료법 시행규칙 제13조의4)으로 정하는 바에 따라 환자나 환자 보호자의 동의에 관한 자료 등 진료기록전송지원시스템의 구축·운영에 필요한 자료의 제출을 요구하고 제출받은 목적의 범위에서 보유·이용할 수 있고, 자료 제출을 요구받은 자는 정당한 사유가 없으면 이에 따라야 함

규칙 제13조의4 (진료기록전송지원시스템의 구축·운영)

1) 보건복지부장관은 진료기록전송지원시스템의 효율적 운영을 위하여 필요하다고 인정하는 경우의 조치 :
   1. 진료기록전송지원시스템과 연결되어 있는 다른 정보시스템과의 호환성 및 보안성에 대한 점

검・관리
2. 진료기록전송지원시스템의 평가 및 개선에 관한 기준의 수립・시행
3. 진료기록전송지원시스템에 관한 이용매뉴얼의 작성・배포
4. 그 밖에 진료기록전송지원시스템의 효율적 운영에 특히 필요하다고 보건복지부장관이 인정하는 조치

2) 보건복지부장관은 의료인 또는 의료기관의 장에게 자료제출을 요구하는 경우에는 제출자료의 범위, 이용목적, 이용범위 및 제출방법 등이 포함된 서면(전자문서를 포함)으로 하여야 함

7) 누구든지 정당한 사유 없이 진료기록전송지원시스템에 저장된 정보를 누출・변조 또는 훼손하여서는 아니 됨

제2절 권리와 의무

법 제22조 (진료기록부 등)

1) 의료인은 각각 진료기록부, 조산기록부, 간호기록부, 그 밖의 진료에 관한 기록("진료기록부등")을 갖추어 두고 환자의 주된 증상, 진단 및 치료 내용 등 보건복지부령으로 정하는 의료행위에 관한 사항과 의견을 상세히 기록하고 서명
2) 의료인이나 의료기관 개설자는 진료기록부등(전자의무기록을 포함하며 추가기재・수정된 경우 추가기재・수정된 진료기록부등 및 추가기재・수정 전의 원본을 모두 포함)을 보건복지부령(의료법 시행규칙 제15조)으로 정하는 바에 따라 보존 : 〈개정 2018.3.27.〉
   ① 10년 보존 : 진료기록부, 수술기록
   ② 5년 보존 : 환자 명부, 검사내용 및 검사소견기록, 방사선 사진(영상물을 포함한다) 및 그 소견서, 간호기록부, 조산기록부
   ③ 3년 보존 : 진단서 등의 부본(진단서・사망진단서 및 시체검안서 등을 따로 구분하여 보존할 것)
   ④ 2년 보존 : 처방전
3) 의료인은 진료기록부등을 거짓으로 작성하거나 고의로 사실과 다르게 추가기재・수정하여서는 아니 됨

법 제23조 (전자의무기록)

1) 의료인이나 의료기관 개설자는 전자서명이 기재된 전자문서("전자의무기록")로 작성・보관 가능

2) 의료인이나 의료기관 개설자는 보건복지부령(의료법 시행규칙 제16조)으로 정하는 바에 따라 전자의무기록을 안전하게 관리·보존하는 데에 필요한 시설과 장비 :
   1. 전자의무기록의 생성·저장과 전자서명을 검증할 수 있는 장비
   2. 전자서명이 있은 후 전자의무기록의 변경 여부 확인 등 전자의무기록의 이력관리를 위하여 필요한 장비
   3. 전자의무기록의 백업저장장비
   4. 네트워크 보안에 관한 시설과 장비(제1호부터 제3호까지에 따른 장비가 유무선 인터넷과 연결된 경우에 한정한다)
   5. 전자의무기록 시스템(전자의무기록의 관리·보존과 관련되는 서버, 소프트웨어 및 데이터베이스 등이 전자적으로 조직화된 체계를 말한다) 보안에 관한 시설과 장비
   6. 전자의무기록 보존장소에 대한 다음 각 목의 어느 하나에 해당하는 물리적 접근 방지 시설과 장비 :
      가. 출입통제구역 등 통제 시설
      나. 잠금장치
   7. 의료기관(부대사업을 하는 장소를 포함) 외의 장소에 전자의무기록의 저장장비 또는 백업저장장비를 설치하는 경우 시설과 장비 :
      가. 전자의무기록 시스템의 동작 여부와 상태를 실시간으로 점검할 수 있는 시설과 장비
      나. 전자의무기록 시스템에 장애가 발생한 경우 제1호 및 제2호에 따른 장비를 대체할 수 있는 예비 장비
      다. 폐쇄회로 텔레비전 등의 감시 장비
      라. 재해예방시설
3) 누구든지 정당한 사유 없이 전자의무기록에 저장된 개인정보를 탐지하거나 누출·변조 또는 훼손하여서는 아니 됨
4) 의료인이나 의료기관 개설자는 전자의무기록에 추가기재·수정을 한 경우 보건복지부령으로 정하는 바에 따라 접속기록을 별도로 보관하여야 함 〈신설 2018.3.27.〉

법 제23조의2 (전자의무기록의 표준화 등) [본조신설 2016.12.20.]

1) 전자의무기록의 표준화 : 보건복지부장관
   1. 전자의무기록이 효율적이고 통일적으로 관리·활용될 수 있도록 기록의 작성, 관리 및 보존에 필요한 전산정보처리시스템("전자의무기록시스템"), 시설, 장비 및 기록 서식 등에 관한 표준(의료법 시행령 제10조의5)을 정하여 고시

영 제10조의5 (전자의무기록의 표준화) [본조신설 2017.6.20.]

1. 전자의무기록의 서식・용어 및 내용 등에 관한 사항
2. 전자의무기록의 안전한 관리・보존에 필요한 시설 및 장비에 관한 사항
3. 전자의무기록시스템의 구조・형태 및 기능 등에 관한 사항
4. 그 밖에 제1호부터 제3호까지의 규정에 준하는 대상으로서 전자의무기록의 효율적・통일적 관리・활용을 위하여 보건복지부장관이 특히 필요하다고 인정하는 대상

2. 전자의무기록시스템을 제조・공급하는 자, 의료인 또는 의료기관 개설자에게 그 준수를 권고
3. 표준, 전자의무기록시스템 간 호환성, 정보 보안 등 대통령령(의료법 시행령 제10조의6)으로 정하는 인증 기준에 적합한 경우에는 인증

영 제10조의6 (전자의무기록시스템의 인증) 전자의무기록시스템의 인증 기준 :

1. 보건복지부장관이 정하여 고시하는 표준에 적합할 것
2. 전자의무기록시스템 간 전자적 전송에 필요한 호환성이 확보될 것
3. 전자의무기록시스템에 대한 관리적・기술적・물리적 정보 보안이 확보될 것
4. 그 밖에 제1호부터 제3호까지의 규정에 준하는 기준으로서 전자의무기록시스템의 기능・구조 및 형태 등을 고려하여 보건복지부장관이 특히 필요하다고 인정하는 기준

4. 인증을 받은 자는 대통령령(의료법 시행령 제10조의7)으로 정하는 바에 따라 인증의 내용을 표시(표시 내용, 표시 크기, 표시 색상 및 표시 도안 등은 보건복지부장관이 정하여 고시하는 기준에 따라 표시)할 수 있고 인증을 받지 아니한 자는 인증의 표시 또는 이와 유사한 표시를 하여서는 아니 됨

2) **인증을 취소** : 보건복지부장관
   1. 거짓이나 그 밖의 부정한 방법으로 인증을 받은 경우(반드시 취소)
   2. 인증 기준에 미달하게 된 경우

법 제23조의3 (부당한 경제적 이익등의 취득 금지)

1) **대상자** : 의료인, 의료기관 개설자(법인의 대표자, 이사, 그 밖에 이에 종사하는 자를 포함) 및 의료기관 종사자

2) **금지 내용** :

1. **의약품공급자** : 의약품 채택·처방유도·거래유지 등 판매촉진을 목적으로 제공되는 금전, 물품, 편익, 노무, 향응, 그 밖의 경제적 이익("경제적 이익등")
2. **제조업자, 의료기기 수입업자, 의료기기 판매업자 또는 임대업자** : 의료기기 채택·사용유도·거래유지 등 판매촉진을 목적으로 제공되는 경제적 이익등

3) **예외 사항**(의료법 시행규칙 별표 2의3) :

1. **의약품공급자** : 견본품 제공, 학술대회 지원, 임상시험 지원, 제품설명회, 대금결제조건에 따른 비용할인, 시판 후 조사 등의 행위("견본품 제공등의 행위")
2. **제조업자, 의료기기 수입업자, 의료기기 판매업자 또는 임대업자** : 견본품 제공등의 행위

규칙 [별표 2의3] 허용되는 경제적 이익등의 범위

허용 행위	허용 범위
1. 견본품 제공	• 최소 포장단위로 "견본품" 또는 "sample"이라는 문자를 표기하여 의료기관에 해당 의약품 및 의료기기의 제형·형태 등을 확인하는데 필요한 최소 수량의 견본품을 제공하는 경우. 이 경우 제공받은 견본품은 환자에게 판매할 수 없다.
2. 학술대회 지원	• 다음 각 호의 어느 하나에 해당하는 자가 주최하는 의학·약학, 의료기기 관련 학술연구 목적의 학술대회(학술대회 중에 개최되는 제품설명회를 포함한다)에 참가하는 발표자·좌장·토론자가 학술대회 주최자로부터 교통비·식비·숙박비·등록비 용도의 실비로 지원받는 비용 1. 의학·약학, 의료기기 관련 학술연구를 목적으로 설립된 비영리법인 2. 「의료법」 제28조제1항에 따른 의사회·치과의사회·한의사회, 같은 법 제52조제1항에 따른 의료기관단체 또는 「약사법」 제11조 및 제12조에 따른 대한약사회·대한한약사회(이하 "보건의료단체"라 한다) 3. 「고등교육법」 제2조제1호에 따른 대학 또는 「산업교육진흥 및 산학협력촉진에 관한 법률」 제25조제1항에 따른 산학협력단 4. 보건의료단체 또는 사업자(의약품의 품목허가를 받은 자, 의약품의 품목신고를 한 자, 의약품 수입자, 의료기기 제조업자 및 수입업자를 말한다)들로 구성된 단체가 승인 또는 인정한 학회(해외 학회를 포함한다), 학술기관·학술단체 또는 연구기관·연구단체
3. 임상시험 지원	• 「약사법」 제34조제1항, 같은 조 제7항, 「의료기기법」 제10조제1항 및 같은 조 제7항에 따라 식품의약품안전청장의 임상시험계획 승인을 받은 임상시험(「약사법 시행규칙」 제31조제3항 및 「의료기기법 시행규칙」 제12조제3항에 해당하는 경우에는 임상시험심사위원회의 임상시험계획 승인을 받은 임상시험을 말한다)을 실시하는데 필요한 수량의 임상시험용 의약품 및 의료기기와 적절한 연구비. 이 경우 해당 요양기관에 설치된 관련 위원회의 사전 승인을 받은 비임상시험(非臨床試驗: 동물실험 또는 실험실 실험 등을 말한다)을 포함한다.
4. 제품 설명회	1. 다음 각 목의 어느 하나의 방식으로 주최하는 제품설명회에서 참석자에게 제공하는 실제 비용의 교통비, 5만원 이하의 기념품, 숙박, 식음료(세금 및 봉사료를 제외한 금액으로 1회당 10만원 이하인 경우로 한정한다) 가. 사업자가 국내에서 복수의 의료기관을 대상으로 해당 의료기관에 소속한 의사·치과의사·한의사에게 사업자의 의약품에 대한 정보제공을 목적으로 주최하는 제품설명회 나. 사업자가 국내에서 복수의 의료기관을 대상으로 주최하는 다음 어느 하나의 행사

	1) 해당 의료기관에 소속한「보건의료기본법」제3조제3호에 따른 보건의료인(이하 이 표에서 "보건의료인"이라 한다)에게 사업자의 의료기기에 대한 정보제공을 목적으로 주최하는 제품설명회 2) 해당 의료기관에 소속한 보건의료인 및 시술·진단관련 종사자에게 사업자의 의료기기와 관련한 시술 및 진단기술의 습득·향상을 위하여 실시하는 교육·훈련 다. 의료기기 수입업자가 의료기관에 소속한 보건의료인을 대상으로 국내에 수입되지 않은 수입업자의 의료기기와 관련한 기술 습득 및 기술 향상을 위하여 실시하는 국외 교육과 국외 훈련(해당 의료기기에 대한 식품의약품안전청장의 변경허가 또는 사용방법의 변경 등의 경우가 아니면 반복된 교육·훈련은 제외한다) 라. 의료기기 제조업자가 외국에서 복수의 외국 의료기관에 소속된 보건의료인을 대상으로 자사 의료기기에 대한 정보제공을 목적으로 주최하는 제품설명회와 시술 및 진단기술의 습득·향상을 위하여 실시하는 교육·훈련. 다만, 강연자로 참석하는 경우만 해당한다. 2. 다음 각 목의 어느 하나의 방식으로 주최하는 제품설명회로서, 참석자에게 제공하는 식음료(세금 및 봉사료를 제외한 금액으로 1일 10만원 이하로 한정하며, 월 4회 이내만 허용한다) 및 사업자의 회사명 또는 제품명을 기입한 1만원 이하의 판촉물 가. 사업자가 개별 의료기관을 방문하여 해당 의료기관에 소속한 의사·치과의사·한의사에게 사업자의 의약품에 대한 정보를 제공할 목적으로 주최하는 제품설명회 나. 사업자가 개별 의료기관을 방문하여 해당 의료기관에 소속한 보건의료인 및 시술·진단관련 종사자에게 사업자의 의료기기와 관련한 시술 및 진단기술의 습득·향상을 위하여 실시하는 교육·훈련 ※ 제품설명회는 의약품 및 의료기기에 대한 정보제공을 목적으로 개최하는 것만을 말하며, 보건의료인의 모임 등에 필요한 식음료를 지원하기 위하여 개최하는 것은 포함하지 않는다.
5. 대금결제 조건에 따른 비용할인	• 의약품 및 의료기기 거래금액을 결제하는 경우로서 다음 각 호의 어느 하나에 해당하는 경우 1. 거래가 있은 날로부터 3개월 이내에 결제하는 경우: 거래금액의 0.6퍼센트 이하의 비용할인 2. 거래가 있은 날로부터 2개월 이내에 결제하는 경우: 거래금액의 1.2퍼센트 이하의 비용할인 3. 거래가 있은 날로부터 1개월 이내에 결제하는 경우(계속적 거래에서 1개월을 단위로 의약품 거래금액을 결제하는 경우에는 그 기간의 중간인 날로부터 1개월 이내에 결제하는 것을 포함한다): 거래금액의 1.8퍼센트 이하의 비용할인 ※ "거래가 있은 날"이란 의약품이 요양기관에 도착한 날을 말한다. ※ 거래금액의 일부를 결제하는 경우에는 전체 거래금액에 대한 그 일부의 비율에 따라 비용할인을 한다.
6. 시판 후 조사	•「약사법」제32조, 같은 법 제42조제4항 및「의료기기법」제8조에 따른 재심사 대상 의약품이나 의료기기의 시판 후 조사에 참여하는 의사, 치과의사, 한의사에게 제공하는 증례보고서에 대한 건당 5만원 이하(희귀질환, 장기적인 추적조사 등 추가 작업량이 필요한 경우에는 30만원 이하를 말한다)의 사례비. 이 경우 사례비를 줄 수 있는 증례보고서의 개수는「의약품 등의 안전에 관한 규칙」제22조·제23조 또는「의료기기법 시행규칙」제10조에 따라 제출하여야 하는 증례보고서의 최소 개수로 하되, 연구목적, 해외허가 또는 해외등록 등을 위하여 특정품목에 대한 사례보고서가 필요한 경우에는 식품의약품안전처장이 정하여 고시하는 바에 따라 그 수를 추가할 수 있다.
7. 기타	1. 금융회사가 신용카드 또는 직불카드(이하 "신용카드"라 한다) 사용을 유도하기 위하여 지급하는 의약품 및 의료기기 결제금액의 1퍼센트 이하의 적립점수(항공마일리지 및 이용적립금을 포함하되, 의약품 및 의료기기 대금결제 전용이 아닌 신용카드 또는 의약품 및 의료기기 대금결제를 주목적으로 하지 아니하는 신용카드를 사용하여 그 신용카드의 기본 적립률에 따라 적립한 적립점수는 제외한다). 2. 구매 전 의료기기의 성능을 확인하는 데 필요한 최소기한의 사용. 다만, 그 기한은 1개월을 넘을 수 없다.

법 제24조 (요양방법 지도)

의료인은 환자나 환자의 보호자에게 요양방법이나 그 밖에 건강관리에 필요한 사항을 지도

법 제24조의2(의료행위에 관한 설명) [본조신설 2016.12.20.]

1) 의사・치과의사 또는 한의사는 사람의 생명 또는 신체에 중대한 위해를 발생하게 할 우려가 있는 수술, 수혈, 전신마취("수술등")를 하는 경우 환자(환자가 의사결정능력이 없는 경우 환자의 법정대리인)에게 설명하고 서면(전자문서를 포함, 환자의 동의를 받은 날 기준으로 2년 보존)으로 그 동의(환자의 서명 또는 기명날인)를 받아야 함(다만, 설명 및 동의 절차로 인하여 수술등이 지체되면 환자의 생명이 위험하여지거나 심신상의 중대한 장애를 가져오는 경우에는 그러하지 아니함)

2) **환자에게 설명하고 동의를 받아야 하는 사항 :**
   1. 환자에게 발생하거나 발생 가능한 증상의 진단명
   2. 수술등의 필요성, 방법 및 내용
   3. 환자에게 설명을 하는 의사, 치과의사 또는 한의사 및 수술등에 참여하는 주된 의사, 치과의사 또는 한의사의 성명
   4. 수술등에 따라 전형적으로 발생이 예상되는 후유증 또는 부작용
   5. 수술등 전후 환자가 준수하여야 할 사항

3) **환자는 의사, 치과의사 또는 한의사에게 동의서 사본의 발급을 요청**
   요청을 받은 의사, 치과의사 또는 한의사는 정당한 사유가 없으면 이를 거부하여서는 아니 됨

4) **동의 내용 변경 :** 동의를 받은 사항 중 수술등의 방법 및 내용, 수술등에 참여한 주된 의사, 치과의사 또는 한의사가 변경된 경우에는 변경 사유와 내용을 환자에게 서면(환자의 보호를 위하여 필요하다고 인정하는 때는 구두의 방식 병행, 2년 보존)으로 알림

법 제25조 (신고)

1) **신고 대상자 :** 의료인

2) **신고 기간 :** 최초로 면허를 받은 후부터 3년마다
   1. 국가시험 합격 후 면허증 발급 및 취소 후 재발급 받은 날부터 매 3년이 되는 해의 12월 31일까지
   2. 간호사의 보건활동으로 신고한 경우 신고한 날부터 매 3년이 되는 해의 12월 31일까지

3) **신고 내용 :** 그 실태와 취업상황 등을 보건복지부장관에게 신고

(보수교육을 이수하지 아니한 의료인에 대하여 신고를 반려 가능)

4) 보건복지부장관은 신고 수리 업무를 대통령령으로 정하는 바에 따라 관련 단체 등[의사회, 치과의사회, 한의사회, 조산사회 및 간호사회(중앙회)]에 위탁

법 제26조 (변사체 신고)

1) 신고자 : 의사・치과의사・한의사 및 조산사
2) 신고 내용 : 사체를 검안하여 변사(變死)한 것으로 의심되는 때
3) 사체의 소재지를 관할하는 경찰서장에게 신고

제4절 의료인 단체

법 제28조 (중앙회와 지부)

1) 의사・치과의사・한의사・조산사 및 간호사는 각각 전국적 조직을 두는 의사회・치과의사회・한의사회・조산사회 및 간호사회("중앙회")를 각각 설립
2) 중앙회
   1. 법인
   2. 의료인은 당연히 해당하는 중앙회의 회원이 되며, 중앙회의 정관을 지켜야 함
   3. 이 법에 규정되지 아니한 사항에 대하여는 「민법」 중 사단법인에 관한 규정을 준용
3) 지부
   1. 특별시・광역시・도와 특별자치도("시・도")에 지부를 설치
   2. 중앙회의 설립등기를 끝낸 날부터 3주일 이내에 설치
   3. 지체없이 특별시장・광역시장・도지사・특별자치도지사("시・도지사")에게 신고
   3. 외국에 두는 의사회 지부는 정관 변경허가를 받은 날부터 10주일 이내에 설치
   4. 그 외의 지부나 외국에 의사회 지부를 설치하려면 보건복지부장관의 승인
4) 분회
   1. 시・군・구(자치구만)에 분회를 설치 가능
   2. 시장・군수・구청장에게 신고

법 제29조 (설립 허가 등)

1) 중앙회 설립허가 : 보건복지부장관
   1. 설립허가 신청서 제출 : 정관, 사업계획서, 자산명세서, 설립결의서, 설립대표자의

선출 경위에 관한 서류, 임원의 취임승낙서와 이력서

2) **정관 내용** : 목적, 명칭, 중앙회 지부, 분회의 소재지, 재산 또는 회계와 그 밖에 관리·운영에 관한 사항, 임원의 선임(選任)에 관한 사항, 회원의 자격 및 징계에 관한 사항, 정관 변경에 관한 사항, 공고 방법에 관한 사항, 윤리위원회의 운영 등에 관한 사항
3) **중앙회 정관 변경** : 보건복지부장관의 허가

법 제30조 (협조 의무)

1) **협조 의무 대상** : 중앙회는 보건복지부장관으로부터 의료와 국민보건 향상에 관한 협조 요청을 받으면 협조하여야 함
2) **보수교육 실시** : 중앙회
   1. 회원의 자질 향상을 위하여 필요한 보수(補修)교육을 실시(의료법 시행규칙 제20조)
   2. 매년 실시, 연간 8시간 이상 이수
   3. 보건복지부장관은 보수교육의 내용 평가
3) **보수교육 기관** : 지부, 의학·치의학·한의학·간호학 분야별 전문학회 및 전문단체, 의과대학·치과대학·한의과대학·의학전문대학원·치의학전문대학원·한의학전문대학원·간호대학 및 그 부속병원, 수련병원, 한국보건복지인력개발원 및 다른 법률에 따른 보수교육 실시기관
4) **보수교육 대상자** : 의료인
   1. **면제자** : 전공의, 의과대학·치과대학·한의과대학·간호대학의 대학원 재학생, 국가시험 합격 후 면허증을 발급받은 신규 면허취득자, 보건복지부장관이 보수교육을 받을 필요가 없다고 인정하는 사람
   2. **유예자** : 해당 연도에 6개월 이상 환자진료 업무에 종사하지 아니한 사람, 보건복지부장관이 보수교육을 받기가 곤란하다고 인정하는 사람
   3. 보수교육 면제·유예 신청서에 증명 서류를 첨부하여 각 중앙회장에게 제출

법 제32조 (감독)

1) **감독의 대상** : 중앙회, 그 지부
2) **감독의 내용** : 보건복지부장관
   1. 정관으로 정한 사업 외의 사업, 국민보건 향상에 장애가 되는 행위를 한 때
   2. 협조 요청을 받고 협조하지 아니한 경우
   3. 정관을 변경하거나 임원을 새로 뽑을 것을 명할 수 있음

제3장 의료기관

제1절 의료기관의 개설

법 제33조 (개설 등)

1) 의료인은 이 법에 따른 의료기관을 개설하지 아니하고는 의료업을 할 수 없음

2) **의료기관이 아닌 경우 의료인이 의료업을 할 수 있는 경우 :**

1. 응급환자를 진료하는 경우(응급의료에 관한 법률 제2조제1호) : 질병, 분만, 각종 사고 및 재해로 인한 부상이나 그 밖의 위급한 상태로 인하여 즉시 필요한 응급처치를 받지 아니하면 생명을 보존할 수 없거나 심신에 중대한 위해(危害)가 발생할 가능성이 있는 환자 또는 이에 준하는 사람으로서 보건복지부령으로 정하는 사람
2. 환자나 환자 보호자의 요청에 따라 진료하는 경우
3. 국가나 지방자치단체의 장이 공익상 필요하다고 인정하여 요청하는 경우
4. 보건복지부령으로 정하는 바에 따라 가정간호를 하는 경우
5. 그 밖에 이 법 또는 다른 법령으로 특별히 정한 경우나 환자가 있는 현장에서 진료를 하여야 하는 부득이한 사유가 있는 경우

2) 의료기관 개설자

1. 의사 : 종합병원·병원·요양병원 또는 의원
2. 치과의사 : 치과병원 또는 치과의원
3. 한의사 : 한방병원·요양병원 또는 한의원
4. 조산사 : 조산원(반드시 지도의사 필요)
5. 국가나 지방자치단체
6. 의료업을 목적으로 설립된 법인("의료법인")
7. 「민법」이나 특별법에 따라 설립된 비영리법인
8. 준정부기관(기금관리형 준정부기관, 위탁집행형 준정부기관), 지방의료원, 한국보훈복지의료공단

3) **의원·치과의원·한의원 또는 조산원 개설** : 시장·군수·구청장에게 신고

4) **종합병원·병원·치과병원·한방병원 또는 요양병원을 개설** : 시·도지사의 허가

5) 의료기관이 개설 장소를 이전하거나 개설에 관한 신고 또는 허가사항 중 보건복지부령(의료법 시행규칙 제26조, 제28조)으로 정하는 중요사항을 변경

1. **의원·치과의원·한의원 또는 조산원**(의료법 시행규칙 제26조) : 시장·군수·구

청장에게 신고

① 의료기관 개설자의 변경 사항

② 의료기관 개설자가 입원, 해외 출장 등으로 다른 의사·치과의사·한의사 또는 조산사에게 진료하게 할 경우 그 기간 및 해당 의사 등의 인적 사항

③ 의료기관의 진료과목의 변동 사항

④ 진료과목 증감이나 입원실 등 주요 시설의 변경에 따른 시설 변동 내용

⑤ 의료기관의 명칭 변경 사항

⑥ 의료기관의 의료인 수

2. **종합병원·병원·치과병원·한방병원 또는 요양병원**(의료법 시행규칙 제28조) : 시·도지사의 허가(다만, 종합병원의 개설 장소가 이전되는 경우, 종합병원으로 변경되는 경우 또는 종합병원의 주요시설 변경이 있는 경우에는 전기안전점검확인서를 함께 제출)

① 의료기관 개설자의 변경 사항

② 의료기관의 종류 변경 또는 진료과목의 변동 사항

③ 진료과목 증감이나 입원실 등 주요시설 변경에 따른 시설 변동 내용

④ 의료기관의 명칭 변경 사항

⑤ 의료기관의 의료인 수

7) **의료기관을 개설할 수 없는 경우**

1. 약국 시설 안이나 구내인 경우
2. 약국의 시설이나 부지 일부를 분할·변경 또는 개수하여 의료기관을 개설하는 경우
3. 약국과 전용 복도·계단·승강기 또는 구름다리 등의 통로가 설치되어 있거나 이런 것들을 설치하여 의료기관을 개설하는 경우

8) 의사, 치과의사, 한의사 또는 조산사는 둘 이상의 의료기관을 개설·운영할 수 없음(다만, 2 이상의 의료인 면허를 소지한 자가 의원급 의료기관을 개설하려는 경우에는 하나의 장소에 한하여 면허 종별에 따른 의료기관을 함께 개설)

9) **의료법인 및 비영리법인("의료법인등")의 의료기관 개설**

1. 법인의 정관에 의료기관의 소재지를 기재 및 정관의 변경허가(의료법인등을 설립할 때에는 설립 허가)
2. 그 법인의 주무관청은 정관의 변경허가를 하기 전에 개설하고자 하는 의료기관이 소재하는 시·도지사 또는 시장·군수·구청장과 협의
3. 의료기관을 개설·운영하는 의료법인등은 다른 자에게 법인의 명의를 빌려주어서는 안 됨

법 제35조 (의료기관 개설 특례)

1) 의료기관 개설자(의료인・의료법인・국가・지방자치단체・비영리법인 또는 준정부기관) 외의 자가 그 소속 직원, 종업원, 그 밖의 구성원(수용자를 포함)이나 그 가족의 건강관리를 위하여 부속 의료기관을 개설 : 개설 장소를 관할하는 시장・군수・구청장에게 신고
2) 부속 의료기관으로 병원급 의료기관을 개설하려면 그 개설 장소를 관할하는 시・도지사의 허가

법 제36조 (준수사항)

1) 의료인・의료법인・국가・지방자치단체・비영리법인 또는 준정부기관이 의료기관 개설시 지켜야 할 사항 〈개정 2016.5.29.〉
   1. 의료기관의 종류에 따른 시설기준 및 규격에 관한 사항(의료법 시행규칙 별표 3, 별표 4)

규칙 [별표 3] 의료기관의 종류별 시설기준

시설	종합병원 병원 요양병원	치과병원	한방병원	의원	치과 의원	한의원	조산원
1. 입원실	입원환자 100명 이상(병원・요양병원의 경우는 30명 이상)을 수용할 수 있는 입원실		입원환자 30명 이상을 수용할 수 있는 입원실	입원실을 두는 경우 입원환자 29명 이하를 수용할 수 있는 입원실	의원과 같음	의원과 같음	1 (분만실 겸용)
2. 중환자실	1 (병상이 300개 이상인 종합병원만 해당한다)						
3. 수술실	1 (외과계 진료과목이 있는 종합병원이나 병원인 경우에만 갖춘다)	1 (외과계 진료과목이 있는 경우에만 갖춘다)	1 (외과계 진료과목이 있는 경우에만 갖춘다)	1 (외과계 진료과목이 있고, 전신마취 하에 수술을 하는 경우에만 갖춘다)	1 (외과계 진료과목이 있고, 전신마취 하에 수술을 하는 경우에만 갖춘다)		
4. 응급실	1 (병원・요양병원의 경우는 「응급의료에 관한 법률」에 따라 지정받은 경우에만 갖춘다)						

5. 임상 검사실	1 (요양병원의 경우 관련 치과 진료과목이 있는 경우에만 갖춘다)	1	1 (관련 의과 또는 치과 진료과목이 있는 경우에만 갖춘다)				
6. 방사선 장치	1 (요양병원의 경우 관련 치과 진료과목이 있는 경우에만 갖춘다)	1	1 (관련 의과 또는 치과 진료과목이 있는 경우에만 갖춘다)				
7. 회복실	1 (수술실이 설치되어 있는 경우에만 갖춘다)	1 (수술실이 설치되어 있는 경우에만 갖춘다)	1 (수술실이 설치되어 있는 경우에만 갖춘다)	1 (수술실이 설치되어 있는 경우에만 갖춘다)	1 (수술실이 설치되어 있는 경우에만 갖춘다)		
8. 물리 치료실	1 (종합병원에만 갖춘다)						
9. 한방 요법실	1 (관련 한의과 진료과목이 있는 경우에만 갖춘다)	1 (관련 한의과 진료과목이 있는 경우에만 갖춘다)	1				
10. 병리 해부실	1 (종합병원에만 갖춘다)						
11. 조제실	1 (조제실을 두는 경우에만 갖춘다)	1 (조제실을 두는 경우에만 갖춘다)	1 (조제실을 두는 경우에만 갖춘다)	1 (조제실을 두는 경우에만 갖춘다)	1 (조제실을 두는 경우에만 갖춘다)	1 (조제실을 두는 경우에만 갖춘다)	1 (조제실을 두는 경우에만 갖춘다)
11의2. 탕전실	1 (관련 한의과 진료과목을 두고 탕전을 하는 경우에만 갖춘다)	1 (관련 한의과 진료과목을 두고 탕전을 하는 경우에만 갖춘다)	1 (탕전을 하는 경우에만 갖춘다)			1 (탕전을 하는 경우에만 갖춘다)	
12. 의무 기록실	1	1	1				
13. 소독시설	1	1	1	1 (외래환자를 진료하지 아니하는 의원은 제외한다)	1	1	1

14. 급식시설	1 (외부 용역업체에 급식을 맡기는 경우에는 적용되지 아니한다)	1 (외부 용역업체에 급식을 맡기는 경우에는 적용되지 아니한다)	1 (외부 용역업체에 급식을 맡기는 경우에는 적용되지 아니한다)				
15. 세탁물 처리시설	1 (세탁물 전량을 위탁처리하는 경우에는 갖추지 아니하여도 된다)	1 (세탁물 전량을 위탁처리하는 경우에는 갖추지 아니하여도 된다)	1 (세탁물 전량을 위탁처리하는 경우에는 갖추지 아니하여도 된다)				
16. 시체실	1 (종합병원만 갖춘다)						
17. 적출물 처리시설	1 (적출물 전량을 위탁처리하는 경우에는 해당하지 아니한다)	1 (적출물전량을 위탁처리 하는 경우에는 해당하지 아니한다)	1 (적출물전량을 위탁처리 하는 경우에는 해당하지 아니한다)				
18. 자가발전 시설	1	1	1				
19. 구급 자동차	1 (요양병원은 제외한다)						
20. 그 밖의 시설	가. 탕전실, 의무기록실, 급식시설, 세탁처리시설 및 적출물소각시설은 의료기관이 공동으로 사용할 수 있다. 나. 요양병원은 거동이 불편한 환자가 장기간 입원하는 데에 불편함이 없도록 식당, 휴게실, 욕실, 화장실, 복도 및 계단과 엘리베이터(계단과 엘리베이터는 2층 이상인 건물만 해당하고, 층간 경사로를 갖춘 경우에는 엘리베이터를 갖추지 아니할 수 있다)를 갖추어야 한다. 다. 탕전실은 의료기관에서 분리하여 따로 설치할 수 있다. 라. 종합병원, 병원, 한방병원, 요양병원은 해당 병원에서 사망하는 사람 등의 장사 관련 편의를 위하여 「장사 등에 관한 법률」 제29조에 따른 장례식장을 설치할 수 있다.						

2. **의료기관의 안전관리시설 기준에 관한 사항**(의료법 시행규칙 제35조) : 화재나 그 밖의 긴급한 상황에 대처하기 위하여 필요한 시설, 방충, 방서(防鼠), 세균오염 방지에 관한 시설, 채광・환기에 관한 시설, 전기・가스 등의 위해 방지에 관한 시설, 방사선 위해 방지에 관한 시설, 그 밖에 진료과목별로 안전관리를 위하여 필수적으로 갖추어야 할 시설
3. **의료기관의 운영 기준에 관한 사항**(의료법 시행규칙 제35조의2) : 입원실의 정원을 초과하여 환자를 입원시키지 말 것, 입원실은 남・여별로 구별하여 운영할 것, 입원실이 아닌 장소에 환자를 입원시키지 말 것, 외래진료실에는 진료 중인 환자 외에 다른 환자를 대기시키지 말 것

4. 요양병원의 운영 기준에 관한 사항(의료법 시행규칙 제36조)
5. 고가의료장비의 설치·운영 기준에 관한 사항
6. 의료기관의 종류에 따른 의료인 등의 정원 기준에 관한 사항(의료법 시행규칙 별표 5, 제38조) :

규칙 [별표 5] 의료기관에 두는 의료인의 정원

구분	종합병원	병원	치과병원	한방병원	요양병원	의원	치과의원	한의원
의사	연평균 1일 입원환자를 20명으로 나눈 수(이 경우 소수점은 올림). 외래환자 3명은 입원환자 1명으로 환산함	종합병원과 같음	추가하는 진료과목당 1명(법 제43조 제2항에 따라 의과 진료과목을 설치하는 경우)	추가하는 진료과목당 1명(법 제43조 제2항에 따라 의과 진료과목을 설치하는 경우)	연평균 1일 입원환자 80명까지는 2명으로 하되, 80명을 초과하는 입원환자는 매 40명마다 1명을 기준으로 함(한의사를 포함하여 환산함). 외래환자 3명은 입원환자 1명으로 환산함	종합병원과 같음		
치과의사	의사의 경우와 같음	추가하는 진료과목당 1명(법 제43조제3항에 따라 치과 진료과목을 설치하는 경우)	종합병원과 같음	추가하는 진료과목당 1명(법 제43조제3항에 따라 치과 진료과목을 설치하는 경우)	추가하는 진료과목당 1명(법 제43조제3항에 따라 치과 진료과목을 설치하는 경우)		종합병원과 같음	
한의사	추가하는 진료과목당 1명(법 제43조제1항에 따라 한의과 진료과목을 설치하는 경우)	추가하는 진료과목당 1명(법 제43조제1항에 따라 한의과 진료과목을 설치하는 경우)	추가하는 진료과목당 1명(법 제43조제1항에 따라 한의과 진료과목을 설치하는 경우)	연평균 1일 입원환자를 20명으로 나눈 수(이 경우 소수점은 올림). 외래환자 3명은 입원환자 1명으로 환산함	연평균 1일 입원환자 40명마다 1명을 기준으로 함(의사를 포함하여 환산함). 외래환자 3명은 입원환자 1명으로 환산함			한방병원과 같음
조산사	산부인과에 배정된 간호사 정원의 3분의 1 이상	종합병원과 같음(산부인과가 있는 경우에만 둠)		종합병원과 같음(법 제43조제2항에 따라 산부인과를 설치하는 경우)		병원과 같음		
간호사(치과의료기관의 경우에는 치과위생사 또는 간호사)	연평균 1일 입원환자를 2.5명으로 나눈 수(이 경우 소수점은 올림). 외래환자 12명은 입원환자 1명으로 환산함	종합병원과 같음	종합병원과 같음	연평균 1일 입원환자를 5명으로 나눈 수(이 경우 소수점은 올림). 외래환자 12명은 입원환자 1명으로 환산함	연평균 1일 입원환자 6명마다 1명을 기준으로 함(다만, 간호조무사는 간호사 정원의 3분의 2 범위 내에서 둘 수 있음). 외래환자 12명은 입원환자 1명으로 환산함	종합병원과 같음	종합병원과 같음	한방병원과 같음

규칙 제38조제2항 (의료인 외에 필요한 인원)

1. 병원급 의료기관에는 별표 5의2에 따른 약사 또는 한약사(한약을 조제할 수 있는 약사를 포함)
2. 입원시설을 갖춘 종합병원・병원・치과병원・한방병원 또는 요양병원에는 1명 이상의 영양사
3. 의료기관에는 보건복지부장관이 정하는 바에 따라 각 진료과목별로 필요한 수의 의료기사
4. 종합병원에는 보건복지부장관이 정하는 바에 따라 필요한 수의 의무기록사(醫務記錄士)
5. 의료기관에는 보건복지부장관이 정하는 바에 따라 필요한 수의 간호조무사
6. 종합병원에는 사회복지사 자격을 가진 자 중에서 환자의 갱생・재활과 사회복귀를 위한 상담 및 지도 업무를 담당하는 요원을 1명 이상
7. 요양병원에는 시설 안전관리를 담당하는 당직근무자를 1명 이상

7. **급식관리 기준에 관한 사항**(의료법 시행규칙 제39조) : 입원시설을 갖춘 종합병원・병원・치과병원・한방병원 또는 요양병원을 개설하는 자는 의료법 시행규칙 별표 6에서 정하는 바에 따라 환자의 식사를 위생적으로 관리・제공

규칙 [별표 6] 의료기관의 급식관리 기준

1. 환자의 영양관리에 관한 사항을 심의하기 위하여 병원장이나 부원장을 위원장으로 하는 영양관리 위원회를 둔다.
2. 환자의 식사는 일반식과 치료식으로 구분하여 제공한다.
3. 환자급식을 위한 식단은 영양사가 작성하고 환자의 필요 영양량을 충족시킬 수 있어야 한다.
4. 환자음식은 뚜껑이 있는 식기나 밀폐된 배식차에 넣어 적당한 온도를 유지한 상태에서 공급하여야 한다.
5. 영양사는 완성된 식사를 평가하기 위하여 매 끼 검식(檢食)을 실시하며, 이에 대한 평가 결과를 검식부(檢食簿)에 기록하여야 한다.
6. 영양사는 의사가 영양지도를 의뢰한 환자에 대하여 영양 상태를 평가하고, 영양 상담 및 지도를 하며, 그 내용을 기록하여야 한다.
7. 식기와 급식용구는 매 식사 후 깨끗이 세척・소독하여야 하며, 전염성 환자의 식기는 일반 환자의 식기와 구분하여 취급하고, 매 식사 후 완전 멸균소독하여야 한다.
8. 수인성 전염병환자가 남긴 음식은 소독 후 폐기하여야 한다.
9. 병원장은 급식 관련 종사자에 대하여 연 1회 이상 정기건강진단을 실시하여야 하며, 종사자가 전염성 질병에 감염되었을 경우에는 필요한 조치를 취하여야 한다.
10. 병원장은 급식 관련 종사자에게 위생교육을 실시하여야 한다.

8. **의료기관의 위생 관리에 관한 사항**(의료법 시행규칙 제39조의2) : 환자의 처치에 사용되는 기구 및 물품(1회용 기구 및 물품은 제외한다)은 보건복지부장관이 정하여 고시하는 방법에 따라 소독하여 사용할 것, 감염의 우려가 있는 환자가 입원하였던 입원실 및 그 옷·침구·식기 등은 완전히 소독하여 사용할 것, 의료기관에서 업무를 수행하는 보건의료인에 대하여 손 위생에 대한 교육을 실시할 것
9. **의료기관의 의약품 및 일회용 주사 의료용품의 사용에 관한 사항**(의료법 시행규칙 제39조의3) : 변질·오염·손상되었거나 유효기한·사용기한이 지난 의약품을 진열하거나 사용하지 말 것, 규격품으로 판매하도록 지정·고시된 한약을 조제하는 경우에는 품질관리에 관한 사항을 준수할 것(한의원 또는 한방병원만 해당), 포장이 개봉되거나 손상된 일회용 주사 의료용품은 사용하지 말고 폐기할 것, 일회용 주사기에 주입된 주사제는 지체 없이 환자에게 사용할 것, 한 번 사용한 일회용 주사 의료용품은 다시 사용하지 말고 폐기할 것
10. **의료기관의 감염병환자등의 진료 기준에 관한 사항**(감염병의 예방 및 관리에 관한 법률 시행령 별표 2) : 의료법 제36조제9호 관련

영 [별표 2] 자가치료 및 입원치료의 방법 및 절차 등

1. 자가치료의 방법

가. 자가치료 기간 동안 여러 사람이 함께 쓰는 공간이 아닌 곳(독립된 방)에 있어야 한다.

나. 가목에 따른 자가치료가 곤란할 경우에는 같은 질환을 앓는 사람이나 재감염의 우려가 적은 환자와 공동 격리한다.

다. 진료 등을 위해 불가피하게 외출하는 경우를 제외하고, 자가치료 중인 사람은 자가 격리장소를 이탈하거나 이동하지 않아야 한다.

라. 자가치료 중인 사람은 가능하면 다른 사람과 별도의 화장실을 사용하고, 분비물 및 배설물 등은 철저히 관리해야 하며, 화장실 및 오염된 물품은 소독을 해야 한다.

마. 간병인을 포함한 방문자들의 출입을 최소화하고, 방문자에 대해서는 1회용 장갑 등의 개인보호구를 착용하게 하며, 손 씻기 등 감염병 전파를 차단하기 위한 적절한 조치를 하게 해야 한다.

바. 자가치료 중인 사람이 사용한 1회용 물품은 사용한 후 폐기처분하고, 1회용으로 하는 것이 적합하지 않은 체온계 등의 물품은 자가치료 중인 사람 전용으로 사용하도록 하여야 한다.

2. 자가치료의 절차 등

가. 법 제11조제1항에 따라 신고를 받은 관할 보건소장은 입원치료 대상이 아닌 사람과 감염병환자등과 접촉한 사람들 중 자가치료가 필요한 사람을 결정하여 당사자에게 알려야 하며 자가치료 여부를 확인해야 한다.

나. 자가치료 대상자의 자가치료 기간은 감염병환자등의 경우에는 증상 및 감염력이 소멸된 시

점까지로 하고, 접촉자의 경우에는 마지막 접촉 시점부터 해당 감염병의 최대 잠복기간까지로 한다. 다만, 보건소장의 판단으로 그 기간을 줄일 수 있다.

다. 관할 보건소장은 자가치료의 해제가 가능한 사람에 대하여 자가치료를 해제해야 한다.

3. 입원치료의 방법

가. 호흡기를 통한 감염의 우려가 있는 감염병(이하 "호흡기 감염병"이라 한다)을 제외한 감염병의 경우 입원치료 기간 동안 감염병관리기관이나 특별자치도지사·시장·군수·구청장이 지정한 의료기관의 1인실(세면대와 화장실을 갖추어야 한다)에 입원시켜야 한다. 다만, 1인실 입원이 곤란할 경우에는 같은 질환을 앓는 사람이나 재감염의 우려가 적은 환자와 공동 격리한다.

나. 호흡기 감염병의 경우 입원치료 기간 동안 감염병관리기관이나 특별자치도지사·시장·군수·구청장이 지정한 의료기관의 1인실에 입원시키되, 그 1인실은 문을 닫은 상태에서 음압시설(陰壓施設)이 갖추어져 있고 공기 순환이 독립적으로 이루어져야 한다. 다만, 음압시설이 갖추어지지 않은 경우에는 단독 시설에 입원시켜야 하고, 단독 시설 입원이 곤란할 경우에는 옆 병상의 환자에게 호흡기를 통해 전파되지 않도록 차단 조치를 한 상태에서 공동 격리한다.

다. 입원치료 중인 사람에 대하여 입원치료 기간 동안 병실 이탈 및 이동을 제한하도록 한다.

라. 입원치료 중인 사람의 분비물 및 배설물 등은 철저히 관리하고, 오염된 물품은 소독을 해야 한다.

마. 의료진을 포함한 입원실 출입자들을 최소한으로 제한하고, 방문자에 대하여 1회용 장갑 등의 개인보호구를 착용하게 하며, 손 씻기 등 감염병 전파를 차단하기 위한 적절한 조치를 하게 해야 한다.

바. 환자의 진료에 사용되는 의료기구는 1회용 기구를 사용한 후 폐기처분하고, 1회용으로 하는 것이 적합하지 않은 체온계 등의 물품은 환자 전용으로 사용하도록 하여야 한다.

4. 입원치료의 절차 등

가. 입원치료 대상 환자 등을 진찰 또는 진단한 의료인이나 감염병관리기관 또는 의료기관의 장은 환자를 입원시설에 입원시키고, 지체 없이 관할 보건소장에게 신고해야 한다.

나. 신고를 받은 관할 보건소장은 입원치료 여부를 지체 없이 확인해야 한다.

다. 입원치료 대상자의 입원치료 기간은 감염병환자등으로 밝혀진 시점부터 증상 및 감염력이 소멸된 시점까지로 한다.

라. 입원시설의 장 및 시설에 종사하는 의료인은 치료를 통하여 입원 해제가 가능한 사람에 대해 입원을 해제하고, 그 내용을 관할 보건소장에게 지체 없이 신고해야 하며, 관할 보건소장은 지체 없이 입원 해제 여부를 확인해야 한다.

마. 증상은 소멸되었으나 감염력이 있는 회복기 병원체보유자의 경우에는 보건소장의 관리하에 지속적인 치료를 받도록 하고, 감염력이 소멸될 때까지 의료기관에 입원치료를 받거나 자가치료를 하도록 해야 한다.

법 제40조 (폐업 · 휴업 신고와 진료기록부등의 이관)

1) 의료기관 개설자는 의료업을 폐업하거나 1개월 이상 휴업(입원환자가 있는 경우에는 1개월 미만의 휴업도 포함한다)하려면 보건복지부령(의료법 시행규칙 제30조)으로 정하는 바에 따라 관할 시장 · 군수 · 구청장에게 신고하여야 한다. 〈개정 2016.12.20.〉

규칙 제30조 (폐업 · 휴업의 신고)

1) 의료기관의 개설자가 의료업을 폐업하거나 휴업하려면 의료기관 휴업(폐업) 신고서 및 서류 내용 : 관할 시장 · 군수 · 구청장에게 제출 〈개정 2017.6.21〉
   1. 의료업의 폐업 또는 휴업에 대한 결의서(법인만 해당한다) 1부
   2. 영 제17조의2 각 호의 조치에 관한 서류

- **의료법 시행령 제17조의2 (폐업 · 휴업 시 조치사항)** 시장 · 군수 · 구청장(자치구의 구청장을 말한다)은 법 제40조제1항에 따라 의료업의 폐업 또는 휴업 신고를 받은 경우에는 같은 조 제5항에 따라 다음 각 호의 사항에 대한 확인 조치를 하여야 한다.
  1. 법 제16조제1항에 따라 의료기관에서 나온 세탁물의 적정한 처리를 완료하였는지 여부
  2. 법 제40조제2항에 따라 법 제22조제1항에 따른 진료기록부등(전자의무기록을 포함한다)을 적정하게 넘겼거나 직접 보관하고 있는지 여부
  3. 법 제40조제4항에 따라 환자의 권익 보호를 위한 조치를 하였는지 여부
  4. 그 밖에 제1호부터 제3호까지의 규정에 준하는 사항으로서 의료업의 폐업 또는 휴업의 적정한 관리를 위하여 보건복지부장관이 특히 필요하다고 인정하는 사항

2) 시장 · 군수 · 구청장은 매월의 의료기관 폐업신고의 수리 상황을 그 다음달 15일까지 보건복지부장관에게 보고
3) 의원 · 치과의원 · 한의원 또는 조산원을 개설한 의료인이 부득이한 사유로 6개월을 초과하여 그 의료기관을 관리할 수 없는 경우 그 개설자는 폐업 또는 휴업 신고
4) 의료기관 개설자가 보건복지부령으로 정하는 바에 따라 진료기록부등의 보관계획서를 제출하여 관할 보건소장의 허가를 받은 경우에는 직접 보관할 수 있음에 따라 폐업 또는 휴업의 신고를 하는 의료기관 개설자가 진료기록부등을 직접 보관하려면 진료기록 보관계획서에 서류(진료기록부등의 종류별 수량 및 목록, 진료기록부등에 대한 체계적이고 안전한 보관계획에 관한 서류)를 첨부하여 폐업 또는 휴업 예정일 전까지 관할 보건소장의 허가 받음

2) 의료기관 개설자는 폐업 또는 휴업 신고를 할 때 기록 · 보존하고 있는 진료기록부등을 관할 보건소장에게 넘겨야 하며 다만, 의료기관 개설자가 보건복지부령으로 정하는 바에 따라 진료기록부등의 보관계획서를 제출하여 관할 보건소장의 허가를 받은 경우에는 직접 보관할 수 있음

3) 시장・군수・구청장은 의료기관 개설자의 의료업 폐업 또는 휴업에 대한 신고에도 불구하고 질병관리본부장, 시・도지사 또는 시장・군수・구청장이 감염병의 역학조사 및 예방접종에 관한 역학조사를 실시하거나 의료인 또는 의료기관의 장이 보건복지부장관 또는 시・도지사에게 역학조사 실시를 요청한 경우로서 그 역학조사를 위하여 필요하다고 판단하는 때에는 의료기관 폐업 신고를 수리하지 아니할 수 있음 〈신설 2016.5.29.〉
4) 의료기관 개설자는 의료업을 폐업 또는 휴업하는 경우 보건복지부령으로 정하는 바에 따라 해당 의료기관에 입원 중인 환자를 다른 의료기관으로 옮길 수 있도록 하는 등 환자의 권익을 보호하기 위한 조치를 하여야 함 〈신설 2016.12.20.〉
5) 시장・군수・구청장은 폐업 또는 휴업 신고를 받은 경우 의료기관 개설자가 환자의 권익을 보호하기 위한 조치를 취하였는지 여부를 확인하는 등 대통령령(의료법 시행령 제17조의2)으로 정하는 조치를 하여야 함 〈신설 2016.12.20.〉

영 **제17조의2 (폐업・휴업 시 조치사항)** [본조신설 2017.6.20.]

1) 시장・군수・구청장(자치구의 구청장)은 의료업의 폐업 또는 휴업 신고를 받은 경우에 해야 하는 확인 조치 사항 :
   1. 의료기관에서 나온 세탁물의 적정한 처리를 완료하였는지 여부
   2. 진료기록부등(전자의무기록을 포함한다)을 적정하게 넘겼거나 직접 보관하고 있는지 여부
   3. 환자의 권익 보호를 위한 조치를 하였는지 여부
   4. 그 밖에 의료업의 폐업 또는 휴업의 적정한 관리를 위하여 보건복지부장관이 특히 필요하다고 인정하는 사항

법 제42조 (의료기관의 명칭)

1) 의료기관은 의료기관의 종류(의원, 치과의원, 한의원, 조산원, 병원, 치과병원, 한방병원, 요양병원, 종합병원)에 따르는 명칭 외의 명칭을 사용하지 못함
2) 예외적인 경우
   1. 종합병원이 그 명칭을 병원으로 표시하는 경우
   2. 상급종합병원으로 지정받거나 전문병원으로 지정받은 의료기관이 지정받은 기간 동안 그 명칭을 사용하는 경우
   3. 2 이상의 의료인 면허를 소지한 자가 개설한 의원급 의료기관이 면허 종별에 따른 종별명칭을 함께 사용하는 경우
   4. 국가나 지방자치단체에서 개설하는 의료기관이 보건복지부장관이나 시・도지사와

협의하여 정한 명칭을 사용하는 경우

5. 다른 법령으로 따로 정한 명칭을 사용하는 경우

3) 의료기관의 명칭 표시에 관한 사항은 보건복지부령(의료법 시행규칙 제40조)으로 정함

4) 의료기관이 아니면 의료기관의 명칭이나 이와 비슷한 명칭을 사용하지 못함

규칙 제40조 (의료기관의 명칭 표시)

1) 의료기관의 명칭 표시 :

1. 의료기관이 명칭을 표시하는 경우에는 의료기관의 종류에 따르는 명칭(종합병원의 경우에는 종합병원 또는 병원) 앞에 고유명칭을 붙이고 이 경우 그 고유명칭은 의료기관의 종류 명칭과 동일한 크기로 하되, 의료기관의 종류 명칭과 혼동할 우려가 있거나 특정 진료과목 또는 질환명과 비슷한 명칭을 사용하지 못함
2. 상급종합병원으로 지정받은 종합병원은 의료기관의 종류에 따른 명칭 대신 상급종합병원의 명칭을 표시
3. 전문병원으로 지정받은 병원은 지정받은 특정 진료과목 또는 질환명을 표시할 수 있으며, 의료기관의 종류에 따른 명칭 대신 전문병원의 명칭을 표시
4. 병원 · 한방병원 · 치과병원 · 의원 · 한의원 또는 치과의원의 개설자가 전문의인 경우에는 그 의료기관의 고유명칭과 의료기관의 종류 명칭 사이에 인정받은 전문과목을 삽입하여 표시할 수 있고 이 경우 의료기관의 고유명칭 앞에 전문과목 및 전문의를 함께 표시
5. 부속 의료기관이 명칭을 표시하는 경우에는 의료기관의 종류에 따르는 명칭 앞에 그 개설기관의 명칭과 "부속"이라는 문자를 붙임
6. 의료기관의 명칭표시판에 표시 사항(단, 장소가 좁거나 그 밖에 부득이한 사유가 있는 경우에는 진료과목을 명칭표시판에 함께 표시) : 의료기관의 명칭, 전화번호, 진료에 종사하는 의료인의 면허 종류 및 성명, 상급종합병원으로 지정받은 사실(상급종합병원으로 지정받은 종합병원만 해당), 전문병원으로 지정받은 사실(전문병원으로 지정받은 병원만 해당), 병원 · 한방병원 · 치과병원 · 의원 · 한의원 또는 치과의원의 개설자가 전문의인 경우에는 해당 개설자의 전문의 자격 및 전문과목
7. 의료기관의 명칭은 한글로 표시하되, 보건복지부장관이 정하는 바에 따라 외국어를 함께 표시

법 제47조 (병원감염 예방)

1) 보건복지부령(의료법 시행규칙 제43조)으로 정하는 일정 규모 이상의 병원급 의료기관의 장은 병원감염 예방을 위하여 감염관리위원회와 감염관리실을 설치 · 운영하고 보건복지부령(의료법 시행규칙 제46조)으로 정하는 바에 따라 감염관리 업무를 수행하는 전담 인력을 두는 등 필요한 조치

규칙 제43조 (감염관리위원회 및 감염관리실의 설치 등)

1) "일정 규모 이상의 병원급 의료기관"이란 : 〈개정 2016.10.6〉
   1. 2017년 3월 31일까지의 기간: 종합병원 및 200개 이상의 병상을 갖춘 병원으로서 중환자실을 운영하는 의료기관
   2. 2017년 4월 1일부터 2018년 9월 30일까지의 기간: 종합병원 및 200개 이상의 병상을 갖춘 병원
   3. 2018년 10월 1일부터의 기간: 종합병원 및 150개 이상의 병상을 갖춘 병원

규칙 제46조 (감염관리실의 운영 등)

1) 감염관리실에서 감염관리 업무를 수행하는 사람의 인력기준 및 배치기준은 별표 8의2와 같음
2) 감염관리실에 두는 인력 중 1명 이상은 감염관리실에서 전담 근무하여야 함
3) 감염관리실에서 근무하는 사람은 별표 8의3에서 정한 교육기준에 따라 교육을 받아야 함

규칙 [별표 8의3] 감염관리실 근무 인력의 교육기준

1. 교육 내용 : 감염관리업무 개요 및 담당 인력의 역할, 감염관리 지침, 감시자료 수집 및 분석, 의료관련감염진단, 미생물학, 소독 및 멸균, 환경관리, 병원체별 감염관리, 분야별 감염관리, 역학통계, 임상미생물학, 유행조사, 감염감소 중재전략, 격리, 감염관리사업 기획・평가 등 감염관리와 관련된 내용
2. 교육 이수 시간 : 매년 16시간 이상
3. 교육 기관 : 다음 각 목의 어느 하나에 해당하는 기관
   가. 국가나 지방자치단체
   나. 「의료법」 제28조에 따른 의사회 또는 간호사회
   다. 「한국보건복지인력개발원법」에 따른 한국보건복지인력개발원
   라. 그 밖에 감염관리 관련 전문 학회 또는 단체

※ 비고: 감염관리실 근무 인력(감염관리 경력 3년 이상인 사람으로 한정한다)이 감염관리 관련 전문 학회에서 주관하는 학술대회 또는 워크숍에 매년 16시간 이상 참석한 경우에는 제1호부터 제3호까지의 규정에 따라 교육을 받은 것으로 본다.

2) 의료기관의 장은 제1군감염병, 제2군감염병, 제3군감염병, 제4군감염병, 제5군감염병, 지정감염병, 세계보건기구 감시대상 감염병, 생물테러감염병, 성매개감염병, 인수(人獸)공통감염병 및 의료관련감염병이 유행하는 경우 환자, 환자의 보호자, 의료인, 의료

기관 종사자 및 경비원(일반경비원, 특수경비원) 등 해당 의료기관 내에서 업무를 수행하는 사람에게 감염병의 예방을 위하여 보건복지부령(의료법 시행규칙 제46조의2)으로 정하는 바에 따라 필요한 정보를 제공하거나 관련 교육을 실시하여야 함 〈신설 2015. 12.29.〉

규칙 제46조의2 (감염병 예방을 위한 정보 제공 등) [본조신설 2016.10.6.]

1) 의료기관의 장은 제1군감염병, 제2군감염병, 제3군감염병, 제4군감염병, 제5군감염병, 지정감염병, 세계보건기구 감시대상 감염병, 생물테러감염병, 성매개감염병, 인수(人獸)공통감염병 및 의료관련감염병("감염병") 예방을 위하여 정보를 제공하거나 교육을 실시하는 경우 포함되어야 할 사항 :
   1. 감염병의 감염 원인, 감염 경로 및 감염 증상 등 감염병의 내용 및 성격에 관한 사항
   2. 감염병에 대한 대응조치, 진료방법 및 예방방법 등 감염병의 예방 및 진료에 관한 사항
   3. 감염병 환자의 관리, 감염 물건의 처리, 감염 장소의 소독 및 감염병 보호장비 사용 등 감염병의 관리에 관한 사항
   4. 「감염병의 예방 및 관리에 관한 법률」에 따른 의료기관, 보건의료인 또는 의료기관 종사자의 보고・신고 및 협조 등에 관한 사항
   5. 그 밖에 감염병 예방 및 관리 등을 위하여 보건복지부장관이 특히 필요하다고 인정하는 사항
2) 의료기관의 장이 감염병 예방을 위한 정보를 제공하는 방법 :
   1. 의료기관의 인터넷 홈페이지 게시
   2. 매뉴얼・게시물 또는 안내문 등의 작성・비치
   3. 그 밖에 보건복지부장관이 신속하고 정확한 정보 제공을 위하여 적합하다고 인정하여 고시하는 방법
3) 의료기관의 장은 감염병에 관한 주의・경계 또는 심각의 경보가 발령되는 경우에는 법 제47조제2항에 따라 해당 의료기관에서 상시적으로 업무를 수행하는 사람을 대상으로 2회 이상 감염병 예방 교육을 실시하여야 한다.
4) 의료기관의 장은 정보 제공과 교육 실시를 위하여 필요하다고 인정하는 경우에는 질병관리본부 또는 관할 보건소에 필요한 협조를 요청

제2절 의료법인

법 제48조 (설립 허가 등)

1) 의료법인을 설립하려는 자 : 정관과 그 밖의 서류(의료법 시행규칙 제48조)를 갖추어 그 법인의 주된 사무소의 소재지를 관할하는 시・도지사의 허가

규칙 제48조 (설립허가신청서의 첨부서류)

1) 의료법인의 설립허가신청서에 첨부할 서류(시 · 도지사는 행정정보의 공동이용을 통하여 건물등기부 등본과 토지등기부 등본을 확인) :
   1. 의료법인을 설립하려는 자(이하 "설립발기인"이라 한다)의 성명 · 주소 · 약력(설립발기인이 법인 또는 조합인 경우에는 그 명칭 · 소재지, 대표자의 성명 · 주소와 정관 또는 조합 규약 및 최근의 사업활동)을 적은 서류
   2. 설립취지서
   3. 정관
   4. 재산의 종류 · 수량 · 금액 및 권리관계를 적은 재산목록(기본재산과 보통재산으로 구분하여 기재) 및 기부신청서(기부자의 인감증명서 및 재산을 확인할 수 있는 서류를 첨부하되, 시 · 도지사가 「전자정부법」 제36조제1항에 따른 행정정보의 공동이용을 통하여 첨부서류에 대한 정보를 확인할 수 있는 경우에는 그 확인으로 이를 갈음한다)
   5. 부동산 · 예금 · 유가증권 등 주된 재산에 관한 등기소 · 금융기관 등의 증명서
   6. 사업 시작 예정 연월일과 해당 사업연도 분(分)의 사업계획서 및 수지예산서
   7. 임원 취임 예정자의 이력서(반명함판사진을 첨부한다) · 취임승낙서(인감증명서를 첨부한다) 및 「가족관계의 등록 등에 관한 법률」 제15조제1항제2호에 따른 기본증명서
   8. 설립 발기인이 둘 이상인 경우 그 대표자가 신청하는 경우에는 나머지 설립 발기인의 위임장

2) 의료법인은 그 법인이 개설하는 의료기관에 필요한 시설이나 시설을 갖추는 데에 필요한 자금을 보유
3) 의료법인이 재산을 처분하거나 정관을 변경 : 시 · 도지사의 허가
4) 이 법에 따른 의료법인이 아니면 의료법인이나 이와 비슷한 명칭을 사용할 수 없음
5) 의료법인에 대하여 이 법에 규정된 것 외에는 재단법인에 관한 규정 준용(법 제50조)

법 제49조 (부대사업)

1) **의료법인은 그 법인이 개설하는 의료기관에서의 부대사업 내용**(부대사업으로 얻은 수익에 관한 회계는 의료법인의 다른 회계와 구분하여 계산) :
   1. 의료인과 의료관계자 양성이나 보수교육
   2. 의료나 의학에 관한 조사 연구
   3. 노인의료복지시설(노인주거복지시설, 노인의료복지시설, 노인여가복지시설, 재가노인복지시설, 노인보호전문기관, 노인일자리지원기관)의 설치 · 운영

4. 장례식장의 설치・운영
5. 부설주차장의 설치・운영
6. 의료업 수행에 수반되는 의료정보시스템 개발・운영사업 중 대통령령(의료법 시행령 제22조)으로 정하는 사업

영 **제22조 (의료정보시스템 사업)** 법 제49조제1항제6호에서 "대통령령으로 정하는 사업"이란 다음 각 호의 사업

1. 전자의무기록을 작성・관리하기 위한 시스템의 개발・운영사업
2. 전자처방전을 작성・관리하기 위한 시스템의 개발・운영사업
3. 영상기록을 저장・전송하기 위한 시스템의 개발・운영사업

7. 그 밖에 휴게음식점영업, 일반음식점영업, 이용업, 미용업 등 환자 또는 의료법인이 개설한 의료기관 종사자 등의 편의를 위하여 보건복지부령(의료법 시행규칙 제60조)으로 정하는 사업

규칙 **제60조 (부대사업)** 법 제49조제1항제7호에서 "휴게음식점영업, 일반음식점영업, 이용업, 미용업 등 환자 또는 의료법인이 개설한 의료기관 종사자 등의 편의를 위하여 보건복지부령으로 정하는 사업"이란 다음 각 호의 사업 :

1. 휴게음식점영업, 일반음식점영업, 제과점영업, 위탁급식영업
2. 소매업 중 편의점, 슈퍼마켓, 자동판매기영업 및 서점

2의2. 의류 등 생활용품 판매업 및 식품판매업(건강기능식품 판매업은 제외한다). 다만, 의료법인이 직접 영위하는 경우는 제외한다.

3. 산후조리업
4. 목욕장업
5. 의료기기 임대・판매업. 다만, 의료법인이 직접 영위하는 경우는 제외한다.
6. 숙박업, 여행업 및 외국인환자 유치업
7. 수영장업, 체력단련장업 및 종합체육시설업
8. 장애인보조기구의 제조・개조・수리업
9. 다음 각 목의 어느 하나에 해당하는 업무를 하려는 자에게 의료법인이 개설하는 의료기관의 건물을 임대하는 사업
   가. 이용업 및 미용업
   나. 안경 조제・판매업
   다. 은행업

라. 의원급 의료기관 개설 · 운영(의료관광호텔에 부대시설로 설치하는 경우로서 진료과목이 의료법인이 개설하는 의료기관과 동일하지 아니한 경우로 한정한다)

2) **타인에게 임대 또는 위탁하여 운영할 수 있는 부대사업 :** 장례식장, 부설주차장, 그 밖에 휴게음식점영업, 일반음식점영업, 이용업, 미용업 등

3) **부대사업을 하려는 의료법인의 신고 :** 의료기관의 소재지를 관할하는 시 · 도지사에게 신고

법 제51조 (설립 허가 취소)

1) **의료법인의 설립 허가 취소 사유 :** 보건복지부장관 또는 시 · 도지사
   1. 정관으로 정하지 아니한 사업을 한 때
   2. 설립된 날부터 2년 안에 의료기관을 개설하지 아니한 때
   3. 의료법인이 개설한 의료기관이 개설허가를 취소(의료법 제64조)당한 때

법 제64조 (개설 허가 취소 등)

1) 보건복지부장관 또는 시장 · 군수 · 구청장은 의료기관이 다음 각 호의 어느 하나에 해당하면 그 의료업을 1년의 범위에서 정지시키거나 개설 허가의 취소 또는 의료기관 폐쇄를 명할 수 있으며, 제8호에 해당하는 경우에는 의료기관 개설 허가의 취소 또는 의료기관 폐쇄를 명하여야 함
   1. 개설 신고나 개설 허가를 한 날부터 3개월 이내에 정당한 사유 없이 업무를 시작하지 아니한 때
   2. 의료인이나 의료기관 종사자가 무자격자에게 의료행위를 하게 하거나 의료인에게 면허 사항 외의 의료행위를 하게 한 때
   3. 의료법 제61조(보고와 업무 검사 등)에 따른 관계 공무원의 직무 수행을 기피 또는 방해하거나 제59조(지도와 명령)또는 제63조(시정 명령 등)에 따른 명령을 위반한 때

> • **법 제61조 (보고와 업무 검사 등)** ① 보건복지부장관 또는 시장 · 군수 · 구청장은 의료법인, 의료기관 또는 의료인에게 필요한 사항을 보고하도록 명할 수 있고, 관계 공무원을 시켜 그 업무 상황, 시설 또는 진료기록부 · 조산기록부 · 간호기록부 등 관계 서류를 검사하게 하거나 관계인에게서 진술을 들어 사실을 확인받게 할 수 있다. 이 경우 의료법인, 의료기관 또는 의료인은 정당한 사유 없이 이를 거부하지 못한다. 〈개정 2016.12.20.〉
> ② 제1항의 경우에 관계 공무원은 권한을 증명하는 증표 및 조사기간, 조사범위, 조사담당자, 관계 법령 등이 기재된 조사명령서를 지니고 이를 관계인에게 내보여야 한다.
> ③ 제1항의 보고 및 제2항의 조사명령서에 관한 사항은 보건복지부령으로 정한다.

- **법 제59조 (지도와 명령)** ① 보건복지부장관 또는 시・도지사는 보건의료정책을 위하여 필요하거나 국민보건에 중대한 위해(危害)가 발생하거나 발생할 우려가 있으면 의료기관이나 의료인에게 필요한 지도와 명령을 할 수 있다.
  ② 보건복지부장관, 시・도지사 또는 시장・군수・구청장은 의료인이 정당한 사유 없이 진료를 중단하거나 의료기관 개설자가 집단으로 휴업하거나 폐업하여 환자 진료에 막대한 지장을 초래하거나 초래할 우려가 있다고 인정할 만한 상당한 이유가 있으면 그 의료인이나 의료기관 개설자에게 업무개시 명령을 할 수 있다.
  ③ 의료인과 의료기관 개설자는 정당한 사유 없이 제2항의 명령을 거부할 수 없다.
- **법 제63조 (시정 명령 등)** 보건복지부장관 또는 시장・군수・구청장은 의료기관이 제15조제1항, 제16조제2항, 제21조제1항 후단 및 같은 조 제2항・제3항, 제23조제2항, 제34조제2항, 제35조제2항, 제36조, 제36조의2, 제37조제1항・제2항, 제38조제1항・제2항, 제41조부터 제43조까지, 제45조, 제46조, 제47조제1항, 제56조제2항부터 제4항까지, 제57조제1항, 제58조의4제2항, 제62조제2항을 위반한 때, 종합병원・상급종합병원・전문병원이 각각 제3조의3제1항・제3조의4제1항・제3조의5제2항에 따른 요건에 해당하지 아니하게 된 때 또는 의료기관의 장이 제4조제5항을 위반한 때에는 일정한 기간을 정하여 그 시설・장비 등의 전부 또는 일부의 사용을 제한 또는 금지하거나 위반한 사항을 시정하도록 명할 수 있다. 〈개정 2016.12.20.〉

4. 의료법인・비영리법인, 준정부기관・지방의료원 또는 한국보훈복지의료공단의 설립허가가 취소되거나 해산된 때

4의2. 제33조제2항을 위반하여 의료기관을 개설한 때

- **법 제33조** ② 다음 각 호의 어느 하나에 해당하는 자가 아니면 의료기관을 개설할 수 없다. 이 경우 의사는 종합병원・병원・요양병원 또는 의원을, 치과의사는 치과병원 또는 치과의원을, 한의사는 한방병원・요양병원 또는 한의원을, 조산사는 조산원만을 개설할 수 있다.
  1. 의사, 치과의사, 한의사 또는 조산사
  2. 국가나 지방자치단체
  3. 의료업을 목적으로 설립된 법인(이하 "의료법인"이라 한다)
  4. 「민법」이나 특별법에 따라 설립된 비영리법인
  5. 「공공기관의 운영에 관한 법률」에 따른 준정부기관, 「지방의료원의 설립 및 운영에 관한 법률」에 따른 지방의료원, 「한국보훈복지의료공단법」에 따른 한국보훈복지의료공단

5. 제33조제5항・제9항・제10항, 제40조 또는 제56조를 위반한 때

- **법 제33조** ⑤ 제3항과 제4항에 따라 개설된 의료기관이 개설 장소를 이전하거나 개설에 관한 신고 또는 허가사항 중 보건복지부령으로 정하는 중요사항을 변경하려는 때에도 제3항 또는 제4항과 같다.
- **법 제33조** ⑨ 의료법인 및 제2항제4호에 따른 비영리법인(이하 이 조에서 "의료법인등"이라 한다)이 의료기관을 개설하려면 그 법인의 정관에 개설하고자 하는 의료기관의 소재지를 기재하여 대통령령으로 정하는 바에 따라 정관의 변경허가를 얻어야 한다(의료법인등을 설립할 때에는 설립 허가를 말한다. 이하 이 항에서 같다). 이 경우 그 법인의 주무관청은 정관의 변경허가를 하기 전에 그 법인이 개설하고자 하는 의료기관이 소재하는 시・도지사 또는 시장・군수・구청장과 의하여야 한다. 〈신설 2015.12.29.〉

• **법 제33조** ⑩ 의료기관을 개설·운영하는 의료법인등은 다른 자에게 그 법인의 명의를 빌려주어서는 아니 된다. 〈신설 2015.12.29〉

• **법 제40조 (폐업·휴업 신고와 진료기록부등의 이관)** ① 의료기관 개설자는 의료업을 폐업하거나 1개월 이상 휴업(입원환자가 있는 경우에는 1개월 미만의 휴업도 포함한다)하려면 보건복지부령으로 정하는 바에 따라 관할 시장·군수·구청장에게 신고하여야 한다. 〈개정 2016.12.20.〉
② 의료기관 개설자는 제1항에 따라 폐업 또는 휴업 신고를 할 때 제22조나 제23조에 따라 기록·보존하고 있는 진료기록부등을 관할 보건소장에게 넘겨야 한다. 다만, 의료기관 개설자가 보건복지부령으로 정하는 바에 따라 진료기록부등의 보관계획서를 제출하여 관할 보건소장의 허가를 받은 경우에는 직접 보관할 수 있다.
③ 시장·군수·구청장은 제1항에 따른 신고에도 불구하고 「감염병의 예방 및 관리에 관한 법률」 제18조 및 제29조에 따라 질병관리본부장, 시·도지사 또는 시장·군수·구청장이 감염병의 역학조사 및 예방접종에 관한 역학조사를 실시하거나 같은 법 제18조의2에 따라 의료인 또는 의료기관의 장이 보건복지부장관 또는 시·도지사에게 역학조사 실시를 요청한 경우로서 그 역학조사를 위하여 필요하다고 판단하는 때에는 의료기관 폐업 신고를 수리하지 아니할 수 있다. 〈신설 2016.5.29.〉
④ 의료기관 개설자는 의료업을 폐업 또는 휴업하는 경우 보건복지부령으로 정하는 바에 따라 해당 의료기관에 입원 중인 환자를 다른 의료기관으로 옮길 수 있도록 하는 등 환자의 권익을 보호하기 위한 조치를 하여야 한다. 〈신설 2016.12.20.〉
⑤ 시장·군수·구청장은 제1항에 따른 폐업 또는 휴업 신고를 받은 경우 의료기관 개설자가 제4항에 따른 환자의 권익을 보호하기 위한 조치를 취하였는지 여부를 확인하는 등 대통령령으로 정하는 조치를 하여야 한다. 〈신설 2016.12.20.〉

• **법 제56조 (의료광고의 금지 등)** ① 의료기관 개설자, 의료기관의 장 또는 의료인(이하 "의료인등"이라 한다)이 아닌 자는 의료에 관한 광고(의료인등이 신문·잡지·음성·음향·영상·인터넷·인쇄물·간판, 그 밖의 방법에 의하여 의료행위, 의료기관 및 의료인등에 대한 정보를 소비자에게 나타내거나 알리는 행위를 말한다. 이하 "의료광고"라 한다)를 하지 못한다. 〈개정 2018.3.27.〉
② 의료인등은 다음 각 호의 어느 하나에 해당하는 의료광고를 하지 못한다. 〈개정 2009.1.30., 2016.5.29., 2018.3.27.〉
1. 제53조에 따른 평가를 받지 아니한 신의료기술에 관한 광고
2. 환자에 관한 치료경험담 등 소비자로 하여금 치료 효과를 오인하게 할 우려가 있는 내용의 광고
3. 거짓된 내용을 표시하는 광고
4. 다른 의료인등의 기능 또는 진료 방법과 비교하는 내용의 광고
5. 다른 의료인등을 비방하는 내용의 광고
6. 수술 장면 등 직접적인 시술행위를 노출하는 내용의 광고
7. 의료인등의 기능, 진료 방법과 관련하여 심각한 부작용 등 중요한 정보를 누락하는 광고
8. 객관적인 사실을 과장하는 내용의 광고
9. 법적 근거가 없는 자격이나 명칭을 표방하는 내용의 광고
10. 신문, 방송, 잡지 등을 이용하여 기사(記事) 또는 전문가의 의견 형태로 표현되는 광고
11. 제57조에 따른 심의를 받지 아니하거나 심의받은 내용과 다른 내용의 광고
12. 제27조제3항에 따라 외국인환자를 유치하기 위한 국내광고
13. 소비자를 속이거나 소비자로 하여금 잘못 알게 할 우려가 있는 방법으로 제45조에 따른 비급여 진료비용을 할인하거나 면제하는 내용의 광고

14. 각종 상장·감사장 등을 이용하는 광고 또는 인증·보증·추천을 받았다는 내용을 사용하거나 이와 유사한 내용을 표현하는 광고. 다만, 다음 각 목의 어느 하나에 해당하는 경우는 제외한다.
가. 제58조에 따른 의료기관 인증을 표시한 광고
나. 「정부조직법」 제2조부터 제4조까지의 규정에 따른 중앙행정기관·특별지방행정기관 및 그 부속기관, 「지방자치법」 제2조에 따른 지방자치단체 또는 「공공기관의 운영에 관한 법률」 제4조에 따른 공공기관으로부터 받은 인증·보증을 표시한 광고
다. 다른 법령에 따라 받은 인증·보증을 표시한 광고
라. 세계보건기구와 협력을 맺은 국제평가기구로부터 받은 인증을 표시한 광고 등 대통령령으로 정하는 광고
15. 그 밖에 의료광고의 방법 또는 내용이 국민의 보건과 건전한 의료경쟁의 질서를 해치거나 소비자에게 피해를 줄 우려가 있는 것으로서 대통령령으로 정하는 내용의 광고
③ 의료광고는 다음 각 호의 방법으로는 하지 못한다. 〈개정 2018.3.27.〉
1. 「방송법」 제2조제1호의 방송
2. 그 밖에 국민의 보건과 건전한 의료경쟁의 질서를 유지하기 위하여 제한할 필요가 있는 경우로서 대통령령으로 정하는 방법
④ 제2항에 따라 금지되는 의료광고의 구체적인 내용 등 의료광고에 관하여 필요한 사항은 대통령령으로 정한다. 〈개정 2018.3.27.〉
⑤ 보건복지부장관, 시장·군수·구청장은 제2항제2호부터 제5호까지 및 제7호부터 제9호까지를 위반한 의료인등에 대하여 제63조, 제64조 및 제67조에 따른 처분을 하려는 경우에는 지체 없이 그 내용을 공정거래위원회에 통보하여야 한다. 〈신설 2016.5.29., 2018.3.27.〉
[단순위헌, 2015헌바75, 2015.12.23. 의료법(2009. 1. 30. 법률 제9386호로 개정된 것) 제56조 제2항 제11호 중 '제57조에 따른 심의를 받지 아니한 광고' 부분은 헌법에 위반된다.]
[시행일 : 2018.9.28.] 제56조

6. 제63조에 따른 시정명령(제4조제5항 위반에 따른 시정명령을 제외한다)을 이행하지 아니한 때

• **법 제63조 (시정 명령 등)** ① 보건복지부장관 또는 시장·군수·구청장은 의료기관이 제15조제1항, 제16조제2항, 제21조제1항 후단 및 같은 조 제2항·제3항, 제23조제2항, 제34조제2항, 제35조제2항, 제36조, 제36조의2, 제37조제1항·제2항, 제38조제1항·제2항, 제41조부터 제43조까지, 제45조, 제46조, 제47조제1항, 제58조의4제2항, 제62조제2항을 위반한 때, 종합병원·상급종합병원·전문병원이 각각 제3조의3제1항·제3조의4제1항·제3조의5제2항에 따른 요건에 해당하지 아니하게 된 때, 의료기관의 장이 제4조제5항을 위반한 때 또는 자율심의기구가 제57조제11항을 위반한 때에는 일정한 기간을 정하여 그 시설·장비 등의 전부 또는 일부의 사용을 제한 또는 금지하거나 위반한 사항을 시정하도록 명할 수 있다. 〈개정 2016.12.20., 2018.3.27.〉
② 보건복지부장관 또는 시장·군수·구청장은 의료인등이 제56조제2항·제3항을 위반한 때에는 다음 각 호의 조치를 명할 수 있다. 〈신설 2018.3.27.〉
1. 위반행위의 중지
2. 위반사실의 공표
3. 정정광고
③ 제2항제2호·제3호에 따른 조치에 필요한 사항은 대통령령으로 정한다. 〈신설 2018.3.27.〉
[시행일 : 2018.9.28.] 제63조

7. 「약사법」 제24조제2항을 위반하여 담합행위를 한 때

> • **약사법 제24조** ② 약국개설자(해당 약국 종사자를 포함한다)와 의료기관 개설자(해당 의료기관의 종사자를 포함한다)는 다음 각 호의 어느 하나에 해당하는 담합 행위를 하여서는 아니 된다.
> 1. 약국개설자가 특정 의료기관의 처방전을 가진 자에게 약제비의 전부 또는 일부를 면제하여 주는 행위
> 2. 약국개설자가 의료기관 개설자에게 처방전 알선의 대가로 금전, 물품, 편익, 노무, 향응, 그 밖의 경제적 이익을 제공하는 행위
> 3. 의료기관 개설자가 처방전을 가진 자에게 특정 약국에서 조제 받도록 지시하거나 유도하는 행위(환자의 요구에 따라 지역 내 약국들의 명칭·소재지 등을 종합하여 안내하는 행위는 제외한다)
> 4. 의사 또는 치과의사가 제25조제2항에 따라 의사회 분회 또는 치과의사회 분회가 약사회 분회에 제공한 처방의약품 목록에 포함되어 있는 의약품과 같은 성분의 다른 품목을 반복하여 처방하는 행위(그 처방전에 따라 의약품을 조제한 약사의 행위도 또한 같다)
> 5. 제1호부터 제4호까지의 규정에 해당하는 행위와 유사하여 담합의 소지가 있는 행위로서 대통령령으로 정하는 행위

8. 의료기관 개설자가 거짓으로 진료비를 청구하여 금고 이상의 형을 선고받고 그 형이 확정된 때

4. 보건복지부장관 또는 시·도지사가 감독을 위하여 내린 명령을 위반한 때
5. 의료법 제49조제1항에서의 부대사업 외의 사업을 한 때

법 **법 제49조 (부대사업)** ① 의료법인은 그 법인이 개설하는 의료기관에서 의료업무 외에 다음의 부대사업을 할 수 있다. 이 경우 부대사업으로 얻은 수익에 관한 회계는 의료법인의 다른 회계와 구분하여 계산하여야 한다. 〈개정 2015.1.28〉

1. 의료인과 의료관계자 양성이나 보수교육
2. 의료나 의학에 관한 조사 연구
3. 「노인복지법」 제31조제2호에 따른 노인의료복지시설의 설치·운영
4. 「장사 등에 관한 법률」 제29조제1항에 따른 장례식장의 설치·운영
5. 「주차장법」 제19조제1항에 따른 부설주차장의 설치·운영
6. 의료업 수행에 수반되는 의료정보시스템 개발·운영사업 중 대통령령으로 정하는 사업
7. 그 밖에 휴게음식점영업, 일반음식점영업, 이용업, 미용업 등 환자 또는 의료법인이 개설한 의료기관 종사자 등의 편의를 위하여 보건복지부령으로 정하는 사업

제5장 의료광고

법 제56조 (의료광고의 금지 등)

1) 의료에 관한 광고(신문 · 잡지 · 음성 · 음향 · 영상 · 인터넷 · 인쇄물 · 간판, 그 밖의 방법에 의하여 의료행위, 의료기관 및 의료인등에 대한 정보를 소비자에게 나타내거나 알리는 행위)를 할 수 있는 자 : 의료기관 개설자, 의료기관의 장 또는 의료인(의료인 등) 〈개정 2018.3.27.〉

2) 의료인 등의 의료광고 금지 내용 : 〈개정 2016.5.29., 2018.3.27.〉

1. 제53조에 따른 평가를 받지 아니한 신의료기술에 관한 광고
2. 환자에 관한 치료경험담 등 소비자로 하여금 치료 효과를 오인하게 할 우려가 있는 내용의 광고
3. 거짓된 내용을 표시하는 광고
4. 다른 의료인등의 기능 또는 진료 방법과 비교하는 내용의 광고
5. 다른 의료인등을 비방하는 내용의 광고
6. 수술 장면 등 직접적인 시술행위를 노출하는 내용의 광고
7. 의료인등의 기능, 진료 방법과 관련하여 심각한 부작용 등 중요한 정보를 누락하는 광고
8. 객관적인 사실을 과장하는 내용의 광고
9. 법적 근거가 없는 자격이나 명칭을 표방하는 내용의 광고
10. 신문, 방송, 잡지 등을 이용하여 기사(記事) 또는 전문가의 의견 형태로 표현되는 광고
11. 제57조에 따른 심의를 받지 아니하거나 심의받은 내용과 다른 내용의 광고
12. 제27조제3항에 따라 외국인환자를 유치하기 위한 국내광고
13. 소비자를 속이거나 소비자로 하여금 잘못 알게 할 우려가 있는 방법으로 제45조에 따른 비급여 진료비용을 할인하거나 면제하는 내용의 광고
14. 각종 상장 · 감사장 등을 이용하는 광고 또는 인증 · 보증 · 추천을 받았다는 내용을 사용하거나 이와 유사한 내용을 표현하는 광고. 다만, 다음 각 목의 어느 하나에 해당하는 경우는 제외한다.
   가. 제58조에 따른 의료기관 인증을 표시한 광고
   나. 「정부조직법」 제2조부터 제4조까지의 규정에 따른 중앙행정기관 · 특별지방행정기관 및 그 부속기관, 「지방자치법」 제2조에 따른 지방자치단체 또는 「공공기

관의 운영에 관한 법률」 제4조에 따른 공공기관으로부터 받은 인증·보증을 표시한 광고

다. 다른 법령에 따라 받은 인증·보증을 표시한 광고

라. 세계보건기구와 협력을 맺은 국제평가기구로부터 받은 인증을 표시한 광고 등 대통령령으로 정하는 광고

15. 그 밖에 의료광고의 방법 또는 내용이 국민의 보건과 건전한 의료경쟁의 질서를 해치거나 소비자에게 피해를 줄 우려가 있는 것으로서 대통령령으로 정하는 내용의 광고

3) **의료광고의 금지 방법 :**

1. 방송 : 텔레비전방송, 라디오방송, 데이터방송, 이동멀티미디어방송
2. 그 밖에 국민의 보건과 건전한 의료경쟁의 질서를 유지하기 위하여 제한할 필요가 있는 경우로서 대통령령으로 정하는 방법

4) 금지되는 의료광고의 구체적인 기준 등 의료광고에 관하여 필요한 사항은 대통령령(의료법 시행령 제23조)으로 정함

영 제23조 (의료광고의 금지 기준)

1) 금지되는 의료광고의 구체적인 기준 : 〈개정 2017.2.28〉

1. 법 제53조에 따른 신의료기술평가를 받지 아니한 신의료기술에 관하여 광고하는 것
2. 특정 의료기관·의료인의 기능 또는 진료 방법이 질병 치료에 반드시 효과가 있다고 표현하거나 환자의 치료경험담이나 6개월 이하의 임상경력을 광고하는 것
3. 특정 의료기관·의료인의 기능 또는 진료 방법이 다른 의료기관이나 의료인의 것과 비교하여 우수하거나 효과가 있다는 내용으로 광고하는 것
4. 다른 의료법인·의료기관 또는 의료인을 비방할 목적으로 해당 의료기관·의료인의 기능 또는 진료 방법에 관하여 불리한 사실을 광고하는 것
5. 의료인이 환자를 수술하는 장면이나 환자의 환부(患部) 등을 촬영한 동영상·사진으로서 일반인에게 혐오감을 일으키는 것을 게재하여 광고하는 것
6. 의료행위나 진료 방법 등을 광고하면서 예견할 수 있는 환자의 안전에 심각한 위해(危害)를 끼칠 우려가 있는 부작용 등 중요 정보를 빠뜨리거나 글씨 크기를 작게 하는 등의 방법으로 눈에 잘 띄지 않게 광고하는 것
7. 의료기관·의료인의 기능 또는 진료 방법에 관하여 객관적으로 인정되지 아니한 내용이나 객관적인 근거가 없는 내용을 광고하는 것
8. 특정 의료기관·의료인의 기능 또는 진료 방법에 관한 기사나 전문가의 의견을 「신문 등의 진흥에 관한 법률」 제2조에 따른 신문·인터넷신문 또는 「잡지 등 정기간행물의 진흥에 관한 법률」에 따른 정기간행물이나 「방송법」 제2조제1호에 따른 방송에 싣거나 방송하면서 특정 의료

기관·의료인의 연락처나 약도 등의 정보도 함께 싣거나 방송하여 광고하는 것

9. 법 제57조제1항에 따라 심의 대상이 되는 의료광고를 심의를 받지 아니하고 광고하거나 심의 받은 내용과 다르게 광고하는 것

10. 법 제45조에 따른 비급여 진료비용의 할인·면제 금액, 대상, 기간이나 범위 또는 할인·면제 이전의 비급여 진료비용에 대하여 허위 또는 불명확한 내용이나 정보 등을 게재하여 광고하는 것

---

5) 보건복지부장관, 시장·군수·구청장은 2)의 2.부터 5.까지 및 7.부터 9.까지를 위반한 의료인등에 대하여 제63조(시정명령), 제64조(개설 허가취소 등) 및 제67조(과징금 처분)에 따른 처분을 하려는 경우에는 지체 없이 그 내용을 공정거래위원회에 통보하여야 함 〈신설 2016.5.29., 2018.3.27.〉

• 법 제67조 (과징금 처분) ① 보건복지부장관이나 시장·군수·구청장은 의료기관이 제64조제1항 각 호의 어느 하나에 해당할 때에는 대통령령으로 정하는 바에 따라 의료업 정지 처분을 갈음하여 5천만원 이하의 과징금을 부과할 수 있으며, 이 경우 과징금은 3회까지만 부과할 수 있다. 다만, 동일한 위반행위에 대하여 「표시·광고의 공정화에 관한 법률」 제9조에 따른 과징금 부과처분이 이루어진 경우에는 과징금(의료업 정지 처분을 포함한다)을 감경하여 부과하거나 부과하지 아니할 수 있다. 〈개정 2016.5.29〉
② 제1항에 따른 과징금을 부과하는 위반 행위의 종류와 정도 등에 따른 과징금의 액수와 그 밖에 필요한 사항은 대통령령으로 정한다.
③ 보건복지부장관이나 시장·군수·구청장은 제1항에 따른 과징금을 기한 안에 내지 아니한 때에는 지방세 체납처분의 예에 따라 징수한다.

법 제57조 (의료광고의 심의)

1) 의료인 등이 의료광고 시 제56조(의료광고의 금지 등) 규정에 위반되는지 여부에 관하여 기관 또는 단체의 심의를 받아야 하는 내용 : 〈개정 2016.1.6., 2018.3.27.〉

1. 신문(일반일간신문, 특수일간신문, 일반주간신문, 특수주간신문)·인터넷신문 또는 정기간행물(잡지, 정보간행물, 전사간행물, 기타 월 1회 이하 발행되는 간행물 중 책자 형태가 아닌 간행물)

2. 옥외광고물(간판, 디지털광고물, 입간판, 현수막, 벽보, 전단) 중 현수막(懸垂幕), 벽보, 전단(傳單) 및 교통시설·교통수단에 표시(교통수단 내부에 표시되거나 영상·음성·음향 및 이들의 조합으로 이루어지는 광고를 포함)되는 것

3. 전광판

4. 대통령령(의료법 시행령 제24조)으로 정하는 인터넷 매체[이동통신단말장치에서 사

용되는 애플리케이션(Application)을 포함]

영 제24조 (의료광고의 심의 대상 및 심의 업무의 위탁)

1) "대통령령으로 정하는 인터넷 매체" :
   1. 인터넷뉴스서비스(신문, 인터넷신문, 뉴스통신, 방송, 잡지 등의 기사를 인터넷을 통하여 계속적으로 제공하거나 매개하는 전자간행물)
   2. 방송사업자(지상파방송사업자, 종합유선방송사업자, 위성방송사업자, 방송채널사용사업자, 공동체라디오방송사업자)가 운영하는 인터넷 홈페이지
   3. 방송사업자(지상파방송사업자, 종합유선방송사업자, 위성방송사업자, 방송채널사용사업자, 공동체라디오방송사업자)의 방송프로그램을 주된 서비스로 하여 '방송', 'TV' 또는 '라디오' 등의 명칭을 사용하면서 인터넷을 통하여 제공하는 인터넷 매체
   4. 정보통신서비스 제공자 중 전년도 말 기준 직전 3개월 간 일일 평균 이용자 수가 10만명 이상인 자가 운영하는 인터넷 매체

5. 그 밖에 매체의 성질, 영향력 등을 고려하여 대통령령으로 정하는 광고매체

2) 대통령령(시행령 24조)으로 정하는 바에 따라 자율심의를 위한 조직 등을 갖추어 보건복지부장관에게 신고한 후 의료광고 심의 업무를 수행할 수 있는 기관 또는 단체 : 〈개정 2018.3.27.〉
   1. 의사회・치과의사회・한의사회
   2. 공정거래위원회 또는 지방자치단체에 등록한 소비자단체

영 제24조 (의료광고의 심의 대상 및 심의 업무의 위탁)

1) 보건복지부장관은 의료광고 심의에 관한 업무 위탁 내용 :
   1. 의사회: 의사, 의원, 병원, 요양병원(한의사가 개설한 경우는 제외한다), 종합병원(치과는 제외한다), 조산사, 조산원이 하는 의료광고의 심의
   2. 치과의사회 : 치과의사, 치과의원, 치과병원, 종합병원(치과만 해당한다)이 하는 의료광고의 심의
   3. 한의사회 : 한의사, 한의원, 한방병원, 요양병원(한의사가 개설한 경우로 한정한다)이 행하는 의료광고의 심의

2) 보건복지부장관은 의료인단체가 의료광고를 심의하기 위하여 통합 심의기구를 설치・운영하는 경우에는 해당 심의기구에 의료광고의 심의에 관한 업무를 위탁

영 제25조 (의료광고 심의 절차)

1) 의료광고의 심의를 받으려는 의료법인·의료기관 또는 의료인은 보건복지부령으로 정하는 신청서에 해당 의료광고 내용을 첨부하여 의료광고 심의업무를 위탁받은 기관("심의기관")에 제출 〈개정 2015.9.15.〉
2) 신청서를 제출받은 심의기관은 신청서를 제출받은 날부터 30일 이내에 의료광고심의위원회("심의위원회")의 심의를 거쳐 심의 결과를 의료광고의 심의를 신청한 의료법인·의료기관 또는 의료인("신청인")에게 문서로 알려야 함 〈개정 2015.9.15〉
3) 심의기관은 부득이한 사유가 있는 경우 15일 이내에서 처리기간을 연장할 수 있고 신청인에게 지연 사유와 처리 예정 기간을 알려야 함 〈신설 2015.9.15〉
4) 신청인은 통지받은 심의 결과에 이의가 있으면 심의 결과를 통지받은 날부터 15일 이내에 재심의를 요청할 수 있음 〈개정 2015.9.15〉
5) 재심의를 요청받은 심의기관은 심의위원회의 재심의를 거쳐 재심의를 요청받은 날부터 30일 이내에 재심의 결과를 신청인에게 문서로 알려야 함

---

3) 보건복지부장관에게 신고한 기관 또는 단체("자율심의기구")의 심의를 받지 아니할 수 있는 의료광고 내용 : 〈개정 2018.3.27.〉
   1. 의료기관의 명칭·소재지·전화번호
   2. 의료기관이 설치·운영하는 진료과목(추가로 설치한 진료과목)
   3. 의료기관에 소속된 의료인의 성명·성별 및 면허의 종류
   4. 그 밖에 대통령령으로 정하는 사항
4) 자율심의기구는 심의를 할 때 적용하는 심의 기준을 상호 협의하여 마련하여야 함 〈개정 2018.3.27.〉
5) 자율심의기구는 의료광고 제도 및 법령의 개선에 관하여 보건복지부장관에게 의견을 제시할 수 있음 〈신설 2018.3.27.〉
6) 심의의 유효기간 : 심의를 신청하여 승인을 받은 날부터 3년 〈신설 2018.3.27.〉
7) 의료인등이 유효기간의 만료 후 계속하여 의료광고를 하려는 경우에는 유효기간 만료 6개월 전에 자율심의기구에 의료광고 심의를 신청하여야 함 〈신설 2018.3.27.〉
8) 자율심의기구는 심의 관련 업무를 수행할 때에는 의료광고금지(제56조) 규정에 따라 공정하고 투명하게 하여야 함 〈신설 2018.3.27.〉

[제목개정 2018.3.27.] [시행일 : 2018.9.28.]

법 제57조의2 (의료광고에 관한 심의위원회)

1) 자율심의기구는 의료광고를 심의하기 위하여 심의위원회를 설치·운영

2) **심의위원회의 종류와 심의 대상**

1. **의료광고심의위원회** : 의사, 의원, 의원의 개설자, 병원, 병원의 개설자, 요양병원(한의사가 개설한 경우는 제외), 요양병원의 개설자, 종합병원(치과는 제외), 종합병원의 개설자, 조산사, 조산원, 조산원의 개설자가 하는 의료광고의 심의
2. **치과의료광고심의위원회** : 치과의사, 치과의원, 치과의원의 개설자, 치과병원, 치과병원의 개설자, 종합병원(치과만 해당), 종합병원의 개설자가 하는 의료광고의 심의
3. **한방의료광고심의위원회** : 한의사, 한의원, 한의원의 개설자, 한방병원, 한방병원의 개설자, 요양병원(한의사가 개설한 경우만 해당), 요양병원의 개설자가 하는 의료광고의 심의

3) **심의위원회 위원** : 의사, 치과의사, 한의사, 약사, 소비자단체의 장이 추천하는 사람, 대한변호사협회에 등록한 변호사로서 대한변호사협회의 장이 추천하는 사람, 여성의 사회참여 확대 및 복지 증진을 주된 목적으로 설립된 법인의 장이 추천하는 사람, 환자의 권익보호를 주된 목적으로 하는 단체의 장이 추천하는 사람, 보건의료 또는 의료광고에 관한 학식과 경험이 풍부한 사람

4) **심의위원회 위원의 위촉자** : 자율심의기구의 장

[본조신설 2018.3.27.] [시행일 : 2018.9.28.]

법 제57조의3 (의료광고 모니터링)

1) **모니터링 기구** : 자율심의 기구

2) **모니터링 내용** : 의료광고의 규정 준수 여부

3) **모니터링 결과 보고** : 보건복지부장관

[본조신설 2018.3.27.] [시행일 : 2018.9.28.]

제6장 감 독

법 제58조 (의료기관 인증)

1) **의료기관 인증 실시 대상** : 보건복지부장관, 의료의 질과 환자 안전의 수준을 높이기 위하여, 병원급 의료기관

2) **의료기관 인증 업무 위탁 :** 보건복지부장관, 대통령령(의료법 시행령 제29조)으로 정하는 바에 따라 의료기관 인증에 관한 업무를 관계 전문기관("인증전담기관")에 위탁, 필요한 예산을 지원

영 제29조 (의료기관 인증업무의 위탁)

1) 보건복지부장관은 의료기관 인증을 목적으로 보건복지부장관의 허가를 받아 설립된 비영리법인("인증전담기관")에 위탁 업무 내용 :
   1. 인증기준의 충족 여부 평가
   2. 평가결과와 인증등급의 통보
   3. 조건부인증을 받은 의료기관에 대한 재인증
   4. 인증신청의 접수
   5. 이의신청의 접수 및 처리 결과의 통보
   6. 인증서 교부
   7. 인증을 받은 의료기관의 인증기준, 인증 유효기간 및 평가한 결과 등의 인터넷 홈페이지 등에의 공표
2) 인증전담기관의 장은 위탁받은 업무의 처리 내용을 보건복지부령으로 정하는 바에 따라 보건복지부장관에게 보고

법 제58조의2 (의료기관인증위원회)

1) **의료기관 인증에 관한 주요 정책을 심의 :** 보건복지부장관 소속으로 의료기관인증위원회를 둠
2) **의료기관인증위원회의 위원 구성 :**
   1. 위원장 1명을 포함한 15인 이내의 위원
   2. **의료기관인증위원회의 위원장 :** 보건복지부차관
   3. **위원회의 위원은 보건복지부장관이 임명 또는 위촉** 〈개정 2016.5.29.〉
      ① 의료인 단체(중앙회 및 지부) 및 의료기관단체(병원급 의료기관의 장이 두는 전국 조직)에서 추천하는 자
      ② 노동계, 시민단체(비영리민간단체), 소비자단체(소비자단체)에서 추천하는 자
      ③ 보건의료에 관한 학식과 경험이 풍부한 자
      ④ 시설물 안전진단에 관한 학식과 경험이 풍부한 자
      ⑤ 보건복지부 소속 3급 이상 공무원 또는 고위공무원단에 속하는 공무원

4. 위원회의 심의 사항 :
   ① 인증기준 및 인증의 공표를 포함한 의료기관 인증과 관련된 주요 정책에 관한 사항
   ② 의료기관 대상 평가제도 통합에 관한 사항 - 보건복지부장관
   ③ 의료기관 인증 활용(평가 결과와 인증등급 활용)에 관한 사항
   ④ 그 밖에 위원장이 심의에 부치는 사항
5. 위원회의 구성 및 운영, 그 밖에 필요한 사항은 대통령령(의료법 시행령 제30조~제31조의5)으로 정함

영 **제30조 (의료기관인증위원회의 구성)** 법 제58조의2제1항에 따른 의료기관인증위원회("인증위원회")의 위원은 다음 각 호의 구분에 따라 보건복지부장관이 임명하거나 위촉한다.

1. 법 제28조에 따른 의료인 단체 및 법 제52조에 따른 의료기관단체에서 추천하는 사람 5명
2. 노동계, 시민단체(「비영리민간단체지원법」 제2조에 따른 비영리민간단체), 소비자단체(「소비자기본법」 제29조에 따른 소비자단체를 말한다)에서 추천하는 사람 5명
3. 보건의료에 관한 학식과 경험이 풍부한 사람 3명
4. 보건복지부 소속 3급 이상 공무원 또는 고위공무원단에 속하는 공무원 1명

영 **제31조 (위원의 임기)** ① 제30조제1호부터 제3호까지의 위원의 임기는 2년으로 한다.
② 위원의 사임 등으로 새로 위촉된 위원의 임기는 전임 위원 임기의 남은 기간으로 한다.

영 **제31조의2 (인증위원회 위원의 해임 및 해촉)** 보건복지부장관은 인증위원회 위원이 다음 각 호의 어느 하나에 해당하는 경우에는 해당 위원을 해임하거나 해촉할 수 있다.

1. 심신장애로 인하여 직무를 수행할 수 없게 된 경우
2. 직무와 관련된 비위사실이 있는 경우
3. 직무태만, 품위손상, 그 밖의 사유로 인하여 위원으로 적합하지 아니하다고 인정되는 경우
4. 위원 스스로 직무를 수행하는 것이 곤란하다고 의사를 밝히는 경우

[본조신설 2016.9.29.]

영 **제31조의3 (인증위원회의 운영)**

1. 위원장 : 인증위원회를 대표하고 인증위원회의 업무를 총괄
2. 회의(의장) : 재적위원 3분의 1 이상의 요구가 있는 때 또는 위원장이 필요하다고 인정하는 때에 소집(위원장)
3. 개의 및 의결 : 재적위원 과반수의 출석으로 개의(開議)하고 출석위원 과반수의 찬성으로 의결
4. 직무대행 : 위원장이 부득이한 사유로 직무를 수행할 수 없을 때에는 위원장이 미리 지명한 위원이 그 직무를 대행

영 제31조의4 (간사)

1. 간사의 임무 : 인증위원회의 사무 처리
2. 간사의 지명자 및 자격 : 보건복지부장관, 보건복지부 소속 공무원 중 1명 지명

영 제31조의5 (수당 등) 인증위원회의 회의에 출석한 공무원이 아닌 위원에게는 예산의 범위에서 수당 및 여비를 지급할 수 있다.

법 제58조의3 (의료기관 인증기준 및 방법 등)

1) **의료기관 인증기준 내용 :**
   1. 환자의 권리와 안전
   2. 의료기관의 의료서비스 질 향상 활동
   3. 의료서비스의 제공과정 및 성과
   4. 의료기관의 조직·인력관리 및 운영
   5. 환자 만족도

2) **인증기준 충족 여부 평가자 :** 보건복지부장관, 평가한 결과와 인증등급을 지체없이 해당 의료기관의 장에게 통보

3) **인증등급 구분 :** 인증, 조건부인증 및 불인증

4) **인증의 유효기간 :** 4년(조건부인증의 경우 유효기간 1년)

법 제58조의4 (의료기관 인증의 신청)

1) **의료기관 인증 신청 :** 보건복지부장관

2) 요양병원(의료재활시설로서 의료기관 : 정신병원, 장기입원 시설은 제외)의 장은 보건복지부령(의료법 시행규칙 제64조)으로 정하는 바에 따라 보건복지부장관에게 인증신청

3) 인증전담기관은 보건복지부장관의 승인을 받아 의료기관 인증을 신청한 의료기관의 장으로부터 인증에 소요되는 비용 징수

법 제58조의5 (이의신청)

1) 의료기관의 장은 평가결과 또는 인증등급에 관한 이의신청 : 보건복지부장관

2) **이의신청 기간 :** 평가결과 또는 인증등급을 통보받은 날부터 30일 이내(다만, 책임질

수 없는 사유로 그 기간을 지킬 수 없었던 경우에는 그 사유가 없어진 날부터 기산)

3) 이의신청의 방법 및 처리 결과의 통보 등에 필요한 사항은 보건복지부령(의료법 시행규칙 제64조의4)으로 정함

규칙 제64조의4 (이의신청의 방법 및 처리 결과 통보)

1) 의료기관의 장은 통보받은 평가결과 및 인증등급에 대하여 이의가 있는 경우에는 그 통보받은 날부터 30일 내에 이의신청의 내용 및 사유가 포함된 이의신청서에 주장하는 사실을 증명할 수 있는 서류를 첨부하여 인증전담기관의 장에게 제출
2) 인증전담기관의 장은 이의신청을 받은 경우 그 이의신청 내용을 조사한 후 처리 결과를 이의신청을 받은 날부터 30일 내에 해당 의료기관의 장에게 통보

법 제58조의6 (인증서와 인증마크)

1) 보건복지부장관은 인증을 받은 의료기관에 인증서를 교부하고 인증을 나타내는 표시("인증마크")를 제작하여 인증을 받은 의료기관이 사용하도록 함
2) 누구든지 인증을 받지 아니하고 인증서나 인증마크를 제작·사용하거나 그 밖의 방법으로 인증을 사칭하여서는 아니 됨

법 제58조의7 (인증의 공표 및 활용)

1) 보건복지부장관은 인증을 받은 의료기관에 관하여 인증기준, 인증 유효기간 및 평가한 결과 등 보건복지부령으로 정하는 사항을 인터넷 홈페이지 등에 공표
2) 보건복지부장관은 평가 결과와 인증등급을 활용하여 의료기관에 대하여 행정적·재정적 지원 등 필요한 조치 내용 :
   1. 상급종합병원 지정
   2. 전문병원 지정
   3. 그 밖에 다른 법률에서 정하거나 보건복지부장관이 필요하다고 인정한 사항
3) 공표 등에 필요한 사항은 보건복지부령(의료법 시행규칙 제64조의7)으로 정함

규칙 제64조의7 (의료기관 인증의 공표) 인터넷 홈페이지 등에 공표해야 할 내용 : 인증전담기관의 장

1. 해당 의료기관의 명칭, 종별, 진료과목 등 일반현황
2. 인증등급 및 인증의 유효기간

3. 인증기준에 따른 평가결과
4. 그 밖에 의료의 질과 환자 안전의 수준을 높이기 위하여 보건복지부장관이 정하는 사항

법 제58조의8 (자료의 제공요청)

1) 인증과 관련하여 필요한 경우 자료의 제공 및 협조 요청자 : 보건복지부장관
2) 지료의 제공 요청 대상자 : 관계 행정기관, 의료기관, 그 밖의 공공단체 등, 정당한 사유가 없는 한 요청에 따라야 함

법 제58조의9 (의료기관 인증의 취소)

1) 의료기관 인증 또는 조건부인증 취소 : 보건복지부장관
   1. 거짓이나 그 밖의 부정한 방법으로 인증 또는 조건부인증을 받은 경우 : 반드시 취소
   2. 의료기관 개설 허가가 취소되거나 폐쇄명령을 받은 경우(의료법 64조제1항) : 반드시 취소

법 제64조 (개설 허가 취소 등) ① 보건복지부장관 또는 시장·군수·구청장은 의료기관이 다음 각 호의 어느 하나에 해당하면 그 의료업을 1년의 범위에서 정지시키거나 개설 허가의 취소 또는 의료기관 폐쇄를 명할 수 있다. 다만, 제8호에 해당하는 경우에는 의료기관 개설 허가의 취소 또는 의료기관 폐쇄를 명하여야 하며, 의료기관 폐쇄는 제33조제3항과 제35조제1항 본문에 따라 신고한 의료기관에만 명할 수 있다. 〈개정 2016.12.20., 2018.8.14.〉

1. 개설 신고나 개설 허가를 한 날부터 3개월 이내에 정당한 사유 없이 업무를 시작하지 아니한 때
2. 의료인이나 의료기관 종사자가 무자격자에게 의료행위를 하게 하거나 의료인에게 면허 사항 외의 의료행위를 하게 한 때
3. 제61조에 따른 관계 공무원의 직무 수행을 기피 또는 방해하거나 제59조 또는 제63조에 따른 명령을 위반한 때
4. 제33조제2항제3호부터 제5호까지의 규정에 따른 의료법인·비영리법인, 준정부기관·지방의료원 또는 한국보훈복지의료공단의 설립허가가 취소되거나 해산된 때

4의2. 제33조제2항을 위반하여 의료기관을 개설한 때

5. 제33조제5항·제9항·제10항, 제40조 또는 제56조를 위반한 때
6. 제63조에 따른 시정명령(제4조제5항 위반에 따른 시정명령을 제외한다)을 이행하지 아니한 때
7. 「약사법」 제24조제2항을 위반하여 담합행위를 한 때
8. 의료기관 개설자가 거짓으로 진료비를 청구하여 금고 이상의 형을 선고받고 그 형이 확정된 때
9. 제36조에 따른 준수사항을 위반하여 사람의 생명 또는 신체에 중대한 위해를 발생하게 한 때

3. 의료기관의 종별 변경 등 인증 또는 조건부인증의 전제나 근거가 되는 중대한 사실이 변경된 경우

2) 거짓이나 그 밖의 부정한 방법으로 인증 또는 조건부인증을 받은 경우에 따라 인증이 취소된 의료기관은 인증 또는 조건부인증이 취소된 날부터 1년 이내에 인증 신청을 할 수 없음

법 제59조 (지도와 명령)

1) **지도와 명령자** : 보건복지부장관 또는 시・도지사
2) **지도와 명령 내용** : 보건의료정책을 위하여 필요하거나 국민보건에 중대한 위해(危害)가 발생하거나 발생할 우려가 있을 때
3) **지도와 명령 대상자** : 의료기관이나 의료인
4) **업무개시 명령** : 보건복지부장관, 시・도지사 또는 시장・군수・구청장은 의료인이 정당한 사유 없이 진료를 중단하거나 의료기관 개설자가 집단으로 휴업하거나 폐업하여 환자 진료에 막대한 지장을 초래하거나 초래할 우려가 있다고 인정할 만한 상당한 이유가 있을 때
5) 의료인과 의료기관 개설자는 정당한 사유 없이 업무개시 명령을 거부할 수 없음

법 제62조 (의료기관 회계기준)

1) 의료기관 개설자는 의료기관 회계를 투명하게 하도록 노력
2) 보건복지부령(의료기관 회계기준 규칙 제2조)으로 정하는 일정 규모 이상의 종합병원 개설자는 회계를 투명하게 하기 위하여 의료기관 회계기준 지켜야 함

의료기관 회계기준 규칙 제2조 (의료기관 회계기준의 준수대상)

1) 의료기관 회계기준을 준수하여야 하는 의료기관의 개설자는 100병상 이상의 종합병원("병원")의 개설자를 말함
2) 병상 수는 해당 병원의 직전 회계연도의 종료일을 기준으로 산정
3) 의료기관 회계기준은 보건복지부령(의료기관 회계기준 규칙 참조)으로 정함

> **의료기관 회계기준 규칙**
>
> [시행 2015.12.31.] [보건복지부령 제384호, 2015.12.31., 일부개정]
>
> **제1조(목적)** 이 규칙은 「의료법」 제62조에 따라 의료기관의 개설자가 준수하여야 하는 의료기관 회계기준을 정함으로써 의료기관 회계의 투명성을 확보함을 목적으로 한다.
> **제2조(의료기관 회계기준의 준수대상)** ① 「의료법」 제62조제2항에 따라 의료기관 회계기준을 준수하여야 하는 의료기관의 개설자는 100병상 이상의 종합병원(이하 "병원"이라 한다)의 개설자를 말한다.

② 제1항에 따른 병상 수는 해당 병원의 직전 회계연도의 종료일을 기준으로 산정한다.

제3조(회계의 구분) ① 병원의 개설자인 법인(이하 "법인"이라 한다)의 회계와 병원의 회계는 이를 구분하여야 한다.

② 법인이 2 이상의 병원을 설치·운영하는 경우에는 각 병원마다 회계를 구분하여야 한다.

제4조(재무제표) ① 병원의 재무상태와 운영성과를 나타내기 위하여 작성하여야 하는 재무제표는 다음 각 호와 같다. 〈개정 2015.12.31〉

1. 재무상태표
2. 손익계산서
3. 기본금변동계산서(병원의 개설자가 개인인 경우를 제외한다)
4. 현금흐름표

② 제1항의 규정에 의한 재무제표의 세부작성방법은 보건복지부장관이 정하여 고시한다.

제5조(회계연도) 병원의 회계연도는 정부의 회계연도에 따른다. 다만, 「사립학교법」에 따라 설립된 학교법인이 개설자인 병원의 회계연도는 동법 제30조의 규정에 의한 사립학교의 학년도에 따른다.

제6조(계정과목의 표시) 제4조의 규정에 의한 재무제표는 이 규칙에서 정한 계정과목을 사용하여야 한다. 다만, 계정과목을 정하지 아니한 것은 그 성질이나 금액이 유사한 계정과목으로 통합하여 사용하거나 그 내용을 나타낼 수 있는 적절한 계정과목을 신설하여 사용할 수 있다.

제7조(재무상태표) ① 재무상태표는 재무상태표 작성일 현재의 자산·부채 및 자본에 관한 항목을 객관적인 자료에 따라 작성하여야 한다. 〈개정 2015.12.31〉

② 제1항에 따른 재무상태표는 별지 제1호서식에 따른다. 〈개정 2015.12.31〉

[제목개정 2015.12.31.]

제8조(손익계산서) ① 손익계산서는 회계기간에 속하는 모든 수익과 이에 대응하는 모든 비용을 객관적인 자료에 따라 작성하여야 한다.

② 제1항의 규정에 의한 손익계산서는 별지 제2호서식에 의한다.

제9조(기본금변동계산서) ① 기본금변동계산서는 기본금과 이익잉여금의 변동 및 수정에 관한 사항을 객관적인 자료에 따라 작성하여야 한다.

② 제1항의 규정에 의한 기본금변동계산서는 별지 제3호서식에 의한다.

제10조(현금흐름표) ① 현금흐름표는 당해 회계기간에 속하는 현금의 유입과 유출내용을 객관적인 자료에 따라 작성하여야 한다. 다만, 병원의 개설자가 「사립학교법」에 따라 설립된 학교법인 또는 「지방공기업법」에 따라 설립된 지방공사인 경우에는 자금수지계산서로 이를 갈음할 수 있다.

② 제1항의 규정에 의한 현금흐름표는 별지 제4호서식에 의한다.

제11조(결산서의 제출 및 공시) ① 병원의 장은 매 회계연도 종료일부터 3월 이내에 다음 각 호의 서류를 첨부한 결산서를 보건복지부장관에게 제출하여야 한다. 〈개정 2015.12.31〉

1. 재무상태표와 그 부속명세서
2. 손익계산서와 그 부속명세서
3. 기본금변동계산서(병원의 개설자가 개인인 경우를 제외한다)
4. 현금흐름표

② 법인은 제1항제1호 및 제2호에 따른 병원의 재무상태표와 손익계산서를 보건복지부장관이 정하는 인터넷 사이트에 공시하여야 한다. 〈신설 2015.12.31〉

[제목개정 2015.12.31.]

제12조(규제의 재검토) 보건복지부장관은 제11조에 따른 결산서의 내용에 대하여 2015년 1월 1일을 기준으로 매 2년이 되는 시점(매 2년이 되는 해의 1월 1일 전까지를 말한다)마다 그 타당성을 검토하여 개선 등의 조치를 하여야 한다.

[본조신설 2015.1.5.]

제65조 (면허 취소와 재교부)

1) 의료인에 대한 면허 취소 사유 : 보건복지부장관 〈개정 2016.5.29.〉
   1. 결격사유의 어느 하나에 해당하게 된 경우(반드시 취소)
   2. 자격 정지 처분 기간 중에 의료행위를 하거나 3회 이상 자격 정지 처분을 받은 경우
   3. 면허 조건을 이행하지 아니한 경우
   4. 면허증을 빌려준 경우
   5. 삭제 〈2016.12.20.〉
   6. 사람의 생명 또는 신체에 중대한 위해를 발생하게 한 경우

2) 보건복지부장관은 면허가 취소된 자라도 취소의 원인이 된 사유가 없어지거나 개전(改悛)의 정이 뚜렷하다고 인정되면 면허를 재교부할 수 있고 다만, 면허 조건을 이행하지 아니하여 면허가 취소된 경우에는 취소된 날부터 1년 이내, 자격 정지 처분 기간 중에 의료행위를 하거나 3회 이상 자격 정지 처분을 받거나 또는 면허증을 빌려 줘서 면허가 취소된 경우에는 취소된 날부터 2년 이내, 사람의 생명 또는 신체에 중대한 위해를 발생하게 하거나 또는 금고 이상의 형을 선고받고 그 형의 집행이 종료되지 아니하였거나 집행을 받지 아니하기로 확정되지 아니한 사유로 면허가 취소된 경우에는 취소된 날부터 3년 이내에는 재교부하지 못함 〈개정 2016.12.20.〉

법 제66조 (자격정지 등)

1) 자격정지 내용 : 보건복지부장관, 1년의 범위 〈개정 2016.12.20.〉
   1. 의료인의 품위를 심하게 손상시키는 행위를 한 때
   2. 의료기관 개설자가 될 수 없는 자에게 고용되어 의료행위를 한 때

   2의2. 제4조제6항(일회용 의료용품 한 번 사용한 후 다시 사용 금지)을 위반한 때
   3. 진단서・검안서 또는 증명서를 거짓으로 작성하여 내주거나 진료기록부등을 거짓으로 작성하거나 고의로 사실과 다르게 추가기재・수정한 때
   4. 제20조(태아 성감별 행위 등 금지)를 위반한 경우
   5. 의료인이 아닌 자로 하여금 의료행위를 하게 한 때
   6. 의료기사가 아닌 자에게 의료기사의 업무를 하게 하거나 의료기사에게 그 업무 범위를 벗어나게 한 때
   7. 관련 서류를 위조・변조하거나 속임수 등 부정한 방법으로 진료비를 거짓 청구한 때
   8. 경제적 이익등을 제공받은 때

2) 의료인의 품위를 심하게 손상시키는 행위의 범위는 대통령령(의료법 시행령 제32조)으

로 정함

영 제32조 (의료인의 품위 손상 행위의 범위)

1) 의료인의 품위 손상 행위의 범위 :

1. 학문적으로 인정되지 아니하는 진료행위(조산 업무와 간호 업무 포함)
2. 비도덕적 진료행위
3. 거짓 또는 과대 광고행위

3의2. 방송, 신문・인터넷신문 또는 정기간행물의 매체에서 다음 각 목의 건강・의학정보(의학, 치의학, 한의학, 조산학 및 간호학의 정보)에 대하여 거짓 또는 과장하여 제공하는 행위

가. 식품에 대한 건강・의학정보

나. 건강기능식품에 대한 건강・의학정보

다. 의약품, 한약, 한약제제 또는 의약외품에 대한 건강・의학정보

라. 의료기기에 대한 건강・의학정보

마. 화장품, 기능성화장품 또는 유기농화장품에 대한 건강・의학정보

4. 불필요한 검사・투약(投藥)・수술 등 지나친 진료행위를 하거나 부당하게 많은 진료비를 요구하는 행위
5. 전공의(專攻醫)의 선발 등 직무와 관련하여 부당하게 금품을 수수하는 행위
6. 다른 의료기관을 이용하려는 환자를 영리를 목적으로 자신이 종사하거나 개설한 의료기관으로 유인하거나 유인하게 하는 행위
7. 자신이 처방전을 발급하여 준 환자를 영리를 목적으로 특정 약국에 유치하기 위하여 약국개설자나 약국에 종사하는 자와 담합하는 행위

3) 의료기관은 그 의료기관 개설자가 관련 서류를 위조・변조하거나 속임수 등 부정한 방법으로 진료비를 거짓 청구하여 자격정지 처분을 받은 경우에는 그 자격정지 기간 중 의료업을 할 수 없음

4) 보건복지부장관은 의료인이 의료법 제25조(신고)에 따른 신고를 하지 아니한 때에는 신고할 때까지 면허의 효력을 정지

법 제25조 (신고) ① 의료인은 대통령령으로 정하는 바에 따라 최초로 면허를 받은 후부터 3년마다 그 실태와 취업상황 등을 보건복지부장관에게 신고하여야 한다.

② 보건복지부장관은 제30조제3항의 보수교육을 이수하지 아니한 의료인에 대하여 제1항에 따른 신고를 반려할 수 있다.

③ 보건복지부장관은 제1항에 따른 신고 수리 업무를 대통령령으로 정하는 바에 따라 관련 단체 등

에 위탁할 수 있다.

---

5) 의료기관 개설자가 될 수 없는 자에게 고용되어 의료행위를 한 때를 위반한 의료인이 자진하여 그 사실을 신고한 경우에는 보건복지부령(의료관계 행정처분 규칙 별표 참조)으로 정하는 바에 따라 그 처분을 감경하거나 면제
6) 자격정지처분은 그 사유가 발생한 날부터 5년(의료인이 아닌 자로 하여금 의료행위를 하게 한 때·관련 서류를 위조·변조하거나 속임수 등 부정한 방법으로 진료비를 거짓 청구한 때에 따른 자격정지처분의 경우에는 7년)이 지나면 하지 못하며 다만, 그 사유에 대하여 공소가 제기(검사가 제기하여 수행)된 경우에는 공소가 제기된 날부터 해당 사건의 재판이 확정된 날까지의 기간은 시효 기간에 산입하지 아니 함 〈신설 2016.5.29.〉

제8장 보 칙

법 제81조 (의료유사업자)

1) **의료유사업자** : 접골사(接骨士), 침사(鍼士), 구사(灸士)는 각 해당 시술소에서 시술(施術)을 업(業)으로 함
2) 의료유사업자의 시술행위, 시술업무의 한계 및 시술소의 기준 등에 관한 사항은 보건복지부령(간호조무사 및 의료유사업자에 관한 규칙 제2조)으로 정함

◎ 간호조무사 및 의료유사업자에 관한 규칙 제2조 (간호조무사 등의 업무 한계)

1) 접골사 : 뼈가 부러지거나[골절] 관절이 삐거나 겹질린 환자의 환부(患部)를 조정(調整)하고 회복시키는 응급처치 등 접골 시술행위(施術行爲)를 하는 것
2) 침사 : 환자의 경혈(經穴)에 침 시술행위를 하는 것
3) 구사 : 환자의 경혈에 구(灸 : 뜸질) 시술행위를 하는 것
4) 접골사, 침사, 구사("의료유사업자")는 환자에 대하여 외과수술을 하거나 약품을 투여하여서는 아니 됨

제9장 벌 칙

법 제87조 (벌칙)

1) 5년 이하의 징역이나 5천만원 이하의 벌금 〈개정 2016.12.20.〉

1. 의료인은 발급받은 면허증을 다른 사람에게 빌려주어서는 아니되는 것을 위반하여 면허증을 빌려준 사람
2. 누구든지 의료기관의 의료용 시설・기재・약품, 그 밖의 기물 등을 파괴・손상하거나 의료기관을 점거하여 진료를 방해하여서는 아니 되며, 이를 교사하거나 방조하여서는 아니 됨 및 누구든지 의료행위가 이루어지는 장소에서 의료행위를 행하는 의료인, 간호조무사 및 의료기사 또는 의료행위를 받는 사람을 폭행・협박하여서는 아니 됨(피해자의 명시한 의사에 반하여 공소를 제기할 수 없음), 누구든지 정당한 사유 없이 전자처방전에 저장된 개인정보를 탐지하거나 누출・변조 또는 훼손하여서는 아니 됨, 진료기록전송지원시스템의 구축 운영을 위탁받은 전문기관의 준수사항(진료기록전송지원시스템이 보유한 정보의 누출, 변조, 훼손 등을 방지하기 위하여 접근 권한자의 지정, 방화벽의 설치, 암호화 소프트웨어의 활용, 접속기록 보관 등 대통령령으로 정하는 바에 따라 안전성 확보에 필요한 기술적・관리적 조치를 할 것, 진료기록전송지원시스템 운영 업무를 다른 기관에 재위탁하지 아니할 것, 진료기록전송지원시스템이 보유한 정보를 제3자에게 임의로 제공하거나 유출하지 아니할 것)・누구든지 정당한 사유 없이 진료기록전송지원시스템에 저장된 정보를 누출・변조 또는 훼손하여서는 아니 됨, 누구든지 정당한 사유 없이 전자의무기록에 저장된 개인정보를 탐지하거나 누출・변조 또는 훼손하여서는 아니 됨, 의료인이 아니면 누구든지 의료행위를 할 수 없으며 의료인도 면허된 것 이외의 의료행위를 할 수 없음, 의료기관을 개설할 수 없는 자가 의료기관을 개설한 경우・의료인은 어떠한 명목으로도 둘 이상의 의료기관을 개설・운영할 수 없음(안마사에 대하여에서 준용하는 경우를 포함)・의료기관을 개설・운영하는 의료법인등은 다른 자에게 그 법인의 명의를 빌려주어서는 아니 됨을 위반한 자

법 제88조 (벌칙)

1) 3년 이하의 징역이나 3천만원 이하의 벌금

1. 정보누설금지, 의료인, 의료기관의 장 및 의료기관 종사자는 환자가 아닌 다른 사람에게 환자에 관한 기록을 열람하게 하거나 그 사본을 내주는 등 내용을 확인할 수

있게 하여서는 아니 됨(고소), 의료인은 진료기록부등을 거짓으로 작성하거나 고의로 사실과 다르게 추가기재·수정하여서는 아니 됨(고소), 본인부담금을 면제하거나 할인하는 행위, 금품 등을 제공하거나 불특정 다수인에게 교통편의를 제공하는 행위 등 영리를 목적으로 환자를 의료기관이나 의료인에게 소개·알선·유인하는 행위 및 이를 사주하는 행위를 하여서는 아니 됨·보험회사, 상호회사, 보험설계사, 보험대리점 또는 보험중개사는 외국인환자를 유치하기 위한 행위를 하여서는 아니 됨, 종합병원·병원·치과병원·한방병원 또는 요양병원을 개설하려면 보건복지부령으로 정하는 바에 따라 시·도지사의 허가를 받아야 하고 이 경우 시·도지사는 개설하려는 의료기관이 제36조에 따른 시설기준에 맞지 아니하는 경우에는 개설허가를 할 수 없음, 부속 의료기관으로 병원급 의료기관을 개설하려면 그 개설 장소를 관할하는 시·도지사의 허가를 받아야 함, 의료기관의 개설자나 관리자는 제2항에 따른 품질관리검사에서 부적합하다고 판정받은 특수의료장비를 사용하여서는 아니 됨, 의료인과 의료기관 개설자는 정당한 사유 없이 제2항의 명령을 거부할 수 없음, 개설 허가를 취소당하거나 폐쇄 명령을 받은 자는 그 취소된 날이나 폐쇄 명령을 받은 날부터 6개월 이내에, 의료업 정지처분을 받은 자는 그 업무 정지 기간 중에 각각 의료기관을 개설·운영하지 못함(안마사에서 준용하는 경우를 포함), 의료지도원 및 그 밖의 공무원은 직무를 통하여 알게 된 의료기관, 의료인, 환자의 비밀을 누설하지 못함(고소)을 위반한 자

2. 부당한 경제적 이익등의 취득 금지를 위반한 자. 이 경우 취득한 경제적 이익등은 몰수하고, 몰수할 수 없을 때에는 그 가액을 추징
3. 안마사의 자격인정을 받지 아니하고 영리를 목적으로 안마를 한 자

[전문개정 2016.12.20.]

법 제88조의2 (벌칙)

1) 2년 이하의 징역이나 2천만원 이하의 벌금 〈개정 2016.12.20.〉
   1. 태아 성 감별 행위 등 금지

법 제89조 (벌칙)

1) 1년 이하의 징역이나 1천만원 이하의 벌금
   1. 의료인 또는 의료기관 개설자는 진료나 조산 요청을 받으면 정당한 사유 없이 거부하지 못함, 의료업에 종사하고 직접 진찰하거나 검안한 의사, 치과의사, 한의사가

아니면 진단서・검안서・증명서 또는 처방전을 작성하여 환자 또는 검시를 하는 지방검찰청검사에게 교부하거나 발송하지 못함・의료업에 종사하고 직접 조산한 의사・한의사 또는 조산사가 아니면 출생・사망 또는 사산 증명서를 내주지 못함, 인증을 받지 아니한 자는 인증의 표시 또는 이와 유사한 표시를 하여서는 아니 됨, 의료법인 및 비영리법인이 의료기관을 개설하려면 법인의 정관에 개설하고자 하는 의료기관의 소재지를 기재하여 대통령령으로 정하는 바에 따라 정관의 변경허가를 얻어야 함, 누구든지 인증을 받지 아니하고 인증서나 인증마크를 제작・사용하거나 그 밖의 방법으로 인증을 사칭하여서는 아니 됨을 위반한 자

2. 정당한 사유 없이 의료기관 개설자는 의료업을 폐업 또는 휴업하는 경우 보건복지부령으로 정하는 바에 따라 해당 의료기관에 입원 중인 환자를 다른 의료기관으로 옮길 수 있도록 하는 등 환자의 권익을 보호하기 위한 조치를 하여야 함에 따른 권익보호조치를 하지 아니한 자

[시행일 : 2018.9.28.]

법 제90조 (벌칙)

1) 500만원 이하의 벌금

1. 의료기관에서 나오는 세탁물은 의료인・의료기관 또는 특별자치시장・특별자치도지사・시장・군수・구청장(자치구의 구청장)에게 신고한 자가 아니면 처리할 수 없음・세탁물을 처리하는 자는 보건복지부령으로 정하는 바에 따라 위생적으로 보관・운반・처리하여야 함, 의사・치과의사 또는 한의사는 자신이 진찰하거나 검안한 자에 대한 진단서・검안서 또는 증명서 교부를 요구받은 때에는 정당한 사유 없이 거부하지 못함・의사・한의사 또는 조산사는 자신이 조산(助産)한 것에 대한 출생・사망 또는 사산 증명서 교부를 요구받은 때에는 정당한 사유 없이 거부하지 못함, 처방전을 발행한 의사 또는 치과의사(처방전을 발행한 한의사를 포함한다)는 처방전에 따라 의약품을 조제하는 약사 또는 한약사가 문의한 때 즉시 이에 응하여야 함, 환자가 의료인, 의료기관의 장 및 의료기관 종사자에게 본인에 관한 기록의 열람 또는 그 사본의 발급 등 내용의 확인을 요청했을 경우 의료인, 의료기관의 장 및 의료기관 종사자는 정당한 사유가 없으면 이를 거부하여서는 아니 됨, 의료인 또는 의료기관의 장은 다른 의료인 또는 의료기관의 장으로부터 제22조 또는 제23조에 따른 진료기록의 내용 확인이나 진료기록의 사본 및 환자의 진료경과에 대한 소견 등을 송부 또는 전송할 것을 요청받은 경우 해당 환자나 환자 보호자의 동의를 받아 그 요청에 응하여야 함・의료인 또는 의료기관의 장이 응급환자를 다른 의

료기관에 이송하는 경우에는 지체 없이 내원 당시 작성된 진료기록의 사본 등을 이송하여야 함, 의료인은 각각 진료기록부, 조산기록부, 간호기록부, 그 밖의 진료에 관한 기록(진료기록부등)을 갖추어 두고 환자의 주된 증상, 진단 및 치료 내용 등 보건복지부령으로 정하는 의료행위에 관한 사항과 의견을 상세히 기록하고 서명하여야 함・의료인이나 의료기관 개설자는 진료기록부등(전자의무기록 포함)을 보건복지부령으로 정하는 바에 따라 보존하여야 함, 의료인이나 의료기관 개설자는 전자의무기록에 추가기재・수정을 한 경우 접속기록을 별도로 보관, 변사체 신고, 의료인이 아니면 의사・치과의사・한의사・조산사 또는 간호사 명칭이나 이와 비슷한 명칭을 사용하지 못함, 의료인은 의료기관을 개설하지 아니하고는 의료업을 할 수 없음・의원・치과의원・한의원 또는 조산원을 개설하려는 자는 보건복지부령으로 정하는 바에 따라 시장・군수・구청장에게 신고하여야 함・종합병원・병원・치과병원・한방병원 또는 요양병원을 개설하려면 보건복지부령으로 정하는 바에 따라 시・도지사의 허가를 받아야 함, 의료기관을 개설하는 자 외의 자가 부속의료기관을 개설하려면 그 개설 장소를 관할하는 시장・군수・구청장에게 신고하여야 함, 각종 병원에는 응급환자와 입원환자의 진료 등에 필요한 당직의료인을 두어야 함, 의료기관의 종류에 따르는 명칭 외의 명칭을 사용하지 못함, 의료법인이 재산을 처분하거나 정관을 변경하려면 시・도지사의 허가를 받아야 함・의료법인이 아니면 의료법인이나 이와 비슷한 명칭을 사용할 수 없음, 전문의 자격을 인정받은 자가 아니면 전문과목을 표시하지 못한다. 다만, 보건복지부장관은 의료체계를 효율적으로 운영하기 위하여 전문의 자격을 인정받은 치과의사와 한의사에 대하여 종합병원・치과병원・한방병원 중 보건복지부령으로 정하는 의료기관에 한하여 전문과목을 표시하도록 할 수 있음을 위반한 자나 시정명령 등을 위반한 자와 의료기관 개설자가 될 수 없는 자에게 고용되어 의료행위를 한 자 〈개정 2016.12.20., 2018.3.27.〉

[시행일 : 2018.9.28.]

법 제92조 (과태료)

1) 300만원 이하의 과태료 〈개정 2016.12.20.〉

1. 의료기관의 개설자와 의료기관세탁물처리업자는 세탁물의 처리업무에 종사하는 사람에게 감염예방에 관한 교육을 실시하지 아니한 자

1의2. 의사・치과의사 또는 한의사는 수술등을 하는 경우 환자나 법정대리인에게 설명하고 서면(전자문서 포함)으로 동의를 받아야 함을 위반하여 환자에게 설명을 하지 아니하거나 서면 동의를 받지 아니한 자

1의3. 수술등의 동의를 받은 사항 중 수술등의 방법 및 내용, 수술등에 참여한 주된 의사, 치과의사 또는 한의사가 변경된 경우에는 변경 사유와 내용을 환자에게 서면으로 알려야 함을 위반하여 환자에게 변경 사유와 내용을 서면으로 알리지 아니한 자
2. 진단용 방사선 발생장치를 설치·운영하려는 의료기관은 보건복지부령으로 정하는 바에 따라 시장·군수·구청장에게 신고하여야 하며 보건복지부령으로 정하는 안전관리기준에 맞도록 설치·운영하여야 함에 따른 신고를 하지 아니하고 진단용 방사선 발생장치를 설치·운영한 자
3. 의료기관 개설자나 관리자는 진단용 방사선 발생장치를 설치한 경우에는 보건복지부령으로 정하는 바에 따라 안전관리책임자를 선임하고, 정기적으로 검사와 측정을 받아야 하며, 방사선 관계 종사자에 대한 피폭관리(被曝管理)를 하여야 함에 따른 안전관리책임자를 선임하지 아니하거나 정기검사와 측정 또는 방사선 관계 종사자에 대한 피폭관리를 실시하지 아니한 자
4. 부대사업을 하려는 의료법인은 보건복지부령으로 정하는 바에 따라 미리 의료기관의 소재지를 관할하는 시·도지사에게 신고하여야 함을 위반하여 신고하지 아니한 자

2) **200만원 이하의 과태료** 〈개정 2016.12.20.〉

1. 보건복지부장관이 환자나 환자 보호자의 동의에 관한 자료 등 진료기록전송지원시스템의 구축·운영에 필요한 자료의 제출을 요구하고 제출받은 목적의 범위에서 보유·이용할 수 있음을 위반하여 자료를 제출하지 아니하거나 거짓 자료를 제출한 자
2. 보건복지부장관은 비급여진료비용등의 현황에 대한 조사·분석을 위하여 의료기관의 장에게 관련 자료의 제출을 명할 수 있음을 위반하여 자료를 제출하지 아니하거나 거짓으로 제출한 자
3. 보건복지부장관 또는 시장·군수·구청장은 의료법인, 의료기관 또는 의료인에게 필요한 사항을 보고하도록 명할 수 있고, 관계 공무원을 시켜 그 업무 상황, 시설 또는 진료기록부·조산기록부·간호기록부 등 관계 서류를 검사하게 하거나 관계인에게서 진술을 들어 사실을 확인받게 할 수 있음에 따른 보고를 하지 아니하거나 검사를 거부·방해 또는 기피한 자

3) **100만원 이하의 과태료** 〈개정 2016.5.29.〉

1. 의료기관의 개설자와 의료기관세탁물처리업자는 세탁물의 처리업무에 종사하는 사람에게 감염예방에 관한 교육을 실시하고 그 결과를 기록하고 유지하여야 함에 따

른 기록 및 유지를 하지 아니한 자

1의2. 세탁물처리업자가 신고사항을 변경하거나 그 영업의 휴업(1개월 이상의 휴업)・폐업 또는 재개업을 하려는 경우에는 특별자치시장・특별자치도지사・시장・군수・구청장에게 신고하여야 함에 따른 변경이나 휴업・폐업 또는 재개업을 신고하지 아니한 자

2. 의료기관이 개설 장소를 이전하거나 개설에 관한 신고 또는 허가사항 중 보건복지부령으로 정하는 중요사항을 변경하려는 때에도 의원・치과의원・한의원 또는 조산원을 개설한 자는 시장・군수・구청장에게 신고하여야 함 또는 종합병원・병원・치과병원・한방병원 또는 요양병원을 개설한 자는 시・도지사의 허가를 받아야 함에 따른 변경신고를 하지 아니한 자

3. 의료기관 개설자는 의료업을 폐업하거나 1개월 이상 휴업(입원환자가 있는 경우에는 1개월 미만의 휴업도 포함한다)하려면 보건복지부령으로 정하는 바에 따라 관할 시장・군수・구청장에게 신고하여야 함에 따른 휴업 또는 폐업 신고를 하지 아니하거나 의료기관 개설자는 폐업 또는 휴업 신고를 할 때 기록・보존하고 있는 진료기록부등을 관할 보건소장에게 넘겨야 함을 위반하여 진료기록부등을 이관(移管)하지 아니한 자

4. 의료기관이 아니면 의료기관의 명칭이나 이와 비슷한 명칭을 사용하지 못함을 위반하여 의료기관의 명칭 또는 이와 비슷한 명칭을 사용한 자

5. 추가로 설치한 진료과목을 포함한 의료기관의 진료과목은 보건복지부령으로 정하는 바에 따라 표시하여야 함에 따른 진료과목 표시를 위반한 자

6. 의료기관의 장은 환자의 권리 등 보건복지부령으로 정하는 사항을 환자가 쉽게 볼 수 있도록 의료기관 내에 게시하여야 함에 따라 환자의 권리 등을 게시하지 아니한 자

7. 한림원이 아닌 자는 대한민국의학한림원 또는 이와 유사한 명칭을 사용하지 못함을 위반하여 대한민국의학한림원 또는 이와 유사한 명칭을 사용한 자

8. 의료기관의 장은 환자와 보호자가 의료행위를 하는 사람의 신분을 알 수 있도록 의료인, 학생, 간호조무사 및 의료기사에게 의료기관 내에서 대통령령으로 정하는 바에 따라 명찰을 달도록 지시・감독하여야 함을 위반하여 그 위반행위에 대하여 내려진 시정명령을 따르지 아니한 사람

4) 과태료는 대통령령(의료법 시행령 별표 2) 정하는 바에 따라 보건복지부장관 또는 시장・군수・구청장이 부과・징수

의료법 문제

[문 1] 한의사가 새로 개발, 제작된 의료기기 등을 사용하였다면 이것에 대한 해석으로 가장 알맞는 것은?

① 의사의 의료행위에 해당한다.
② 치과의사의 의료행위에 해당한다.
③ 한의사의 의료행위에 해당한다.
④ 의사의 면허된 것 이외의 의료행위에 해당한다.
⑤ 한의사의 면허된 것 이외의 의료행위에 해당한다.

해설 법 제2조

[문 2] 다음 설명 중 맞는 것은?

① 종합병원에는 당직의료인을 꼭 두어야 한다.
② 의원에서 접수담당직원이 원장의 지시가 있는 경우 주사를 놓아도 된다.
③ 의원에 당직의료인을 두어야 한다.
④ 치과병원에 당직의료인을 두어야 한다.
⑤ 한의원에서 간호조무사양성학원 원생이 지도교수 등의 지도・감독을 받아도 주사행위를 할 수 없다.

해설 법 제3조

[문 3] 의료기관 명칭 사용시 고유명칭이 '서울'이고 종별표시가 '병원'일 때 고유명칭으로 사용할 수 있는 것으로 가장 알맞은 것은?

① 크리닉 ② 병원 ③ 전문병원 ④ 의원 ⑤ 종합

해설 법 제3조

정답 1. ③ 2. ⑤ 3. ①

[문 4] 의료기관에 대한 설명으로 옳은 것은?

① 의사가 진료를 행하는 곳
② 의사·치과의사·한의사가 불특정 다수인을 위해 진료행위를 하는 곳
③ 의사·치과의사·한의사가 의료 및 의료를 행하는 곳
④ 의료인이 공중을 위해 의료업을 하는 곳
⑤ 의사·치과의사·한의사·조산사·간호사가 고용된 곳

해설 법 제3조

[문 5] 의료기관은 모두 몇 종류인가?

① 5종 ② 7종 ③ 9종 ④ 10종 ⑤ 11종

해설 법 제3조

[문 6] 의료기관에 속하지 않는 것은?

① 요양병원 ② 조산원 ③ 보건소 ④ 치과병원 ⑤ 한의원

해설 법 제3조

[문 7] 요양병원에서 의료의 업무를 할 수 있는 의료인으로 맞는 것은?

가. 의사 나. 치과의사 다. 한의사 라. 조산사

① 가, 나, 다 ② 가, 다 ③ 나, 라 ④ 라 ⑤ 가, 나, 다, 라

해설 법 제3조

[문 8] 병원 등에 대한 설명으로 가장 알맞은 것은?

① 병원·치과병원·조산원 및 한방병원을 병원 등이라 한다.
② 병원 및 요양병원의 경우 30개 이하의 병상을 갖추어야 한다.
③ 요양병원 및 한방병원의 경우 30개 이하의 요양병상을 갖추어야 한다.
④ 치과병원 및 한방병원은 30개 이상의 병상을 갖추어야 한다.
⑤ 조산원 및 요양병원 등은 30개 이상의 병상을 갖추어야 한다.

해설 법 제3조의2

정답 4. ④ 5. ③ 6. ③ 7. ② 8. ④

[문 9] 30개 이상의 병상을 갖추어야 하는 병원 등의 종류에 해당하는 것은?

가. 병원	나. 치과병원	다. 한방병원	라. 요양병원

① 가, 나, 다 ② 가, 다 ③ 나, 라 ④ 라 ⑤ 가, 나, 다, 라

해설 법 제3조의2

[문 10] 다음 중 요양병원에서 갖추어야 할 병상 수로 옳은 것은?

① 10병상 이상 ② 20병상 이상 ③ 30병상 이상 ④ 50병상 이상 ⑤ 제한없음

해설 법 제3조의2

[문 11] 요양병원에 대한 설명 중 맞는 것은?

① 의사가 의료를 행하는 곳으로 요양입원환자 30인 이상을 수용할 수 있는 시설을 갖춘 의료기관이다.
② 설치된 진료과마다 필요한 전문의를 갖추어야 한다.
③ 내과, 일반외과, 임상병리과, 치과는 반드시 설치해야 하는 진료과목이다.
④ 의료법상 특별히 요구되는 시설은 없고 진료에 지장이 없을 정도의 시설이면 된다.
⑤ 설치된 진료과목마다 전문의가 필요하지만 부득이 없을 경우에는 지도의사로 대치해도 된다.

해설 법 제3조의2

[문 12] 병원 등에 속하지 않는 것은?

① 종합병원 ② 병원 ③ 치과병원 ④ 한방병원 ⑤ 요양병원

해설 법 제3조의2

[문 13] 입원환자의 병상수의 제한이 없는 경우는?

① 300병상 이상 종합병원 ② 병원 ③ 치과병원 ④ 요양병원 ⑤ 한방병원

해설 법 제3조의2

정답 9. ⑤ 10. ③ 11. ① 12. ① 13. ③

[문 14] 종합병원에 대한 설명 중 맞는 것은?

① 설치된 모든 진료과마다 전속하는 전문의가 있어야 한다.
② 입원환자 100인 이상의 수용시설을 갖춰야 한다.
③ 300병상 이하인 경우 내과, 진단검사의학과, 소아청소년과, 정신건강의학과는 반드시 설치해야 한다.
④ 임상병리과, 해부병리과, 영상의학과는 반드시 설치해야 한다.
⑤ 의사 및 치과의사가 의료를 행하는 곳으로 치과 및 정신과를 포함하여 반드시 9개 이상의 진료과목을 설치해야 한다.

해설 법 제3조, 제3조의3

[문 15] 300병상 초과하는 종합병원에 반드시 설치해야 하는 진료과목으로 맞는 것은?

가. 영상의학과　나. 산부인과　다. 마취통증의학과　라. 치과

① 가, 나, 다　② 가, 다　③ 나, 라　④ 라　⑤ 가, 나, 다, 라

해설 법 제3조의3

[문 16] 300병상 이상의 종합병원의 필수진료과목에 전속하는 전문의의 인증기준으로 맞는 설명은?

① 주 5일, 주 30시간 이상 근무　② 주 4일, 주 32시간 이상 근무
③ 주 5일, 주 32시간 이상 근무　④ 주 4일, 주 30시간 이상 근무
⑤ 주 5일, 주 40시간 이상 근무

해설 법 제3조의3

[문 17] 종합병원에 대한 설명이다. 옳은 것은?

가. 300병상을 기준으로 설치해야 할 진료과목의 수가 다르다.
나. 설치·운영하는 진료과목 중에서도 비전속 전문의를 둘 수 있다.
다. 300병상 초과일 경우는 치과와 정신건강의학과를 반드시 설치해야 한다.
라. 내과, 외과, 소아청소년과, 산부인과는 기본 진료과목이므로 병상 수와 상관없이 모든 종합병원에서는 반드시 설치해야 한다.

정답 14. ② 15. ⑤ 16. ② 17. ①

① 가, 나, 다　② 가, 다　③ 나, 라　④ 라　⑤ 가, 나, 다, 라

해설 법 제3조의3

[문 18] 100병상 이상 300병상 이하인 종합병원의 최소 진료과목은?

① 5개　② 7개　③ 9개　④ 10개　⑤ 제한없음

해설 법 제3조의3

[문 19] 중증질환에 대하여 난이도가 높은 의료행위를 전문적으로 하는 병원급 중에서 지정하는 기관인 것은?

① 종합병원　② 요양병원　③ 전문병원　④ 상급종합병원　⑤ 상급전문병원

해설 법 제3조의4

[문 20] 중증질환에 대하여 난이도가 높은 의료행위를 전문적으로 하는 의료기관을 지정·재지정·취소할 수 있는 사람은?

① 대통령　② 대통령 비서실장　③ 보건복지부장관
④ 시·도지사　⑤ 시장·군수·구청장

해설 법 제3조의4

[문 21] 상급종합병원의 지정 요건에 관하여 알맞은 것은?

가. 20개 이상의 진료과목을 갖추어야 함
나. 전문의 수련기관이어야 함
다. 보건복지부장관이 정하는 인력·시설·장비 등을 갖추어야 함
라. 질병군별 환자구성 비율이 보건복지부령으로 정하는 기준에 해당해야 함

① 가, 나, 다　② 가, 다　③ 나, 라　④ 라　⑤ 가, 나, 다, 라

해설 법 제3조의4

[문 22] 상급종합병원에 대한 일부 내용 중 괄호안에 들어갈 내용이 순서대로 알맞은 것은?

(　　)은 상급종합병원으로 지정받은 종합병원에 대하여 (　　)마다 평가를 실시

정답 18. ② 19. ④ 20. ③ 21. ⑤ 22. ②

① 대통령, 2년 ② 보건복지부장관, 3년 ③ 건강보험공단 이사장, 2년
④ 보거복지부장관, 2년 ⑤ 대통령, 3년

해설 법 제3조의4

[문 23] 상급종합병원의 지정에 대한 내용 중에서 맞는 것은?

① 보건복지부장관은 지정시 예정일 1년 전에 지정계획을 공고
② 종합병원의 장은 상급종합병원 지정계획 공고일부터 15일 이내에 보건복지부장관에게 제출
③ 보건복지부장관은 상급종합병원 지정신청서를 제출한 종합병원에 대하여 지정 기준의 충족 여부에 대한 평가를 실시
④ 종합병원의 장은 평가와 상대평가 내용의 사실 여부를 확인하기 위하여 현지조사를 실시
⑤ 상급종합병원 평가 실시후 결과를 상급종합병원에 통보

해설 법 제3조의4, 상급종합병원의 지정 및 평가 등에 관한 규칙 제3조

[문 24] 상급종합병원의 지정 취소사항이 아닌 것은?

① 필수진료과목을 포함하여 20개 이상의 진료과목을 갖추고 각 진료과목마다 전속하는 전문의 1명 이상인 경우
② 거짓이나 그 밖의 부정한 방법으로 지정을 받은 경우
③ 상급종합병원 지정을 받은 자가 상급종합병원의 지정 취소를 희망하여 상급종합병원 지정서를 반납한 경우
④ 재평가 시 지정 기준을 충족하지 못하는 경우
⑤ 지정 기준을 충족하지 못하여 6개월 이내의 기간을 정하여 시정을 명하였음에도 불구하고 이를 시정하지 아니한 경우

해설 법 제3조의4, 상급종합병원의 지정 및 평가 등에 관한 규칙 제5조

[문 25] 상급종합병원의 평가업무 위탁을 하는 기관으로 알맞은 것은?

가. 국민건강보험공단 나. 한국보건산업진흥원 다. 보건사회연구원 라. 건강보험심사평가원

① 가, 나, 다 ② 가, 다 ③ 나, 라 ④ 라 ⑤ 가, 나, 다, 라

정답 23. ③ 24. ① 25. ③

해설 법 제3조의4, 상급종합병원의 지정 및 평가 등에 관한 규칙 제6조

[문 26] 특정 진료과목이나 특정 질환 등에 대하여 난이도가 높은 의료행위를 하는 병원급 중에서 지정하는 기관인 것은?

① 종합병원 ② 요양병원 ③ 전문병원 ④ 상급종합병원 ⑤ 상급전문병원

해설 법 제3조의5

[문 27] 특정 진료과목이나 특정 질환 등에 대하여 난이도가 높은 의료행위를 하는 의료기관을 지정・재지정・취소할 수 있는 사람은?

① 대통령 ② 대통령 비서실장 ③ 보건복지부장관
④ 시・도지사 ⑤ 시장・군수・구청장

해설 법 제3조의5

[문 28] 전문병원으로 지정받은 의료기관에 대한 평가의 주기는?

① 1년 마다 ② 2년 마다 ③ 3년 마다 ④ 5년 마다 ⑤ 10년 마다

해설 법 제3조의5

[문 29] 전문병원으로 지정될 수 있는 의료기관에 대한 설명으로 가장 알맞은 것은?

① 100병상 미만 종합병원
② 중증질환에 대하여 난이도가 높은 의료행위를 전문적으로 하는 의료기관
③ 보건복지부장관이 병원급 중에서 지정
④ 의료인이 의료업 하는 곳 중 특정 질환에 대한 난이도가 높은 의료행위를 하는 의료기관
⑤ 병원급 의료기관 중에서 특정 진료과목이나 특정 질환 등에 대하여 난이도가 높은 의료행위를 하는 병원

해설 법 제3조의5

[문 30] 전문병원 지정 기준에 해당되지 않는 의료기관은?

① 종합병원 ② 요양병원 ③ 병원 ④ 치과병원 ⑤ 한방병원

정답 26. ③ 27. ③ 28. ③ 29. ⑤ 30. ④

해설 법 제3조의5, 전문병원의 지정 및 평가 등에 관한 규칙 제2조

[문 31] 전문병원 지정에 관한 설명 중 가장 맞는 것은?

① 보건복지부장관은 지정 기준에 대한 평가와 상대평가 내용의 사실 여부를 확인하기 위하여 현지조사를 실시

② 보건복지부장관은 전문병원을 지정하려는 경우에는 예정일 6개월 전에 지정계획을 공고

③ 의료기관의 장은 전문병원 지정신청서에 전문병원 지정계획 공고일부터 30일 이내에 보건복지부장관에게 제출

④ 보건복지부장관이 정하여 고시하는 질병에 속하는 외래환자의 비율이 해당 의료기관이 진료한 전체 외래환자의 100분의 17 이하

⑤ 레지던트의 수련병원인 경우 지정

해설 법 제3조의5, 전문병원의 지정 및 평가 등에 관한 규칙 제3조

[문 32] 전문병원 지정을 취소하는 경우가 아닌 것은?

① 의료기관의 장은 지정이 취소된 경우 전문병원 지정서를 즉시 보건복지부장관에게 반납

② 거짓이나 그 밖의 부정한 방법으로 지정을 받은 경우

③ 상급종합병원 지정을 받은 자가 상급종합병원의 지정 취소를 희망하여 상급종합병원 지정서를 반납한 경우

④ 재평가 시 지정 기준을 충족하지 못하는 경우

⑤ 지정 기준을 충족하지 못하여 6개월 이내의 기간을 정하여 시정을 명하였음에도 불구하고 이를 시정하지 아니한 경우

해설 법 제3조의5, 전문병원의 지정 및 평가 등에 관한 규칙 제6조

[문 33] 전문병원의 평가업무를 위탁하는 기관인 것은?

① 국민건강보험공단 ② 한국보건산업진흥원 ③ 국립의료원
④ 건강보험심사평가원 ⑤ 보건사회연구원

해설 법 제3조의5, 전문병원의 지정 및 평가 등에 관한 규칙 제7조

정답 31. ① 32. ⑤ 33. ④

[문 34] 의료인의 의무가 아닌 것은?

① 한의사는 치과의사의 명의로 의료기관 개설 못함
② 일회용 주사기는 2번 이상 사용 못함
③ 간호사는 면허증을 다른 사람에게 빌려 주지 못함
④ 한 번 사용한 채혈기는 2번 사용 못함
⑤ 간호사는 조산사의 명의로 조산원 개설 못함

해설 법 제4조

[문 35] 의료인의 면허증은 누구로부터 받는가?

① 대통령　② 보건의료인국가시험원장　③ 보건복지부장관
④ 교육부장관　⑤ 각 중앙회장

해설 법 제5~7조

[문 36] 의료인의 결격사유가 아닌 것은?

① 정신질환자　② 피성년후견인　③ 대마 중독자
④ 피한정후견인　⑤ 금고형을 선고 받고 형의 집행이 종료된 자

해설 법 제8조

[문 37] 의료인의 면허 조건과 등록의 내용으로 맞는 것은?

① 보건의료 시책에 필요하다고 의료기관의 장이 인정하면 됨
② 면허 조건의 기간은 3년 이상
③ 의료인의 면허에 관한 사항을 등록대장에 모두 순서대로 작성・비치
④ 의사 면허증이 헐어 못쓰게 된 경우 면허증과 재발급 신청서 제출
⑤ 취소된 치과의사의 면허증 재발급시 시・도지사에게 제출

해설 법 제11조

[문 38] 의료인의 권리가 아닌 것은?

① 의료인의 의료행위에 대해 간섭하지 못함
② 의료행위를 받는 사람을 폭행・협박하여서는 아니 됨

정답 34. ④　35. ③　36. ④　37. ④　38. ③

③ 응급환자의 상태가 위급한 경우 처치를 못함
④ 의료 업무에 필요한 기구·약품, 그 밖의 재료는 압류하지 못함
⑤ 의료행위에 필요한 기구·약품, 그 밖의 시설 및 재료를 우선적으로 공급받음

해설 법 제12~15조

[문 39] 다음의 설명 중 틀린 것은?

① 정당한 사유 없이 전자처방전에 저장된 개인정보를 탐지하거나 누출·변조 또는 훼손하여서는 아니 됨
② 의료인은 환자가 아닌 다른 사람에게 환자의 기록의 내용 확인을 할 수 있게 하면 안 됨
③ 환자가 본인의 의무기록 사본 발급 요청 시 의료기관 종사자는 사본 발급을 못 함
④ 치과의사는 진단서·검안서·증명서 또는 처방전을 작성함
⑤ 한의사는 직접 의약품을 조제하여 환자에게 주는 경우 약제의 용기에 환자 이름, 용법 및 용량, 의료기관의 명칭, 조제 연월일을 적어야 함

해설 법 제17~19조, 21조

[문 40] 의료법에 의하여 의료인이 반드시 비치·기록·서명·보존하여야 하는 기록부로 명기되어진 것은?

가. 처치기록부	나. 조산기록부	다. 검사기록부	라. 간호기록부

① 가, 나, 다　② 가, 다　③ 나, 라　④ 라　⑤ 가, 나, 다, 라

해설 법 제22조

[문 41] 의료법에 제시되어진 진료기록부 등에 대한 내용이다. 옳은 것은?

① 진료기록부는 대통령령이 정하는 바에 의하여 이를 보존한다.
② 전자의무기록부는 대통령령이 정하는 바에 의하여 이를 보존한다.
③ 진료기록부에는 의료인이 행한 의료행위에 관한 사항과 소견을 기록한다.
④ 진료기록부의 기록은 간단명료하게 하며 너무 자세하게는 기록하지 않는다.
⑤ 진료기록부는 의료사고에 대비하여 본인의 실명서명은 하지 않는다.

정답 39. ③　40. ③　41. ③

해설 법 제22조

[문 42] 진료기록부 등에 대한 내용으로 맞는 설명은?

① 의료인이 비치하여야 할 기록부의 종류로는 진료기록부, 간호기록부, 투약기록부 등이 있다.
② 진료기록부는 대통령령이 정하는 바에 의하여 이를 보존한다.
③ 진료기록부에는 의료인이 행한 의료행위에 관한 사항과 소견을 기록한다.
④ 진료기록부의 기록은 간단명료하게 하며 너무 자세하게는 기록하지 않는다.
⑤ 진료기록부는 의료사고에 대비하여 본인의 실명서명을 하지 않는다.

해설 법 제22조

[문 43] 허리 통증으로 동네에 있는 정형외과 의원을 6년 전부터 다녔는데 과거 의무기록을 발급받으려는데 의원에서 발급이 가능한 기록은 무엇인가?

① 처방전 ② 방사선 사진 ③ 진료기록부
④ 간호기록 ⑤ 검사소견서

해설 법 제22조, 규칙 제15조

[문 44] 의료인 등이 보존하여야 하는 진료기록부 등이 아닌 것은?

① 전자의무기록 ② 추가 기재된 진료기록부
③ 추가기재 전의 처치기록부 원본 ④ 수정된 간호기록부
⑤ 추가기재 전 원본 조산기록부

해설 법 제22조

[문 45] 의료기관에서 진료기록부에 기록하지 않아도 될 사항은?

① 환자의 인적사항 ② 진료비 ③ 주된 증상
④ 진료 일시 ⑤ 진단명 또는 진단결과

해설 시행규칙 제14조

정답 42. ③ 43. ③ 44. ③ 45. ②

[문 46] 다음 진료기록부 중에서 기록보존이 10년인 것은?

가. 간호기록부　　나. 진료기록부　　다. 조산기록부　　라. 수술기록부

① 가, 나, 다　② 가, 다　③ 나, 라　④ 라　⑤ 가, 나, 다, 라

해설 시행규칙 제15조

[문 47] 다음 진료기록부 중에서 기록보존이 5년인 것은?

가. 간호기록부　　나. 방사선 사진　　다. 조산기록부　　라. 진단서등 부본

① 가, 나, 다　② 가, 다　③ 나, 라　④ 라　⑤ 가, 나, 다, 라

해설 시행규칙 제15조

[문 48] 다음 진료기록부 중에서 기록보존이 3년인 것은?

가. 환자명부　　나. 검사소견기록　　다. 진료기록부　　라. 진단서등 부본

① 가, 나, 다　② 가, 다　③ 나, 라　④ 라　⑤ 가, 나, 다, 라

해설 시행규칙 제15조

[문 49] 진료기록의 보존 기간이 짧은 순서부터 배열된 것은?

① 수술기록 – 환자명부 – 처방전
② 진단서 – 수술기록 – 조산기록부
③ 검사소견기록 – 처방전 – 진료기록부
④ 수술기록 – 처방전 – 환자명부
⑤ 처방전 – 사망진단서 – 간호기록부

해설 시행규칙 제15조

[문 50] 진료기록 보존에 관한 내용으로 틀린 것은?

① 의료기관의 개설자가 진료기록 보존
② 진단서·사망진단서 및 시체검안서 등을 따로 구분하여 보존
③ 필름 기록을 보존할 때 촬영 날짜와 의료기관의 명칭과 개설자의 서명
④ 계속적인 진료를 위하여 필요한 경우 1회에 한정하여 연장하여 보존

정답 46. ③ 47. ① 48. ④ 49. ⑤ 50. ③

⑤ 환자명부, 검사소견기록, 간호기록부의 기록은 5년 보존

해설 시행규칙 제15조

[문 51] 전자의무기록에 대한 내용으로 틀린 것은?

① 의료인은 진료기록부 등을 전자서명이 기재된 전자문서로 작성·보관한다.
② 의료기관 개설자는 전자의무기록을 안전하게 관리·보존한다.
③ 의료기관 개설자는 전자의무기록을 필요한 시설과 장비를 갖추어야 한다.
④ 보건복지부는 전자의무기록을 안전하게 관리·보존하도록 실태를 보고하게 한다.
⑤ 누구든지 정당한 사유 없이 전자의무기록에 저장된 개인정보를 탐지하거나 누출·변조 또는 훼손하여서는 아니 된다.

해설 법 제23조

[문 52] 자동차 사고로 의식이 없는 환자를 응급구조대가 심폐소생술을 하면서 대학병원 응급실에 입원시켰고 응급실에서도 심폐소생술을 계속하였으나 사망한 경우 어떻게 해야 하는가?

① 응급실 전문의가 병원장에게 알린다.
② 응급구조사가 병원장에게 신고한다.
③ 응급실 간호사가 응급실 전문의에게 신고한다.
④ 응급실 전문의가 경찰서에 알린다.
⑤ 응급구조사가 경찰서에 신고한다.

해설 법 제26조

[문 53] 의료인이 전자의무기록 관리·보존에 필요해 갖추어야 할 장비에 해당하는 것은?

> 가. 전자서명을 검증할 수 있는 장비　　나. 온라인 백업저장장비
> 다. 전자의무기록 변경 여부를 확인할 수 있는 장비
> 라. 네트워크에 연결 안 된 백업저장장비

① 가, 나, 다　② 가, 다　③ 나, 라　④ 라　⑤ 가, 나, 다, 라

해설 시행규칙 제16조

정답 51. ④ 52. ④ 53. ①

[문 54] 다음 중 설명이 틀린 것은?

① 중앙회는 법인으로 한다.
② 지부는 중앙회의 설립등기를 끝낸 날부터 2주 이내에 설치한다.
③ 지부는 시・도에 설치, 분회는 시・군・구에 설치한다.
④ 중앙회의 정관을 변경하려면 보건복지부장관의 허가를 받아야 한다.
⑤ 외국에 두는 의사회 지부는 정관 허가받은 날부터 10주 이내에 설치한다.

해설 법 제28~29조, 시행령 제15조

[문 55] 의료인의 보수교육관 관련된 내용으로 맞는 것은?

① 매년, 연간 8시간 이상
② 매월, 연간 2시간 이상
③ 매년, 연간 9시간 이상
④ 매월, 연간 4시간 이상
⑤ 매년, 연간 10시간 이상

해설 시행규칙 제20조

[문 56] 보수교육의 면제대상이 아닌 의료인은?

① 전공의
② 의과대학・치과대학・한의과대학・간호대학의 대학원 재학생
③ 보건복지부장관이 보수교육을 받을 필요가 없다고 인정하는 사람
④ 면허증을 발급받은 신규 면허취득자
⑤ 6개월 이상 환자진료 업무에 종사하지 않는 사람

해설 시행규칙 제20조

[문 57] 의료기관에 대한 설명으로 틀린 것은?

① 의료인은 의료기관을 개설하지 아니하고는 의료업을 할 수 없다.
② 의료인은 의료기관을 개설할 수 있다.
③ 병원급을 개설하려는 자는 시・도지사의 허가를 받아야 한다.
④ 조산사는 조산원만을 개설할 수 있다.
⑤ 의료인은 의료기관 내에서 의료업을 하여야 한다.

해설 법 제33조

정답 54. ② 55. ① 56. ⑤ 57. ②

[문 58] 요양병원을 개설할 수 있는 경우로 나열된 것은?

① 한의사, 조산사 ② 간호사, 조산사 ③ 의사, 한의사
④ 의사, 치과의사 ⑤ 한의사, 간호사

해설 법 제33조

[문 59] 의료기관을 개설할 수 없는 경우는?

① 학교법인 ② 사회복지법인 ③ 의료법인 ④ 영리법인 ⑤ 조산사

해설 법 제33조

[문 60] 한방병원 또는 요양병원을 개설하려면 누구한테 무엇을 받아야 하는가?

① 대통령, 신고 ② 보건복지부장관, 신고 ③ 보건복지부장관, 허가
④ 시・도지사, 신고 ⑤ 시・도지사, 허가

해설 법 제33조

[문 61] 시장・군수・구청장에게 신고하는 경우는?

가. 한의원	나. 조산원	다. 치과의원	라. 요양병원

① 가, 나, 다 ② 가, 다 ③ 나, 라 ④ 라 ⑤ 가, 나, 다, 라

해설 법 제33조

[문 62] 한의사가 개설할 수 있는 의료기관은?

가. 조산원	나. 한방병원	다. 의원	라. 요양병원

① 가, 나, 다 ② 가, 다 ③ 나, 라 ④ 라 ⑤ 가, 나, 다, 라

해설 법 제33조

[문 63] 의료기관 내에서 의료업을 하지 않아도 되는 경우가 아닌 것은?

① 응급환자를 진료
② 환자 보호자의 요청에 따라 진료

정답 58. ③ 59. ④ 60. ⑤ 61. ① 62. ③ 63. ④

③ 지방자치단체의 장이 공익상 필요하다고 인정하여 요청
④ 병동 간호사가 가정간호를 실시하는 경우
⑤ 현장에서 진료를 하여야 하는 부득이한 사유

해설 법 제33조, 시행규칙 제24조

[문 64] 의료인 이외에 의료기관을 개설할 수 있는 경우는?

가. 지방자치단체 나. 의료법인 다. 지방의료원 라. 한국보훈복지의료공단

① 가, 나, 다 ② 가, 다 ③ 나, 라 ④ 라 ⑤ 가, 나, 다, 라

해설 법 제33조

[문 65] 의사가 종합병원을 개설할 수 없는 경우는?

가. 약국 시설 안에 개설한 경우
나. 약국과 전용 복도·계단·승강기가 설치되어 있는 경우
다. 약국과 구름다리 등의 통로가 설치되어 있는 경우
라. 약국의 시설이나 부지 일부를 분할하여 개설한 경우

① 가, 나, 다 ② 가, 다 ③ 나, 라 ④ 라 ⑤ 가, 나, 다, 라

해설 법 제33조

[문 66] 의료인은 반드시 의료기관내에서만 의료업을 행하여야 하지만 예외적으로 의료기관이 아닌 곳에서 의료업을 행할 수 있는 경우에 해당하는 것은?

가. 응급환자를 진료하는 경우
나. 환자의 요청에 의하여 진료하는 경우
다. 국가 또는 지방자치단체의 장이 공익상 필요하고 인정하여 요청하는 경우
라. 가정간호를 실시하는 경우

① 가, 나, 다 ② 가, 다 ③ 나, 라 ④ 라 ⑤ 가, 나, 다, 라

해설 법 제33조

정답 64. ⑤ 65. ⑤ 66. ⑤

[문 67] 원격의료를 할 수 있는 의료인은?

가. 의사	나. 치과의사	다. 한의사	라. 간호사

① 가, 나, 다 ② 가, 다 ③ 나, 라 ④ 라 ⑤ 가, 나, 다, 라

해설 법 제34조

[문 68] 원격의료시 갖추어야 할 시설과 장비가 아닌 것은?

① 원격진료실 ② 데이터 백업 장비 ③ 서버
④ 정보통신망 ⑤ 화상 송/수신 단말기

해설 시행규칙 제29조

[문 69] 의료기관의 개설 특례에 대한 설명으로 맞는 것은?

가. 의료인이 2개 이상의 의료기관을 다른 지역에 개설할 경우에 적용된다.
나. 소속직원과 그 가족의 건강관리를 위하여 부속의료기관을 개설할 경우에 적용된다.
다. 부속의료기관이 종합병원일 경우에는 보건복지장관의 허가를 받아야 한다.
라. 의료기관의 개설특례에 의하여 의원급을 개설하고자 할 경우에는 관할 시장・군수・구청장에게 신고하여야 한다.

① 가, 나, 다 ② 가, 다 ③ 나, 라 ④ 라 ⑤ 가, 나, 다, 라

해설 법 제35조

[문 70] 의료기관을 개설 특례에 의하여 개설하려고 할 때 개설하는 의료기관이 요양병원일 경우에는 어떻게 해야 하는가?

① 보건복지부장관의 허가를 받아야 한다.
② 보건복지부장관에게 신고하면 된다.
③ 관할 시・도지사의 허가를 받아야 한다.
④ 관할 시・도지사에게 신고하면 된다.
⑤ 시장・군수・구청장에게 신고하여야 한다.

해설 법 제35조

정답 67. ① 68. ② 69. ③ 70. ③

[문 71] 의료기관의 개설 특례에 해당하는 경우는?

① 국가가 개설한 의료기관

② 지방자치단체가 개설한 의료기관

③ 의료법인으로 설립한 의료기관

④ 소속직원, 종업원, 그 가족의 건강관리를 위하여 개설한 부속의료기관

⑤ 민법 또는 특별법에 의하여 설립된 비영리법인이 개설한 의료기관

해설 법 제35조

[문 72] 의료기관 중 의원급에서의 수용인원은 몇 명이 기준인가?

① 30인 이상 ② 30인 이하 ③ 10인 이상 ④ 20인 이상 ⑤ 29인 이하

해설 법 제36조, 시행규칙 제34조 별표 3

[문 73] 의료기관의 시설기준으로 임상검사실과 방사선장치를 반드시 설치하여야 하는 의료기관은?

① 한방병원 ② 치과병원 ③ 치과의원 ④ 한의원 ⑤ 요양병원

해설 시행규칙 제34조 별표 3

[문 74] 의료기관의 시설기준으로 의무기록실을 설치하여야 하는 의료기관은?

가. 치과병원 나. 요양병원 다. 한방병원 라. 종합병원

① 가, 나, 다 ② 가, 다 ③ 나, 라 ④ 라 ⑤ 가, 나, 다, 라

해설 시행규칙 제34조 별표 3

[문 75] 의료기관이 공통으로 사용할 수 있는 시설은?

가. 적출물소각시설 나. 응급실 다. 의무기록실 라. 물리치료실

① 가, 나, 다 ② 가, 다 ③ 나, 라 ④ 라 ⑤ 가, 나, 다, 라

해설 시행규칙 제34조 별표 3

정답 71. ④ 72. ⑤ 73. ② 74. ⑤ 75. ②

[문 76] 편의를 위해 장례식장을 설치할 수 있는 의료기관은?

가. 종합병원　　나. 병원　　다. 한방병원　　라. 치과병원

① 가, 나, 다　② 가, 다　③ 나, 라　④ 라　⑤ 가, 나, 다, 라

해설 시행규칙 제34조 별표 3

[문 77] 요양병원의 입원 대상인 경우는?

가. 노인성 질환자　　나. 치매환자　　다. 만성질환자　　라. 전염성 질환자

① 가, 나, 다　② 가, 다　③ 나, 라　④ 라　⑤ 가, 나, 다, 라

해설 시행규칙 제36조

[문 78] 요양병원에 대한 설명으로 틀린 것은?

① 입원환자 30명 이상을 수용할 수 있는 입원실 갖춘다.
② 응급실, 임상검사실, 방사선장치를 반드시 갖춘다.
③ 정신질환자는 요양병원의 입원 대상에서 모두 제외한다.
④ 요양병원 개설자는 환자 후송 등에 관하여 다른 의료기관과 협약을 맺는다.
⑤ 의료기관에서 요양병원으로 입원 대상자 이송과 동시에 진료기록 사본 등을 송부한다.

해설 시행규칙 제34조, 제36조

[문 79] 모든 의료기관에 반드시 갖추어야 하는 시설은?

가. 입원실　　나. 중환자실　　다. 자가발전실　　라. 소독시설

① 가, 나, 다　② 가, 다　③ 나, 라　④ 라　⑤ 가, 나, 다, 라

해설 시행규칙 제34조 별표 3

[문 80] 의무기록사를 두어야 하는 의료기관은?

① 종합병원　② 요양병원　③ 병원　④ 한방병원　⑤ 치과병원

해설 시행규칙 제38조

정답 76. ① 77. ② 78. ② 79. ④ 80. ①

[문 81] 의사는 연평균 1일 입원환자 몇 명당 1인이 있어야 하나?

① 10인 ② 20인 ③ 30인 ④ 40인 ⑤ 50인

해설 시행규칙 제38조 별표 5

[문 82] 요양병원의 의사 수는 연평균 1일 입원환자 몇 명당 1인인가?

① 10인 ② 20인 ③ 30인 ④ 40인 ⑤ 50인

해설 시행규칙 제38조 별표 5

[문 83] 의료인 정원에 대하여 틀린 내용인 것은?

① 치과의사의 정원은 연평균 1일 입원환자 20인에 대하여 1인이다.
② 약사의 정원은 연평균 조제건수 80 이상 160건까지 1인을 둔다.
③ 입원실을 갖춘 병원급 이상에는 1인 이상의 영양사를 두어야 한다.
④ 의료기사는 보건복지부장관이 정하는 바에 따라 진료과목별로 필요한 수를 둔다.
⑤ 간호조무사는 필요한 간호사 정원의 2/3까지 대치할 수 있다.

해설 시행규칙 제38조 별표 5

[문 84] 요양병원의 한의사 정원은?

① 연평균 1일 입원환자 10명마다 1명 ② 연평균 1일 입원환자 20명마다 1명
③ 연평균 1일 입원환자 30명마다 1명 ④ 연평균 1일 입원환자 40명마다 1명
⑤ 연평균 1일 입원환자 50명마다 1명

해설 시행규칙 제38조 별표 5

[문 85] 요양병원의 연평균 1일 입원환자가 200명일 때 의사의 정원은?

① 5명 ② 10명 ③ 15명 ④ 20명 ⑤ 제한없음

해설 시행규칙 제38조 별표 5

[문 86] 의료기관별 간호사의 정원에 대한 설명이 틀린 것은?

① 종합병원은 연평균 1일 입원환자를 2.5명으로 나눈 수
② 한방병원은 연평균 1일 입원환자를 5명으로 나눈 수

정답 81. ② 82. ④ 83. ⑤ 84. ④ 85. ① 86. ③

③ 한의원은 연평균 1일 입원환자를 2.5명으로 나눈 수
④ 요양병원은 연평균 1일 입원환자 6명마다 1명
⑤ 의원은 연평균 1일 입원환자를 2.5명으로 나눈 수

해설 시행규칙 제38조 별표 5

[문 87] 의료기관 중 의사의 정원에 대한 설명으로 틀린 것은?

① 종합병원은 연평균 1일 입원환자를 20명으로 나눈 수
② 한방병원은 연평균 1일 입원환자를 20명으로 나눈 수
③ 병원은 연평균 1일 입원환자를 20명으로 나눈 수
④ 요양병원은 연평균 1일 입원환자 40명마다 1명
⑤ 의원은 연평균 1일 입원환자를 20명으로 나눈 수

해설 시행규칙 제38조 별표 5

[문 88] 의료기관의 개설자가 의료업을 휴업하고자 할 경우에는 어떻게 해야 하나?

① 보건복지부령에 따라 관할 시장・군수・구청장에게 신고한다.
② 1개월 내에 시・도지사 또는 시장・군수・구청장에게 신고한다.
③ 보건복지부령에 따라 시・도지사 또는 시장・군수・구청장에게 허가를 받아야 한다.
④ 1개월 내에 시・도지사 또는 시장・군수・구청장에게 허가를 받아야 한다.
⑤ 15일 이내에 관할 보건소장을 거쳐 시장・군수・구청장에게 신고한다.

해설 법 제40조

[문 89] 의료인이 의료기관을 폐업하고자 할 때는 어떻게 해야 하나?

① 관할 시장・군수・구청장에게 신고한다.
② 관할 시・도지사 또는 시장・군수・구청장에게 허가를 받아야 한다.
③ 7일 이내에 관할 시・도지사를 거쳐 보건복지부장관에게 신고한다.
④ 7일 이내에 관할 시・도지사를 거쳐 보건복지부장관에게 허가를 받아야 한다.
⑤ 1개월 이내에 관할 보건소장을 거쳐 보건복지부장관에게 신고한다.

해설 시행규칙 제30조

정답 87. ② 88. ① 89. ①

[문 90] 의료기관을 휴업하고자 할 때 어느 기간 이상인 때에 신고해야 하나?

① 1주 이상 ② 1개월 이상 ③ 3개월 이상
④ 6개월 이상 ⑤ 1년 이상

해설 법 제40조

[문 91] 의료기관이 폐업할 때 진료에 관한 기록에 대한 설명이 맞는 것은?

① 휴업 신고를 할 때 기록・보존하고 있는 진료기록부등을 시장・군수・구청장에게 이관한다.
② 의료기관 개설자가 보건복지부령으로 정하는 바에 따라 진료기록부등의 보관계획서를 제출하여 시・도지사의 허가를 받은 경우에는 직접 보관할 수 있다.
③ 폐업 신고를 할 때 기록・보존하고 있는 진료기록부등을 시・도지사에게 이관한다.
④ 의료기관 개설자가 보건복지부령으로 정하는 바에 따라 진료기록부등의 보관계획서를 제출하여 시장・군수・구청장의 신고를 한 경우에는 직접 보관할 수 있다.
⑤ 의료기관 개설자가 진료기록부등을 직접 보관하려면 폐업 또는 휴업 예정일 전까지 관할 보건소장의 허가를 받아야 한다.

해설 시행규칙 제30조

[문 92] 치과의원 원장이 치과의원을 부득이한 사유로 관리할 수 없는 경우의 기준은 무엇이고 어떻게 해야 하는가?

① 1개월 이상 휴업시 시장・군수・구청장에게 신고
② 1개월 이상 휴업시 시・도지사에게 신고
③ 3개월 초과시 시장・군수・구청장에게 신고
④ 3개월 초과시 시・도지사에게 신고
⑤ 3개월 초과시 보건소장에게 허가

해설 시행규칙 제30조

[문 93] 의료법에서 의료기관의 명칭에 대해서 기술한 내용으로 맞는 것은?

가. 의료기관의 종별에 따른 명칭 이외의 명칭은 사용하지 못한다.
나. 종합병원은 종합병원 또는 병원으로 명칭 표기한다.

정답 90. ② 91. ⑤ 92. ① 93. ②

다. 부속의료기관은 의료기관의 종별명칭 앞에 부속이라는 문자를 붙인다.
라. 의료기관의 명칭 표시판에는 전화번호, 면허종류, 성명만을 표시한다.

① 가, 나, 다 ② 가, 다 ③ 나, 라 ④ 라 ⑤ 가, 나, 다, 라

해설 법 제42조, 시행규칙 제40조

[문 94] 의료기관의 명칭에 대해서 기술한 내용으로 틀린 것은?

① 지방자치단체가 개설하는 의료기관 명칭은 시・도지사와 협의하여 따로 정할 수 있다.
② 의료기관의 종별에 따른 명칭 앞에 고유명칭을 붙인다.
③ 개설자가 전문인인 경우 그 의료기관의 고유명칭과 종별명칭 사이에 전문과목을 삽입, 표기할 수 있다.
④ 의료기관의 명칭표시판에는 전화번호와 면허자격만을 표시할 수 있다.
⑤ 의료기관이 아니면 의료기관의 명칭 또는 이와 유사한 명칭을 사용하지 못한다.

해설 시행규칙 제40조

[문 95] 의료기관의 종류에 따르는 명칭 외의 명칭을 사용하는 경우가 아닌 것은?

① 종합병원이 명칭을 병원으로 표시
② 상급종합병원으로 지정받은 의료기관이 지정받은 기간 동안 그 명칭을 사용
③ 보건복지부장관이나 시・도지사와 협의하여 정한 명칭을 사용
④ 다른 법령으로 따로 정한 명칭을 사용하는 경우
⑤ 전문병원으로 지정받은 의료기관이 지속적으로 명칭을 사용하는 경우

해설 법 제42조

[문 96] 의료기관의 명칭에 대한 내용으로 틀린 것은?

① 치과의원의 명칭표시는 치과의원이다.
② 종합병원의 명칭 뒤에 종합병원을 붙인다.
③ 상급종합병원의 명칭표시는 상급종합병원이다.
④ 부속의료기관은 의료기관 종류 명칭 뒤에 부속을 붙인다.
⑤ 전문병원의 명칭은 특정 진료과목을 표시하고 전문병원이라고 한다.

해설 시행규칙 제40조

정답 94. ④ 95. ⑤ 96. ④

[문 97] 의료기관의 명칭표시판에 표시할 수 없는 것은?

가. 의료기관의 명칭　　나. 전화번호　　다. 의료인의 면허 종류　　라. 주소

① 가, 나, 다　② 가, 다　③ 나, 라　④ 라　⑤ 가, 나, 다, 라

해설 시행규칙 제40조

[문 98] 현재 감염관리위원회와 감염관리실을 설치·운영하여야 하는 일정 규모 이상의 병원급 의료기관은?

① 중환자실을 운영하는 종합병원
② 중환자실을 운영하는 모든 의료기관
③ 150개 이상의 병상을 갖춘 병원
④ 200개 이상의 병상을 갖추고 중환자실을 운영하는 병원
⑤ 200개 이상의 병상을 갖춘 병원

해설 시행규칙 제43조

[문 99] 의료법인에 대한 내용으로 옳은 것은?

가. 의료법인의 설립은 보건복지부장관의 허가를 받아야 한다.
나. 목적범위가 2개 이상의 도에 걸치는 경우에는 각각의 도지사에게 허가 받아야 한다.
다. 의료법인의 정관을 변경하고자 할 때에도 보건복지부장관의 허가를 받아야 한다.
라. 의료법인은 의료법에서 규정한 것을 제외하고는 민법 중 재단법인에 관한 규정을 준용한다.

① 가, 나, 다　② 가, 다　③ 나, 라　④ 라　⑤ 가, 나, 다, 라

해설 법 제48조

[문 100] 의료법인을 설립시 누구의 허가를 받아야 하는가?

① 대통령　② 보건복지부장관　③ 질병관리본부장
④ 시·도지사　⑤ 시장·군수·구청장

해설 법 제48조

정답 97. ④　98. ⑤　99. ④　100. ④

[문 101] 의료법인이 할 수 있는 부대사업으로 옳은 것은?

가. 의료인과 의료관계자 양성　　나. 부설주차장의 설치・운영
다. 노인의료복지시설의 설치・운영　　라. 의료 또는 의학에 관한 조사연구

① 가, 나, 다　② 가, 다　③ 나, 라　④ 라　⑤ 가, 나, 다, 라

해설 법 제49조

[문 102] 의료법인의 부대사업은?

가. 의료인과 의료관계자 양성이나 보수교육　　나. 부설주차장의 설치・운영
다. 장례식장의 설치・운영　　라. 의료정보시스템 개발・운영사업

① 가, 나, 다　② 가, 다　③ 나, 라　④ 라　⑤ 가, 나, 다, 라

해설 법 제49조

[문 103] 의료법인의 설립허가가 취소되는 사유로 맞는 것은?

가. 정관으로 정한 사업 이외의 사업을 할 때
나. 설립된 날로부터 1년 이내에 의료기관을 설립하지 않을 때
다. 의료법인의 개설허가가 취소된 때
라. 시장・군수・구청장이 감독상 발한 명령을 위반할 때

① 가, 나, 다　② 가, 다　③ 나, 라　④ 라　⑤ 가, 나, 다, 라

해설 법 제51조

[문 104] 의료법인의 설립허가 취소 조건으로 틀린 것은?

① 설립된 날부터 3년 안에 의료기관을 개설하지 아니한 때
② 정관으로 정하지 아니한 사업을 한 때
③ 의료법인이 개설한 의료기관이 개설허가를 취소당한 때
④ 보건복지부장관 또는 시・도지사가 감독을 위하여 내린 명령을 위반한 때
⑤ 부대사업 외의 사업을 한 때

해설 법 제51조

정답 101. ⑤ 102. ⑤ 103. ② 104. ①

[문 105] 의료법인의 설립허가를 취소할 수 있는 자로 옳은 것은?

가. 보건복지부장관　나. 법무부장관　다. 시・도지사　라. 시장・군수・구청장

① 가, 나, 다　② 가, 다　③ 나, 라　④ 라　⑤ 가, 나, 다, 라

해설 법 제51조

[문 106] 의료기관 인증에 대한 내용으로 틀린 것은?

① 보건복지부장관은 병원급 의료기관에 대한 의료기관 인증을 할 수 있음
② 의료기관을 대상으로 실시하는 평가를 통합하여 인증전담기관으로 하여금 시행하도록 할 수 있음
③ 보건복지부장관은 주요 정책을 심의하기 위하여 시・도에 의료기관인증위원회를 둠
④ 보건복지부장관은 인증전담기관에 대하여 필요한 예산을 지원할 수 있음
⑤ 보건복지부장관의 허가를 받아 설립된 비영리법인에 업무를 위탁

해설 법 제58조, 시행령 제29조

[문 107] 의료기관 인증에 관한 설명으로 맞는 것은?

① 주요 정책을 심의하기 위하여 보건복지부장관 소속으로 의료기관인증위원회를 둔다.
② 위원회는 위원장 1명을 포함한 14인 이내의 위원으로 구성한다.
③ 위원회의 위원장은 보건복지부장관으로 한다.
④ 인증의 유효기간은 3년으로 한다.
⑤ 조건부인증은 유효기간을 2년으로 한다.

해설 법 제58조의2~58조의3

[문 108] 의료기관 인증에 관한 설명으로 틀린 것은?

① 인증전담기관은 보건복지부장관의 승인을 받아 의료기관 인증을 신청한 의료기관의 장으로부터 인증에 소요되는 비용을 징수
② 보건복지부장관은 요양병원의 장에게 인증신청기간 1개월 전에 인증신청 대상 및 기간 등 조사계획을 수립・통보
③ 이의신청은 평가결과 또는 인증등급을 통보받은 날부터 15일 이내에 시행

정답 105. ②　106. ③　107. ①　108. ③

④ 보건복지부장관은 인증을 받은 의료기관에 관하여 인터넷 홈페이지 등에 공표
⑤ 의료기관 개설 허가가 취소되거나 폐쇄명령을 받은 경우 의료기관 인증을 취소

해설 법 제58조의4~58조의9

[문 109] 의료기관 회계기준 규칙의 준수 대상기관은?

① 100병상 이상의 종합병원　② 150병상 이상의 요양병원
③ 200병상 이상의 종합병원　④ 300병상 이상의 병원
⑤ 350병상 이상의 종합병원

해설 법 제62조, 의료기관 회계기준 규칙 제2조

[문 110] 인증전담기관의 장이 인증받은 의료기관에 대한 사항을 인터넷 홈페이지에 공표하는 내용이 아닌 것은?

① 해당 의료기관의 명칭, 종별, 진료과목　② 인증등급
③ 인증의 유효기간　④ 평가결과　⑤ 의료기관 개설자의 인적사항

해설 시행규칙 제64조의7

[문 111] 의료기관 인증 취소에 대한 설명 중 틀린 것은?

① 부정한 방법으로 인증을 받은 경우
② 인증이 취소된 의료기관은 인증 취소된 날부터 2년 이내에 인증 신청을 할 수 없음
③ 의료기관 개설 허가가 취소되거나 폐쇄명령을 받은 경우
④ 인증이 취소된 의료기관의 장은 지체없이 인증서를 인증전담기관의 장에게 반납
⑤ 인증의 전제나 근거가 되는 중대한 사실이 변경된 경우

해설 법 제58조의9, 시행규칙 제64조의8

[문 112] 의료업의 정지, 개설허가 취소, 폐쇄를 명할 수 있는 경우에 관한 설명 중 틀린 것은?

① 개설신고를 한 날로부터 1달 이내에 정당한 사유없이 그 업무를 개시하지 않을 때
② 무자격자로 하여금 의료행위를 하게 한 때
③ 관계공무원의 직무수행을 방해한 때
④ 관계공무원의 시정명령에 위반한 때

정답 109. ① 110. ⑤ 111. ② 112. ①

⑤ 과대광고의 규정을 위반한 때

해설 법 제64조

[문 113] 의료기관을 개설하거나 의료기관 폐쇄를 명하여야 하는 경우는?

> 가. 개설 허가를 한 날부터 3개월 이내에 정당한 사유 없이 업무를 시작하지 아니한 때
> 나. 의료인에게 면허 사항 외의 의료행위를 하게 한 때
> 다. 관계 공무원의 지정명령에 따른 명령을 위반한 때
> 라. 거짓으로 진료비를 청구하여 금고 이상의 형을 선고받고 그 형이 확정된 때

① 가, 나, 다 ② 가, 다 ③ 나, 라 ④ 라 ⑤ 가, 나, 다, 라

해설 법 제64조

[문 114] 의료기관은 개설허가 취소나 폐쇄 명령을 받은 날로부터 얼마 이내에 의료기관을 개설・운영하지 못하는가?

① 2주 이내 ② 1개월 이내 ③ 2개월 이내 ④ 3개월 이내 ⑤ 6개월 이내

해설 법 제64조

[문 115] 의료기관 개설자가 거짓으로 진료비를 청구하여 금고 이상의 형을 선고받고 그 형이 확정된 때에 해당하는 것은?

> 가. 폐쇄 명령을 받은 날부터 6개월 이내의료기관을 개설・운영하지 못함
> 나. 의료기관 폐쇄를 명하여야 함 다. 과태료 처분
> 라. 3년 안에 의료기관을 개설・운영하지 못함

① 가, 나, 다 ② 가, 다 ③ 나, 라 ④ 라 ⑤ 가, 나, 다, 라

해설 법 제64조

[문 116] 관계 공무원이 의료기관의 업무에 대해 검사를 하려고 할 때 관계 공무원의 업무검사 활동을 기피, 방해하거나 이들이 내린 시정명령을 위반한다면 의료기관에게 어떤 처벌을 내릴 수 있는가?

> 가. 의료업 정지 나. 개설허가의 취소 다. 의료기관의 폐쇄 라. 5년 이하의 징역

정답 113. ④ 114. ⑤ 115. ③ 116. ①

① 가, 나, 다　② 가, 다　③ 나, 라　④ 라　⑤ 가, 나, 다, 라

해설 법 제64조

[문 117] 의료인의 면허 취소 요건이 아닌 것은?

① 금고 이상의 형 선고　② 면허증 대여　③ 품위손상행위
④ 3회 이상 자격 정지 처분　⑤ 면허의 조건을 불이행

해설 법 제65조

[문 118] 의료인의 자격정지에 해당되는 것은?

① 치과의사가 출생·사망 또는 사산 증명서 교부
② 간호사가 진단서·검안서·증명서 또는 처방전 교부
③ 간호조무사에게 의료기사의 업무를 하게 함
④ 일회용 주사기를 소독하여 2회 이상 사용한 경우
⑤ 태아 성감별 등의 행위

해설 법 제66조

[문 119] 2년 이하의 징역이나 2천만원 이하의 벌금에 해당되는 것은?

① 태아 성감별 행위 등　② 면허증 대여　③ 무면허 의료행위
④ 정보누설　⑤ 부당한 경제적 이익등의 취득

해설 법 제88조의2

[문 120] 과태료 부과대상이 아닌 것은?

① 휴업 또는 폐업신고를 하지 않은 경우
② 의료기관 개설신고를 안 하고 의료업을 한 경우
③ 선택진료에 관한 정보를 제공하지 아니한 경우
④ 의료기관의 진료과목 표시를 위반한 경우
⑤ 진단용 방사선 발생장치를 신고 안하고 설치·운영한 경우

해설 법 제90조

정답 117. ③ 118. ⑤ 119. ① 120. ②

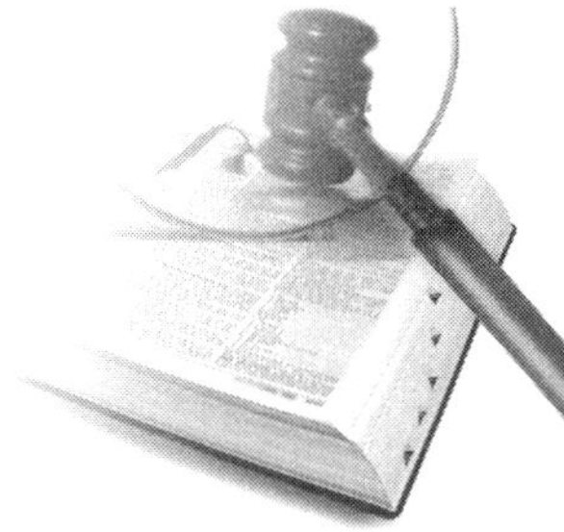

의료기사 등에 관한 법률

- 의료기사 등에 관한 법률
- 의료기사 등에 관한 법률 문제

의료기사 등에 관한 법률

(약칭 : 의료기사법)

[시행 2018.12.20.] [법률 제15268호, 2017.12.19., 일부개정]

법 제1조 (목적)

1) **목적** : 의료기사, 보건의료정보관리사 및 안경사의 자격 · 면허 등에 관하여 필요한 사항을 정함으로써 국민의 보건 및 의료 향상에 이바지함

법 제1조의2 (정의)

1) **의료기사 등의 정의** :

1. **"의료기사"** : 의사 또는 치과의사의 지도 아래 진료나 의화학적(醫化學的) 검사에 종사하는 사람
2. **"보건의료정보관리사"** : 의료 및 보건지도 등에 관한 기록 및 정보의 분류 · 확인 · 유지 · 관리를 주된 업무로 하는 사람 〈개정 2016.5.29., 2017.12.19.〉
3. **"안경사"** : 안경(시력보정용에 한정)의 조제 및 판매와 콘택트렌즈(시력보정용이 아닌 경우를 포함)의 판매를 주된 업무로 하는 사람

[시행일 : 2018.12.20.]

법 제2조 (의료기사의 종류 및 업무) [제목개정 2016.5.29.]

1) **의료기사의 종류** : 임상병리사, 방사선사, 물리치료사, 작업치료사, 치과기공사 및 치과위생사 〈개정 2016.5.29.〉

2) **의료기사 종별 업무** 〈신설 2016.5.29.〉

1. **임상병리사** : 각종 화학적 또는 생리학적 검사
2. **방사선사** : 방사선 등의 취급 또는 검사 및 방사선 등 관련 기기의 취급 또는 관리
3. **물리치료사** : 신체의 교정 및 재활을 위한 물리요법적 치료
4. **작업치료사** : 신체적 · 정신적 기능장애를 회복시키기 위한 작업요법적 치료
5. **치과기공사** : 보철물의 제작, 수리 또는 가공

6. **치과위생사** : 치아 및 구강질환의 예방과 위생 관리 등

법 제3조 (업무 범위와 한계)

1) 의료기사, 보건의료정보관리사 및 안경사("의료기사등")의 구체적인 업무의 범위와 한계 : 〈개정 2016.5.29., 2017.12.19.〉

1. **임상병리사** : 병리학·미생물학·생화학·기생충학·혈액학·혈청학·법의학·요화학(尿化學)·세포병리학의 분야, 방사성동위원소를 사용한 가검물 등의 검사 및 생리학적 검사(심전도·뇌파·심폐기능·기초대사나 그 밖의 생리기능에 관한 검사를 말한다)의 분야에서 임상병리검사에 필요한 업무에 종사
   가. 기계·기구·시약 등의 보관·관리·사용
   나. 가검물 등의 채취·검사
   다. 검사용 시약의 조제
   라. 혈액의 채혈·제제·제조·조작·보존·공급
   마. 그 밖의 임상병리검사업무
2. **방사선사** : 전리방사선(電離放射線) 및 비전리방사선의 취급과 방사성동위원소를 이용한 핵의학적 검사 및 의료영상진단기·초음파진단기의 취급, 방사선기기 및 부속기자재의 선택 및 관리 업무
3. **물리치료사** : 온열치료, 전기치료, 광선치료, 수치료(水治療), 기계 및 기구 치료, 마사지·기능훈련·신체교정운동 및 재활훈련과 이에 필요한 기기·약품의 사용·관리, 그 밖의 물리요법적 치료업무
4. **작업치료사** : 신체적·정신적 기능장애를 원활하게 회복시키기 위하여 일상생활에서 사용하는 물체나 기구를 활용한 감각·활동훈련, 작업적 일상생활훈련, 인지재활치료, 삼킴장애재활치료, 상지(上肢)보조기 제작 및 훈련, 작업수행분석 및 평가업무, 그 밖의 작업요법적 훈련·치료 업무
5. **치과기공사** : 치과의사의 진료에 필요한 작업 모형, 보철물(심미 보철물과 악안면 보철물을 포함한다), 임플란트 맞춤 지대주(支臺柱) 및 상부구조, 충전물(充填物), 교정장치 등 치과기공물의 제작·수리 또는 가공, 그 밖의 치과기공업무
6. **치과위생사** : 치석 등 침착물(沈着物) 제거, 불소 도포, 임시 충전, 임시 부착물 장착, 부착물 제거, 치아 본뜨기, 교정용 호선(弧線)의 장착·제거, 그 밖에 치아 및 구강 질환의 예방과 위생에 관한 업무(안전관리기준에 맞게 진단용 방사선 발생장치를 설치한 보건기관 또는 의료기관에서 구내 진단용 방사선 촬영업무 가능)

7. **의무기록사** : 의료기관에서 질병 및 수술 분류, 진료기록의 분석·진료통계, 암 등록, 전사(轉寫) 등 각종 의무(醫務)에 관한 기록 및 정보를 유지·관리하고 이를 확인하는 업무
8. **안경사** : 안경(시력보정용으로 한정)의 조제(調製) 및 판매와 콘택트렌즈(시력보정용이 아닌 것을 포함)의 판매 업무(안경 및 콘택트렌즈의 도수를 조정하기 위한 시력검사[약제를 사용하는 시력검사 및 자동굴절검사기기를 사용하지 아니하는 타각적(他覺的) 굴절검사는 제외]를 할 수 있고 다만, 6세 이하의 아동에 대한 안경의 조제·판매와 콘택트렌즈의 판매는 의사의 처방 필요)

[시행일 : 2018.12.20.]

법 제4조 (면허)

1) **면허의 자격** : 의료기사등의 국가시험 〈개정 2016.5.29., 2017.12.19.〉
   1. 대학·산업대학·전문대학에서 취득하려는 면허에 상응하는 보건의료에 관한 학문을 전공하고(보건의료정보관리사의 경우에는 인정기관의 보건의료정보관리사 교육과정 인증을 받은 대학등에서 보건의료정보 관련 학문을 전공하고 보건복지부령으로 정하는 교과목을 이수하여 졸업한 사람) 졸업한 사람
   2. 보건복지부장관이 인정하는 외국의 제1호에 해당하는 학교와 같은 수준 이상의 교육과정을 이수하고 외국의 해당 의료기사등의 면허를 받은 사람
2) **면허의 교부** : 보건복지부장관의 면허

[시행일 : 2018.12.20.]

법 제5조 (결격사유)

1) **결격 사유** :
   1. 정신질환자(망상, 환각, 사고(思考)나 기분의 장애 등으로 인하여 독립적으로 일상생활을 영위하는 데 중대한 제약이 있는 사람) : 예외, 전문의가 의료기사등으로서 적합하다고 인정하는 사람
   2. 마약류(마약·향정신성의약품 및 대마) 중독자
   3. 피성년후견인(질병·장애·노령·그 밖의 사유로 인한 정신적 제약으로 사무를 처리할 능력이 지속적으로 결여된 사람으로서 일정한 자의 청구에 의하여 가정법원으로부터 성년후견개시의 심판을 받은 자), 피한정후견인(피한정후견인은 질병·장애·노령·그 밖의 사유로 인한 정신적 제약으로 사무를 처리할 능력이 부족한 사람으로서 일정한 자의 청구에 의하여 가정법원으로부터 한정후견개시의 심판을 받은 자)

4. 이 법 또는 「형법」 중 제234조(위조사문서등의 행사), 제269조(낙태), 제270조제2항부터 제4항까지의 동의 낙태, 부동의 낙태), 제317조제1항(업무상비밀누설), 「보건범죄 단속에 관한 특별조치법」, 「지역보건법」, 「국민건강증진법」, 「후천성면역결핍증 예방법」, 「의료법」, 「응급의료에 관한 법률」, 「시체해부 및 보존에 관한 법률」, 「혈액관리법」, 「마약류 관리에 관한 법률」, 「모자보건법」 또는 「국민건강보험법」을 위반하여 금고 이상의 실형을 선고받고 그 집행이 끝나지 아니하거나 면제되지 아니한 사람

법 제6조 (국가시험)

1) **국가시험 실시 횟수** : 대통령령으로 정하는 바에 따라 해마다 1회 이상
2) **국가시험 실시자** : 보건복지부장관
3) **국가시험의 범위** :
   1. 의료기사등의 종류에 따라 임상병리・방사선・물리치료・작업치료・치과기공・치과위생・의무기록・안경광학 및 보건의료 관계 법규
   2. 필기시험과 실기시험
4) **국가시험 관리** : 한국보건의료인국가시험원(국가시험관리기관)
   1. **시험 공고 내용** : 시험일시・시험장소・시험과목, 응시원서 제출기간, 그 밖에 시험 실시에 필요한 사항(보건복지부장관의 승인)
   2. 공고 기간 : 시험일 90일 전까지 공고(시험장소는 지역별 응시인원이 확정된 후 시험일 30일 전까지 공고)

법 제7조 (응시자격의 제한 등)

1) 결격사유에 해당하는 자
2) 부정한 방법으로 응시한 사람 또는 부정행위를 한 사람에 대하여 시험 정지 또는 합격 무효
3) 시험이 정지되거나 합격이 무효가 된 사람에 대하여 처분의 사유와 위반 정도 등을 고려(의료기사 등에 관한 법률 시행규칙 별표 2)하여 그 다음에 치러지는 국가시험 응시를 3회의 범위에서 제한

규칙 [별표 2] 국가시험 응시제한의 기준

응시제한 횟수	시험정지・합격무효 처분의 사유 및 위반의 정도
1회	가. 시험 중에 대화, 손동작 또는 소리 등으로 서로 의사소통을 하는 행위 나. 허용되지 아니한 자료를 가지고 있거나 이용하는 행위

2회	가. 시험 중에 다른 응시한 사람의 답안지(실기작품의 제작방법을 포함한다) 또는 문제지를 엿보고 자신의 답안지를 작성하는 행위 나. 시험 중에 다른 응시한 사람을 위하여 답안 등을 알려주거나 엿보게 하는 행위 다. 다른 사람으로부터 도움을 받아 답안지를 작성하거나 다른 응시한 사람의 답안지 작성에 도움을 주는 행위 라. 답안지를 다른 응시한 사람과 교환하는 행위 마. 시험 중에 허용되지 아니한 전자장비, 통신기기, 전자계산기기 등을 사용하여 답안을 전송하거나 작성하는 행위 바. 시험 중에 시험문제 내용과 관련된 물건(시험 관련 교재 및 요약자료를 포함한다)을 주고받는 행위
3회	가. 대리시험을 치르거나 치르게 하는 행위 나. 사전에 시험문제 또는 답안을 타인에게 알려주거나 알고 시험을 치른 행위

법 제8조 (면허의 등록 등)

1) 보건복지부장관은 의료기사등의 면허를 할 때에는 그 종류에 따르는 면허대장에 그 면허에 관한 사항을 등록하고 면허증을 발급

법 제9조 (무면허자의 업무금지 등)

1) 의료기사등이 아니면 의료기사등의 업무 금지(대학 등에서 취득하려는 면허에 상응하는 교육과정을 이수하기 위하여 실습 중에 있는 사람의 실습에 필요한 경우는 예외) 〈개정 2017.12.19.〉
2) 의료기사등이 아니면 의료기사등의 명칭 또는 이와 유사한 명칭을 사용 금지
3) 의료기사등의 면허증은 타인에게 빌려 주지 못함

법 제16조 (중앙회) 〈개정 2017.12.19.〉

1) **의료기사등의 중앙회** : 그 면허의 종류에 따라 전국적으로 조직을 가지는 단체 설립
2) 중앙회는 법인
3) 중앙회에 관하여 이 법에 규정되지 아니한 사항은 「민법」 중 사단법인에 관한 규정을 준용
4) 중앙회는 대통령령으로 정하는 바에 따라 특별시·광역시·도 및 특별자치도에 지부를 설치하여야 하며, 시·군·구(자치구)에 분회를 설치할 수 있으며 다만, 그 외의 지부나 외국에 지부를 설치하려면 보건복지부장관의 승인을 받아야 함 〈신설 2017.12.19.〉
5) 중앙회가 지부나 분회를 설치한 때에는 그 지부나 분회의 책임자는 지체 없이 특별시장·광역시장·도지사·특별자치도지사 또는 시장·군수·구청장에게 신고하여야 함 〈신설

2017.12.19.〉

6) 각 중앙회는 제22조의2에 따른 자격정지 처분 요구에 관한 사항을 심의・의결하기 위하여 윤리위원회를 둠 〈신설 2017.12.19.〉

[시행일 : 2018.12.20.]

법 제20조 (보수교육)

1) **보수교육 대상자** : 보건기관・의료기관・치과기공소・안경업소 등에서 각각 그 업무에 종사하는 의료기사등(1년 이상 그 업무에 종사하지 아니하다가 다시 업무에 종사하려는 의료기사등 포함) 〈개정 2016.5.29.〉
   1. **보수교육 실시 기간 및 장소** : 매년, 보수교육실시기관(보수교육 위탁기관)
2) **보수교육 면제자** : 신고일 기준 1년 내에 보건기관・의료기관・치과기공소 또는 안경업소 등에서 그 업무에 종사한 기간이 6개월 미만인 사람(1년 미만의 기간 동안 의료기사등의 업무에 종사하지 아니하다가 다시 그 업무에 종사한 사람만 해당), 군 복무 중인 사람, 해당 전공 관련 대학원 및 의학전문대학원・치의학전문대학원의 재학생, 면허증을 발급받은 신규 면허취득자, 그 밖에 보건복지부장관이 보수교육을 받을 필요가 없다고 인정하는 사람
3) **보수교육 시간** : 매년 8시간 이상(의료기사 등에 관한 법률 시행령 제11조 참조)
   1. 1년 이상 2년 미만 그 업무에 종사하지 아니한 사람 : 12시간 이상
   2. 2년 이상 3년 미만 그 업무에 종사하지 아니한 사람 : 16시간 이상
   3. 3년 이상 그 업무에 종사하지 아니한 사람 : 20시간 이상
4) **보수교육 방법** : 대면 교육 또는 정보통신망을 활용한 온라인 교육
5) **보수교육의 내용** : 직업윤리에 관한 사항, 업무 전문성 향상 및 업무 개선에 관한 사항, 의료 관계 법령의 준수에 관한 사항, 그 밖에 가목부터 다목까지와 유사한 사항으로서 보건복지부장관이 보수교육에 필요하다고 인정하는 사항
6) **보수교육 면제 대상**(의료기사 등에 관한 법률 시행규칙 제18조 참조)
   1. 신고일 기준 1년 내에 보건기관・의료기관・치과기공소 또는 안경업소 등에서 그 업무에 종사한 기간이 6개월 미만인 사람(1년 미만의 기간 동안 의료기사등의 업무에 종사하지 아니하다가 다시 그 업무에 종사한 사람만 해당)
   2. 군 복무 중인 사람(군에서 해당 업무에 종사하는 의료기사 등은 제외)
   3. 각 의료기사등의 해당 전공 관련 대학원 및 의학전문대학원・치의학전문대학원의 재학생

4. 면허증을 발급받은 신규 면허 취득자
5. 그 밖에 보건복지부장관이 보수교육에 상응하다고 인정하는 교육을 받은 사람 등 보건복지부장관이 보수교육을 받을 필요가 없다고 인정하는 사람

법 제21조 (면허의 취소 등)

1) **면허 취소 사유 :** 보건복지부장관 〈개정 2016.5.29.〉
   1. 결격사유에 해당하게 된 경우(반드시 취소)
   2. 타인에게 의료기사등의 면허증을 빌려 준 경우
   3. 치과의사가 발행하는 치과기공물제작의뢰서에 따르지 아니하고 치과기공물제작등 업무를 한 때
   4. 면허자격정지(제22조제1항 또는 3항 참조) 또는 면허효력정지 기간에 의료기사등의 업무를 하거나 3회 이상 면허자격정지 또는 면허효력정지 처분을 받은 경우

2) **면허의 재발급 :** 보건복지부장관
   1. 의료기사등이 면허가 취소된 후 그 처분의 원인이 된 사유가 소멸되는 등 대통령령(의료기사 등에 관한 법률 시행령 제12조)으로 정하는 사유가 있다고 인정될 때

영 제12조 (면허증의 재발급)

1) 면허증의 재발급 사유 :
   1. 정신질환자, 마약류 중독자, 금치산자, 한정치산자의 사유로 면허가 취소된 경우: 취소의 원인이 된 사유가 소멸되었을 때
   2. 금고 이상의 실형을 선고받고 그 집행이 끝나지 아니하거나 면제되지 아니한 사람의 사유로 면허가 취소된 경우: 해당 형의 집행이 끝나거나 면제된 후 1년이 지난 사람으로서 뉘우치는 빛이 뚜렷할 때
   3. 타인에게 의료기사등의 면허증을 빌려 준 경우 또는 면허자격정지 또는 면허효력정지 기간에 의료기사등의 업무를 하거나 3회 이상 면허자격정지 또는 면허효력정지 처분을 받은 경우에 따라 면허가 취소된 경우: 면허가 취소된 후 1년이 지난 사람으로서 뉘우치는 빛이 뚜렷할 때
   4. 치과의사가 발행하는 치과기공물제작의뢰서에 따르지 아니하고 치과기공물제작등 업무를 한 때에 따라 면허가 취소된 경우: 면허가 취소된 후 6개월이 지난 사람으로서 뉘우치는 빛이 뚜렷할 때

---

2. 타인에게 의료기사등의 면허증을 빌려 준 경우 및 면허자격정지 또는 면허효력정지 기간에 의료기사등의 업무를 하거나 3회 이상 면허자격정지 또는 면허효력정지 처

분을 받은 경우에 따라 면허가 취소된 경우와 결격사유 중 금고이상의 형을 선고 받은 경우에 따른 사유로 면허가 취소된 경우에는 그 취소된 날부터 1년 이내에는 재발급하지 못함

법 제22조 (자격의 정지)

1) 자격정지 사유 : 보건복지부장관, 6개월 이내

1. 품위를 현저히 손상시키는 행위(의료기사 등에 관한 법률 시행령 제13조)를 한 경우

영 제13조 (의료기사등의 품위손상행위의 범위)

1) 품위손상행위 범위 :

1. 의료기사등의 업무 범위를 벗어나는 행위
2. 의사나 치과의사의 지도를 받지 아니하고 의료기사등의 업무를 하는 행위(의무기록사와 안경사의 경우는 제외)
3. 학문적으로 인정되지 아니하거나 윤리적으로 허용되지 아니하는 방법으로 업무를 하는 행위
4. 검사 결과를 사실과 다르게 판시하는 행위

---

2. 치과기공소 또는 안경업소의 개설자가 될 수 없는 사람에게 고용되어 치과기공사 또는 안경사의 업무를 한 경우
3. 치과진료를 행하는 의료기관 또는 특별자치시장・특별자치도지사・시장・군수・구청장(자치구의 구청장에 한함)에게 개설등록을 하여야 함에 따라 등록한 치과기공소가 아닌 곳에서 치과기공사의 업무를 행한 때
4. 특별자치시장・특별자치도지사・시장・군수・구청장(자치구의 구청장에 한함)에게 개설등록을 하여야 함을 위반하여 개설등록을 하지 아니하고 치과기공소를 개설・운영한 때
5. 치과기공물제작등 업무를 의뢰한 치과의사 및 치과기공소 개설자는 보건복지부령으로 정하는 바에 따라 치과기공물제작의뢰서를 보존하여야 함을 위반하여 치과기공물제작의뢰서를 보존하지 아니한 때
6. 치과기공물제작등 업무를 의뢰한 치과의사는 실제 기공물 제작 등이 치과기공물제작의뢰서에 따라 적합하게 이루어지고 있는지 여부를 확인할 수 있으며 해당 치과기공소 개설자는 이에 따라야 함을 위반한 때
7. 그 밖에 이 법 또는 이 법에 따른 명령을 위반한 경우

2) 보건복지부장관은 의료기사등이 3년 마다 실태와 취업상황을 보건복지부장관에게 신고를 하지 아니한 때에는 신고할 때까지 면허의 효력을 정지할 수 있음
3) 위의 자격정지처분은 그 사유가 발생한 날부터 5년이 지나면 하지 못함(다만, 그 사유에 대하여 공소가 제기된 경우에는 공소가 제기된 날부터 해당 사건의 재판이 확정된 날까지의 기간은 시효기간에 산입하지 아니함) 〈신설 2016.12.2.〉

법 제30~31조 (벌칙)

1) **3년 이하의 징역 또는 3천만원 이하의 벌금** 〈개정 2016.12.2.〉
   1. 의료기사등이 아니면 의료기사등의 업무를 하지 못함을 위반하여 의료기사등의 면허 없이 의료기사등의 업무를 한 사람
   2. 의료기사등의 면허증은 타인에게 빌려 주지 못함을 위반하여 타인에게 의료기사등의 면허증을 빌려 준 사람
   3. 비밀누설의 금지를 위반하여 업무상 알게 된 비밀을 누설한 사람(고소가 있어야 공소 제기)
   4. 치과의사 또는 치과기공사가 아니면 치과기공소를 개설할 수 없음을 위반하여 치과기공사의 면허 없이 치과기공소를 개설한 자. 다만, 제11조의2제1항에 따라 개설등록을 한 치과의사는 제외한다.
   5. 치과기공사는 제3조에 따른 업무("치과기공물제작등 업무")를 수행할 때 치과의사가 발행한 치과기공물제작의뢰서에 따라야 함을 위반하여 치과의사가 발행한 치과기공물제작의뢰서에 따르지 아니하고 치과기공물제작등 업무를 행한 자
   6. 안경사가 아니면 안경을 조제하거나 안경 및 콘택트렌즈의 판매업소("안경업소")를 개설할 수 없음을 위반하여 안경사의 면허 없이 안경업소를 개설한 사람

2) **500만원 이하의 벌금** 〈개정 2016.12.2.〉
   1. 의료기사등이 아니면 의료기사등의 명칭 또는 이와 유사한 명칭을 사용하지 못함을 위반하여 의료기사등의 면허 없이 의료기사등의 명칭 또는 이와 유사한 명칭을 사용한 자

   1의2. 치과의사 또는 치과기공사는 1개소의 치과기공소만을 개설할 수 있음을 위반하여 2개소 이상의 치과기공소를 개설한 자

   2. 안경사는 1개의 안경업소만을 개설할 수 있음을 위반하여 2개 이상의 안경업소를 개설한 자

   2의2. 치과기공소를 개설하려는 자는 보건복지부령으로 정하는 바에 따라 특별자치시

장・특별자치도지사・시장・군수・구청장(자치구의 구청장에 한함)에게 개설등록을 하여야 함을 위반하여 등록을 하지 아니하고 치과기공소를 개설한 자

3. 안경업소를 개설하려는 사람은 보건복지부령으로 정하는 바에 따라 특별자치시장・특별자치도지사・시장・군수・구청장에게 개설등록을 하여야 함을 위반하여 등록을 하지 아니하고 안경업소를 개설한 자

3의2. 누구든지 안경 및 콘택트렌즈를 전자상거래 및 통신판매의 방법, 판매자의 사이버몰 등으로부터 구매 또는 배송을 대행하는 등 보건복지부령으로 정하는 방법으로 판매 등을 하여서는 아니 됨을 위반한 사람

3의3. 안경사는 안경 및 콘택트렌즈를 안경업소에서만 판매하여야 함을 위반하여 안경 및 콘택트렌즈를 안경업소 외의 장소에서 판매한 안경사

4. 누구든지 영리를 목적으로 특정 치과기공소・안경업소 또는 치과기공사・안경사에게 고객을 알선・소개 또는 유인하여서는 아니 됨을 위반하여 영리를 목적으로 특정 치과기공소・안경업소 또는 치과기공사・안경사에게 고객을 알선・소개 또는 유인한 자

의료기사 등에 관한 법률 문제

[문 1] 의료기사 등에 관한 법의 제정 목적은?

① 국민보건향상에 기여함에 있다.
② 국민의 의료향상에 기여함에 있다.
③ 국민보건의 향상 증진을 도모함에 있다.
④ 국민의 보건 및 의료향상에 기여함에 있다.
⑤ 의료기사 국가시험에 필요한 사항을 규정함에 있다.

해설 법 제1조

[문 2] 의료기사는 누구의 지도하에 업무에 종사하는가?

가. 의사	나. 한의사	다. 치과의사	라. 의료기사

① 가, 나, 다　② 가, 다　③ 나, 라　④ 라　⑤ 가, 나, 다, 라

해설 법 제1조의2

[문 3] 의료기사란 의사 또는 치과의사의 지도 아래 (　　　　)에 종사하는 자에서 ( )에 들어갈 알맞은 말은?

① 조제 및 판매　② 기록 업무　③ 진료 또는 의화학적 검사
④ 의학적 검사　⑤ 실험 및 검사 업무

해설 법 제1조의2

[문 4] 의료기사 등에 관한 설명 중 가장 타당한 것은?

① 보건의료정보관리사는 의료기사다.
② 의료기사는 의사의 지도 아래 진료에 종사하는 사람이다.

정답 1. ④　2. ②　3. ③　4. ②

③ 안경사는 안경의 조제를 주된 업무로 한다.
④ 의료기사는 치과의사와 함께 진료에 종사하는 사람이다.
⑤ 보건의료정보관리사는 병원에 근무하는 사람이다.

해설 법 제1조의2

[문 5] 의사나 치과의사의 지도를 받지 않는 경우는?

① 물리치료사 ② 치위생사 ③ 임상병리사
④ 방사선사 ⑤ 보건의료정보관리사

해설 법 제1조의2

[문 6] 의료기사와 지도 받는 의료인의 연결이 틀린 것은?

① 작업치료사 – 재활의학과 의사 ② 임상병리사 – 임상병리과 의사
③ 안경사 – 안과 의사 ④ 치과기공사 – 치과전문의
⑤ 방사선사 – 영상의학과 의사

해설 법 제1조의2

[문 7] 의료기사 등에 관한 법률에 명시된 의료기사등의 종류는?

① 5종 ② 6종 ③ 7종 ④ 8종 ⑤ 9종

해설 법 제2조

[문 8] 의료기사의 종별에 해당되지 않는 것은?

① 작업치료사 ② 임상병리사 ③ 안경사
④ 치과기공사 ⑤ 방사선사

해설 법 제2조

[문 9] 의료기사 등의 종별에 해당되는 것은?

가. 보건의료정보관리사 나. 물리치료사 다. 안경사 라. 치과위생사

정답 5. ⑤ 6. ③ 7. ② 8. ③ 9. ⑤

① 가, 나, 다　② 가, 다　③ 나, 라　④ 라　⑤ 가, 나, 다, 라

해설 시행령 제2조

[문 10] 의료기사가 지도를 받지 않아도 되는 의료인은?

① 외과의사　② 한의사　③ 치과전문의
④ 정형외과 의사　⑤ 치과의사

해설 법 제3조

[문 11] 의료기사의 업무범위가 잘못 연결된 것은?

① 임상병리사 – 가검물 등의 채취·검사, 검사용 시약의 조제
② 방사선사 – 방사성동위원소를 이용한 핵의학적 검사
③ 물리치료사 – 전기치료 광선치료 수치료 및 기구치료
④ 치과기공사 – 치과기공물 또는 교정장치 제작·공급·판매
⑤ 치과위생사 – 치석제거 및 치아우식증의 예방을 위한 불소도포

해설 시행령 제2조

[문 12] 보건의료정보관리사의 의무에 관한 기록 및 정보에 관한 업무와 관계가 깊은 것은?

① 분류, 확인, 유지 업무　② 기록, 보관 업무　③ 정리, 보관 업무
④ 기록, 확인 업무　⑤ 정리, 확인 업무

해설 시행령 제2조

[문 13] 의료기사 등의 업무로 틀리게 연결된 것은?

① 보건의료정보관리사 – 의료 및 보건지도 등에 관한 기록 및 정보를 분류·확인·유지·관리
② 치과위생사 – 치아 및 구강 질환의 예방과 위생에 관한 업무
③ 방사선사 – 방사성동위원소를 이용한 핵의학적 검사
④ 작업치료사 – 신체교정운동 및 재활훈련
⑤ 임상병리사 – 방사성동위원소를 사용한 가검물 등의 검사

해설 시행령 제2조

정답 10. ② 11. ④ 12. ① 13. ④

[문 14] 의료기사 등 중에서 의사나 치과의사의 지도 아래 단독으로 작업장을 개설할 수 있는 경우는?

① 안경사 ② 치과기공사 ③ 치과위생사 ④ 방사선사 ⑤ 임상병리사

해설 법 제3조

[문 15] 의료기사 등의 업무의 범위와 한계를 정하는 것은?

① 의료기사등에 관한 법률
② 의료법
③ 의료기사등에 관한 법률 시행규칙
④ 의료기사등에 관한 법률 시행령
⑤ 지방자치단체의 조례

해설 법 제3조

[문 16] 의료기사 등의 면허권자는?

① 보건복지부장관 ② 대통령 ③ 국가시험관리기관의 장
④ 시·도지사 ⑤ 의료기사등 단체장

해설 법 제4조

[문 17] 의료기사 등의 국가시험의 응시자격에 해당되는 것은?

가. 취득하려는 면허에 상응하는 보건의료에 관한 학문을 공부한 사람
나. 취득하려는 면허에 상응하는 보건의료에 관한 학문을 전공하는 대학·산업대학 또는 전문대학을 졸업한 사람
다. 외국의 보건의료에 관한 학문을 전공하는 대학·산업대학 또는 전문대학에 해당하는 학교와 같은 수준 이상의 교육과정을 이수한 사람
라. 외국의 보건의료에 관한 학문을 전공하는 대학·산업대학 또는 전문대학에 해당하는 학교와 같은 수준 이상의 교육과정을 이수하고 외국의 해당 의료기사등의 면허를 받은 사람

① 가, 나, 다 ② 가, 다 ③ 나, 라 ④ 라 ⑤ 가, 나, 다, 라

해설 법 제4조

[문 18] 의료기사 등의 결격사유가 아닌 것은?

① 피성년후견인 ② 금고 이상 형을 선고받고 그 집행이 종료되지 아니한 자
③ 마약중독자 ④ 정신질환자 ⑤ 정신지체인

정답 14. ② 15. ④ 16. ① 17. ③ 18. ⑤

해설 법 제5조

[문 19] 의료기사 등의 결격사유에 해당되는 것은?

가. 정신지체자　　　　나. 향정신성의약품 중독자
다. 전문의가 적합하다고 인정하는 정신질환자
라. 의료기사등에 관한 법률을 위반하여 금고 이상의 형을 선고 받은 사람

① 가, 나, 다　② 가, 다　③ 나, 라　④ 라　⑤ 가, 나, 다, 라

해설 법 제5조

[문 20] 의료기사 등의 결격사유에 대한 설명이 맞는 것은?

① 정신질환자는 어떠한 경우에도 절대 의료기사가 될 수 없다.
② 향정신성의약품 중독자는 의료기사가 될 수 있다.
③ 마약류 중독자는 의료기사 등이 될 수 없다.
④ 의료법을 위반하여 금고 이상의 실형을 선고받고 항소하여 재판 중인 사람은 의료기사 등이 될 수 없다.
⑤ 국민건강보험법을 위반하여 금고 이상의 실형을 선고받고 면제된 사람은 의료기사가 될 수 있다.

해설 법 제5조

[문 21] 의료기사 등의 국가시험은 (　)으로 정하는 바에 의하여 보건복지부장관이 이를 실시한다?

① 법률　② 대통령령　③ 보건복지부령
④ 행정안전부령　⑤ 조례

해설 법 제6조

[문 22] 의료기사 등의 국가시험은 해마다 몇 회 실시하는가?

① 1회　② 1회 이상　③ 2회　④ 2회 이상　⑤ 3회

해설 법 제6조

정답 19. ③　20. ③　21. ②　22. ②

[문 23] 의료기사 등의 국가시험 범위에 대한 설명으로 틀린 것은?

① 의료기사등의 종류에 따라 의료기사등이 갖추어야 할 지식과 기능에 관하여 실시한다.
② 실기시험은 필기시험 합격자에 대해서만 실시한다.
③ 국가시험은 필기시험과 실기시험으로 구분하여 실시한다.
④ 실기시험의 범위 및 합격자 결정 등은 보건복지부령으로 정한다.
⑤ 필기시험과 실기시험을 병합하여 실시할 수 없다.

해설 시행령 제3조

[문 24] 의료기사 등의 국가시험 합격자관련 내용 중 맞는 것은?

① 실기시험의 범위 및 합격자 결정, 그 밖에 필요한 사항은 대통령령으로 정한다.
② 필기시험에서는 각 과목의 40점 이상 득점시 합격이다.
③ 전 과목은 총점의 60퍼센트 이상 득점시 합격이다.
④ 시험장소는 지역별 응시인원이 확정된 후 시험일 90일 전까지 공고한다.
⑤ 시험 실시에 필요한 사항을 시험일 30일 전까지 공고하여야 한다.

해설 시행령 제4조, 시행규칙 제9조

[문 25] 의료기사 등의 국가시험의 출제방법, 과목별 배점비율을 지정하는 사람은?

① 대통령 ② 국무총리 ③ 보건복지부장관
④ 한국보건의료인국가시험원장 ⑤ 행정안전부장관

해설 시행규칙 제9조

[문 26] 국가시험의 필기시험과 실기시험을 병합하여 실시하도록 하는 사람은?

① 대통령 ② 국무총리 ③ 보건복지부장관
④ 한국보건의료인국가시험원장 ⑤ 행정안전부장관

해설 시행령 제3조

[문 27] 의료기사 등의 국가시험의 실시에 필요한 사항을 시험일 언제까지 공고하는가?

① 15일 전까지 ② 30일 전까지 ③ 60일 전까지
④ 90일 전까지 ⑤ 180일 전까지

정답 23. ⑤ 24. ③ 25. ④ 26. ③ 27. ④

해설 시행령 제4조

[문 28] 의료기사 등의 국가시험 장소는 언제까지 공고할 수 있는가?

① 15일 전까지 ② 30일 전까지 ③ 60일 전까지
④ 90일 전까지 ⑤ 180일 전까지

해설 시행령 제4조

[문 29] 의료기사 등에 대한 국가시험을 관리하는 관계 전문기관은 누가 지정·고시하는가?

① 대통령 ② 국무총리 ③ 보건복지부장관
④ 한국보건의료인국가시험원장 ⑤ 행정안전부장관

해설 시행령 제4조

[문 30] 의료기사 등의 국가시험에 응시할 수 없는 경우는?

① 정신질환자 ② 미성년자 ③ 65세 이상 노인
④ 정신지체자 ⑤ 해당 전공을 졸업한 대학생

해설 법 제7조

[문 31] 의료기사 등의 국가시험에 응시할 수 없는 경우는?

가. 부정한 방법으로 국가시험에 응시한 사람
나. 의료기사 등에 관한 법률을 위반하여 금고 이상의 형을 확정선고 받은 사람
다. 국가시험에 관하여 부정행위를 한 사람
라. 정신지체자

① 가, 나, 다 ② 가, 다 ③ 나, 라 ④ 라 ⑤ 가, 나, 다, 라

해설 법 제7조

[문 32] 시험이 정지되거나 합격이 무효가 된 사람에 대하여 국가시험에 응시하지 못하는 최대범위는 몇 회인가?

① 0회 ② 1회 ③ 2회 ④ 3회 ⑤ 5회

정답 28. ② 29. ③ 30. ① 31. ① 32. ④

해설 법 제7조

[문 33] 의료기사 등의 국가시험 응시자격에 제한을 받지 않는 경우는?

① 정신질환자
② 부정한 방법으로 국가시험에 응시한자
③ 국가시험 중 부정행위를 한 자
④ 마약중독자
⑤ 미성년자

해설 법 제7조, 시행규칙 제10조 별표 2

[문 34] 의료기사 등의 국가시험 합격무효 사유와 응시제한 횟수의 연결이 틀린 것은?

① 허용되지 아니한 자료를 가지고 있거나 이용하는 행위 – 1회
② 시험 중에 다른 응시한 사람의 답안지를 엿보고 자신의 답안지를 작성하는 행위 – 2회
③ 다른 응시한 사람의 답안지 작성에 도움을 주는 행위 – 3회
④ 답안지를 다른 응시한 사람과 교환하는 행위 – 2회
⑤ 대리시험을 치르거나 치르게 하는 행위 – 3회

해설 시행규칙 제10조 별표 2

[문 35] 국가시험 정지·합격무효 처분의 사유로 다음 국가시험을 2회 응시할 수 없는 경우는?

가. 답안지를 다른 응시한 사람과 교환하는 행위
나. 대리시험을 치르거나 치르게 하는 행위
다. 허용되지 아니한 통신기기 등을 사용하여 답안을 전송하거나 작성하는 행위
라. 허용되지 아니한 자료를 가지고 있거나 이용하는 행위

① 가, 나, 다　② 가, 다　③ 나, 라　④ 라　⑤ 가, 나, 다, 라

해설 시행규칙 제10조 별표 2

정답 33. ⑤ 34. ③ 35. ②

[문 36] 국가시험 정지·합격무효 처분의 사유로 다음 국가시험을 2회 응시할 수 없는 경우가 아닌 것은?

가. 시험 중에 대화, 손동작 또는 소리 등으로 서로 의사소통을 하는 행위
나. 대리시험을 치르거나 치르게 하는 행위
다. 사전에 시험문제 또는 답안을 타인에게 알려주거나 알고 시험을 치른 행위
라. 허용되지 아니한 자료를 가지고 있거나 이용하는 행위

① 가, 나, 다　② 가, 다　③ 나, 라　④ 라　⑤ 가, 나, 다, 라

해설 시행규칙 제10조 별표 2

[문 37] 의료기사 등의 면허 및 면허발급에 대한 설명 중 틀린 것은?

① 보건복지부장관은 종류에 따르는 면허대장에 그 면허에 관한 사항을 등록한다.
② 면허의 등록에 관하여 필요한 사항은 보건복지부령으로 정한다.
③ 국가시험에 합격한 사람은 보건복지부장관에게 면허증 발급을 신청한다.
④ 면허증 발급에 관하여 필요한 사항은 대통령령으로 정한다.
⑤ 보건복지부장관은 면허증 발급을 신청한 사람에게 면허증을 발급한다.

해설 법 제8조, 시행령 제7조

[문 38] 의료기사 등의 면허증의 교부는 신청한 날로부터 몇 일 이내에 교부해야 하는가?

① 10일　② 14일　③ 15일　④ 30일　⑤ 90일

해설 시행규칙 제12조

[문 39] 의료기사 등의 업무금지에 해당하는 것은?

가. 의료기사등이 아니면 의료기사등의 업무를 하지 못한다.
나. 의료기사등이 아니면 의료기사등의 명칭을 사용하지 못한다.
다. 의료기사등의 면허증은 타인에게 빌려 주지 못한다.
라. 취득하려는 면허에 상응하는 교육과정을 이수하기 위하여 실습 중에 있는 사람은 업무를 하지 못한다.

① 가, 나, 다　② 가, 다　③ 나, 라　④ 라　⑤ 가, 나, 다, 라

정답 36. ⑤　37. ④　38. ②　39. ①

해설 법 제9조

[문 40] 의료기사 등이 면허 없이 해당 업무를 할 수 있는 경우는?

① 치과기공사 면허증을 치과의원에 취업한 친구에게 빌려 준 경우
② 임상병리사가 근무하는 병원에서 방사선사의 명칭을 같이 사용하는 경우
③ 치과위생사 졸업반 대학생이 실습병원의 치과에서 4주간 실습하는 경우
④ 안경사가 아닌 아버지의 안경업소에 고용되어 안경의 조제 및 판매하는 경우
⑤ 의무기록사가 물리치료실에 방문한 환자에게 전기치료를 행하는 경우

해설 법 제9조

[문 41] 의료기사 등의 전국적인 조직을 가지는 단체의 명칭은?

① 중앙회 ② 협회 ③ 협의회 ④ 학회 ⑤ 재단법인

해설 법 제16조, 중앙회로 변경 시행일 : 2018.12.20.

[문 42] 의료기사 등의 중앙회에 대한 설명으로 맞는 것은?

가. 중앙회는 법인
나. 면허의 종류에 따라 전국적으로 조직을 가지는 단체(중앙회)를 설립
다. 사단법인에 관한 규정을 준용
라. 중앙회의 설립시 보건복지부장관의 허가

① 가, 나, 다 ② 가, 다 ③ 나, 라 ④ 라 ⑤ 가, 나, 다, 라

해설 법 제16조, 중앙회로 변경 시행일 : 2018.12.20.

[문 43] 의료기사 등의 보수교육에 대한 설명으로 맞는 것은?

① 교육시간은 연간 6시간 이상
② 군복무 중인 사람은 보수교육 면제
③ 보수교육 면제신청서를 보건복지부장관에게 제출
④ 보수교육에 필요한 사항이 포함된 보수교육계획서를 각 협회의 장에게 제출
⑤ 보수교육 관계 서류는 5년 동안 보존

정답 40. ③ 41. ① 42. ① 43. ②

해설 법 제20조, 시행규칙 제18조

[문 44] 보수교육을 받는 주기와 시간은?

① 1년 마다, 3시간 이상
② 2년 마다, 5시간 이상
③ 1년 마다, 8시간 이상
④ 2년 마다, 10시간 이상
⑤ 필요할 때 마다 시간 제한 없음

해설 시행령 제11조

[문 45] 의료기사 등의 보수교육을 면제받는 대상자는?

> 가. 의학전문대학원의 재학생
> 나. 면허증을 발급받은 신규면허 취득자
> 다. 군복무 중인 사람
> 라. 보건소에서 근무하는 의료기사

① 가, 나, 다　② 가, 다　③ 나, 라　④ 라　⑤ 가, 나, 다, 라

해설 시행규칙 제18조

[문 46] 보수교육 관계 서류를 보존하는 기간은?

① 2년　② 3년　③ 5년　④ 10년　⑤ 영구보존

해설 시행규칙 제21조

[문 47] 3년 동안 보존해야 하는 의료기사 등의 보수교육 관계 서류인 것은?

> 가. 보수교육 면제자 명단
> 나. 교육 이수 여부가 적혀 있는 보수교육 대상자 명단
> 다. 교육 이수자가 교육을 이수하였다는 사실을 확인할 수 있는 서류
> 라. 보수교육 대상자 중 감염병에 걸린 면제자 명단

① 가, 나, 다　② 가, 다　③ 나, 라　④ 라　⑤ 가, 나, 다, 라

정답 44. ③　45. ①　46. ②　47. ①

해설 시행규칙 제21조

[문 48] 의료기사 등의 면허취소 요건이 아닌 것은?

① 지역보건법 위반하여 금고 이상의 형을 선고 받은 때

② 면허증 대여 시

③ 비밀누설 행위 시

④ 정신질환자인 경우

⑤ 3회 이상 자격정지처분을 받은 때

해설 법 제21조

[문 49] 의료기사 등의 면허를 취소하여야만 하는 경우는?

① 비밀누설 시

② 면허증 대여 시

③ 정신질환자

④ 자격정지기간 중에 의료기사등의 업무를 행한 때

⑤ 3회 이상 자격정지처분을 받은 때

해설 법 제21조

[문 50] 의료기사 등의 면허를 취소할 수 있는 경우에 해당하는 것으로 옳은 것은?

> 가. 의료기사 등이 면허증을 대여한 때
> 나. 보건의료관련법령에 위반하여 금고 이상의 형의 선고를 받고 그 형의 집행이 종료되지 아니한 자
> 다. 면허자격정지기간 중에 의료기사 등의 업무를 행한 때
> 라. 정신지체자

① 가, 나, 다　② 가, 다　③ 나, 라　④ 라　⑤ 가, 나, 다, 라

해설 법 제21조

[문 51] 의료기사 등의 면허취소는 면허자격정지처분을 몇 회 받은 때 할 수 있는가?

① 1회 이상　② 2회 이상　③ 3회 이상　④ 4회 이상　⑤ 5회 이상

정답 48. ③　49. ③　50. ②　51. ③

해설 법 제21조

[문 52] 의료기사 등의 면허증 재발급 사유가 아닌 것은?

① 금치산자, 한정치산자사사의 결격사유가 소멸되었을 때
② 금고 이상의 실형을 선고받고 형의 집행이 끝나고 1년이 지난 경우
③ 면허가 취소된 후 1년이 지나 뉘우치는 빛이 뚜렷할 때
④ 마약류 중독자가 완치되었을 때
⑤ 금고 이상의 실형을 선고받고 면제된 후 1년이 지나 뉘우치는 빛이 뚜렷할 때

해설 시행령 제12조

[문 53] 의료기사 등의 자격정지기간은?

① 1개월 이상 1년 이내 ② 6개월 이내 ③ 1년 이내
④ 1년 이상 ⑤ 6개월 이상 1년 이내

해설 법 제22조

[문 54] 의료기사 등의 품위손상행위의 범위에 관한 것은 무엇으로 정하는가?

① 총리령 ② 대통령령 ③ 보건복지부령 ④ 법률 ⑤ 지방조례

해설 법 제22조

[문 55] 의료기사 등의 면허자격을 정지하는 것은?

> 가. 치과기공소 또는 안경업소의 개설자가 될 수 없는 사람에게 고용되어 치과기공사 또는 안경사의 업무를 한 경우
> 나. 치과기공물제작의뢰서를 보존하지 아니한 때
> 다. 치과기공사 등의 준수사항을 위반한 때
> 라. 품위를 현저히 손상시키는 행위를 한 경우

① 가, 나, 다 ② 가, 다 ③ 나, 라 ④ 라 ⑤ 가, 나, 다, 라

해설 법 제22조

정답 52. ② 53. ② 54. ② 55. ⑤

[문 56] 의료기사 등의 품위손상행위의 범위에 해당되지 않는 것은?

① 보수교육을 받지 않은 경우
② 의사, 치과의사의 지도를 받지 아니한 경우
③ 검사결과를 사실과 다르게 알려준 경우
④ 학문적으로 인정되지 아니하는 방법으로 업무를 하는 행위
⑤ 의료기사 등의 업무범위를 벗어나는 행위

해설 시행령 제13조

[문 57] 의료기사 등의 벌칙 중 상대방의 고소가 있어야 공소를 제기할 수 있는 것은?

① 면허증 대여 ② 비밀누설 ③ 무면허자의 업무종사
④ 업무에 관한 광고 행위 ⑤ 의료기사와 유사한 명칭 사용

해설 법 제30조

[문 58] 업무상 알게 된 비밀을 누설한 사람의 벌칙은?

① 3년 이하 징역 또는 3천만원 이하 벌금
② 500만원 이하 벌금
③ 300만원 이하 벌금
④ 500만원 이하 과태료
⑤ 자격정지 처분만 당한다.

해설 법 제30조

[문 59] 치과의사가 발행한 치과기공물제작의뢰서에 따르지 아니하고 치과기공물제작등 업무를 행한 자의 벌칙은?

① 3년 이하 징역 또는 3천만원 이하 벌금
② 500만원 이하 벌금
③ 300만원 이하 벌금
④ 500만원 이하 과태료
⑤ 자격정지 처분만 당한다.

해설 법 제30조

정답 56. ① 57. ② 58. ① 59. ①

[문 60] 의료기사 등의 벌칙 중 500만원 이하의 벌금은?

가. 의료기사등의 면허 없이 의료기사등의 명칭 또는 이와 유사한 명칭을 사용한 자
나. 업무상 알게 된 비밀을 누설한 사람
다. 2개소 이상의 치과기공소를 개설한 자
라. 안경사의 면허 없이 안경업소를 개설한 사람

① 가, 나, 다　② 가, 다　③ 나, 라　④ 라　⑤ 가, 나, 다, 라

해설 법 제31조

[문 61] 3년 이하의 징역 또는 3천만원 이하의 벌금에 해당되지 않는 벌칙은?

① 업무상 알게 된 비밀을 누설한 사람
② 치과위생사가 치과기공소를 개설한 경우
③ 안경사의 면허 없이 안경업소를 개설한 경우
④ 방사선사가 임상병리사에게 면허증을 빌려 준 경우
⑤ 작업치료사가 물리치료사 명칭을 사용하는 경우

해설 법 제30~31조

정답 60. ② 61. ⑤

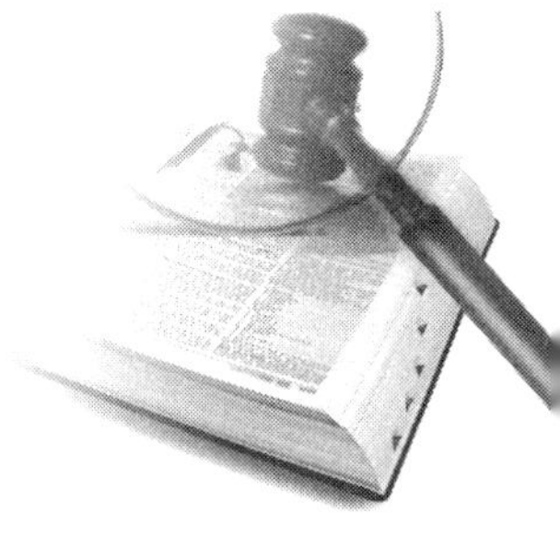

감염병의 예방 및 관리에 관한 법률

감염병의 예방 및 관리에 관한 법률

(약칭 : 감염병예방법)

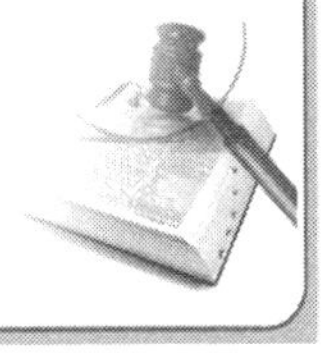

[시행 2018.6.13.] [법률 제15183호, 2017.12.12., 일부개정]

제1장 총 칙

법 제1조 (목적)

1) **목적** : 국민 건강에 위해(危害)가 되는 감염병의 발생과 유행을 방지하고, 그 예방 및 관리를 위하여 필요한 사항을 규정함으로써 국민 건강의 증진 및 유지에 이바지함

법 제2조 (정의)

1) **감염병 용어의 정의** : 〈개정 2016.12.2.〉

1. **"감염병"** : 제1군감염병, 제2군감염병, 제3군감염병, 제4군감염병, 제5군감염병, 지정감염병, 세계보건기구 감시대상 감염병, 생물테러감염병, 성매개감염병, 인수(人獸)공통감염병 및 의료관련감염병.
2. **"제1군감염병"** : 마시는 물 또는 식품을 매개로 발생하고 집단 발생의 우려가 커서 발생 또는 유행 즉시 방역대책을 수립
   가. 콜레라
   나. 장티푸스
   다. 파라티푸스
   라. 세균성이질
   마. 장출혈성대장균감염증
   바. A형간염
3. **"제2군감염병"** : 예방접종을 통하여 예방 및 관리가 가능하여 국가예방접종사업의 대상이 되는 감염병
   가. 디프테리아
   나. 백일해(百日咳)

다. 파상풍(破傷風)

라. 홍역(紅疫)

마. 유행성이하선염(流行性耳下腺炎)

바. 풍진(風疹)

사. 폴리오

아. B형간염

자. 일본뇌염

차. 수두(水痘)

카. b형헤모필루스인플루엔자

타. 폐렴구균

4. “제3군감염병” : 간헐적으로 유행할 가능성이 있어 계속 그 발생을 감시하고 방역대책의 수립이 필요한 감염병

가. 말라리아

나. 결핵(結核)

다. 한센병

라. 성홍열(猩紅熱)

마. 수막구균성수막염(髓膜球菌性髓膜炎)

바. 레지오넬라증

사. 비브리오패혈증

아. 발진티푸스

자. 발진열(發疹熱)

차. 쯔쯔가무시증

카. 렙토스피라증

타. 브루셀라증

파. 탄저(炭疽)

하. 공수병(恐水病)

거. 신증후군출혈열(腎症侯群出血熱)

너. 인플루엔자

더. 후천성면역결핍증(AIDS)

러. 매독(梅毒)

머. 크로이츠펠트-야콥병(CJD) 및 변종크로이츠펠트-야콥병(vCJD)

버. C형간염

서. 반코마이신내성황색포도알균(VRSA) 감염증

어. 카바페넴내성장내세균속균종(CRE) 감염증

5. **"제4군감염병"** : 국내에서 새롭게 발생하였거나 발생할 우려가 있는 감염병 또는 국내 유입이 우려되는 해외 유행 감염병(다만, 갑작스러운 국내 유입 또는 유행이 예견되어 긴급히 예방·관리가 필요하여 보건복지부장관이 지정하는 감염병을 포함)

가. 페스트

나. 황열

다. 뎅기열

라. 바이러스성 출혈열

마. 두창

바. 보툴리눔독소증

사. 중증 급성호흡기 증후군(SARS)

아. 동물인플루엔자 인체감염증

자. 신종인플루엔자

차. 야토병

카. 큐열(Q熱)

타. 웨스트나일열

파. 신종감염병증후군

하. 라임병

거. 진드기매개뇌염

너. 유비저(類鼻疽)

더. 치쿤구니야열

러. 중증열성혈소판감소증후군(SFTS)

머. 중동 호흡기 증후군(MERS)

6. **"제5군감염병"** : 기생충에 감염되어 발생하는 감염병으로서 정기적인 조사를 통한 감시가 필요하여 보건복지부령으로 정하는 감염병(다만, 갑작스러운 국내 유입 또는 유행이 예견되어 긴급히 예방·관리가 필요하여 보건복지부장관(감염병의 예방 및 관리에 관한 법률 시행규칙 제3조)이 지정하는 감염병을 포함)

규칙 제3조 (제5군감염병의 종류)

"보건복지부령으로 정하는 감염병" :

1. 회충증
2. 편충증
3. 요충증
4. 간흡충증
5. 폐흡충증
6. 장흡충증

7. **"지정감염병"** : 제1군감염병부터 제5군감염병까지의 감염병 외에 유행 여부를 조사하기 위하여 감시활동이 필요하여 보건복지부장관(보건복지부고시 지정감염병 등의 종류)이 지정하는 감염병

◎ 보건복지부고시 제2017-99호. 지정감염병 등의 종류

가. 삭제
나. 수족구병
다. 임질
라. 클라미디아 감염증
마. 연성하감
바. 성기단순포진
사. 첨규콘딜롬
아. 삭제
자. 반코마이신내성장알균(VRE) 감염증
차. 메티실린내성황색포도알균(MRSA) 감염증
카. 다제내성녹농균(MRPA) 감염증
타. 다제내성아시네토박터바우마니균(MRAB) 감염증
파. 삭제
하. 장관감염증
거. 급성호흡기감염증
너. 해외유입기생충감염증
더. 엔테로바이러스 감염증

8. **"세계보건기구 감시대상 감염병"** : 세계보건기구가 국제공중보건의 비상사태에 대비하기 위하여 감시대상으로 정한 질환으로서 보건복지부장관(보건복지부고시 지정감염병 등의 종류)이 고시하는 감염병

보건복지부고시 제2017-99호. 지정감염병 등의 종류

2. 「감염병의 예방 및 관리에 관한 법률」 제2조제8호에 따른 세계보건기구 감시대상 감염병의 종류는 다음 각 목과 같다.
   가. 두창
   나. 폴리오
   다. 신종인플루엔자
   라. 중증급성호흡기증후군(SARS)
   마. 콜레라
   바. 폐렴형 페스트
   사. 황열
   아. 바이러스성 출혈열
   자. 웨스트나일열

9. **"생물테러감염병"** : 고의 또는 테러 등을 목적으로 이용된 병원체에 의하여 발생된 감염병 중 보건복지부장관(보건복지부고시 지정감염병 등의 종류)이 고시하는 감염병

보건복지부고시 제2017-99호. 지정감염병 등의 종류

3. 「감염병의 예방 및 관리에 관한 법률」 제2조제9호에 따른 생물테러감염병의 종류는 다음 각 목과 같다.
   가. 탄저
   나. 보툴리눔독소증
   다. 페스트
   라. 마버그열
   마. 에볼라열
   바. 라싸열
   사. 두창
   아. 야토병

10. **"성매개감염병"** : 성 접촉을 통하여 전파되는 감염병 중 보건복지부장관(보건복지부고시 지정감염병 등의 종류)이 고시하는 감염병

보건복지부고시 제2017-99호. 지정감염병 등의 종류

4. 「감염병의 예방 및 관리에 관한 법률」 제2조제10호에 따른 성매개감염병의 종류는 다음 각 목과 같다.
   가. 매독
   나. 임질
   다. 클라미디아
   라. 연성하감
   마. 성기단순포진
   바. 첨규콘딜롬
   사. 사람유두종바이러스 감염증

11. **"인수공통감염병"** : 동물과 사람 간에 서로 전파되는 병원체에 의하여 발생되는 감염병 중 보건복지부장관(보건복지부고시 지정감염병 등의 종류)이 고시하는 감염병

보건복지부고시 제2017-99호. 지정감염병 등의 종류

5. 「감염병의 예방 및 관리에 관한 법률」 제2조제11호에 따른 인수공통감염병의 종류는 다음 각 목과 같다.
   가. 장출혈성대장균감염증
   나. 일본뇌염
   다. 브루셀라증
   라. 탄저
   마. 공수병
   바. 동물인플루엔자 인체감염증
   사. 중증급성호흡기증후군(SARS)
   아. 변종크로이츠펠트-야콥병(vCJD)
   자. 큐열
   차. 결핵

12. **"의료관련감염병"** : 환자나 임산부 등이 의료행위를 적용받는 과정에서 발생한 감

염병으로서 감시활동이 필요하여 보건복지부장관(보건복지부고시 지정감염병 등의 종류)이 고시하는 감염병

보건복지부고시 제2017-99호. 지정감염병 등의 종류

6. 「감염병의 예방 및 관리에 관한 법률」 제2조제12호에 따른 의료관련감염병의 종류는 다음 각 목과 같다.
   가. 반코마이신내성황색포도알균(VRSA) 감염증
   나. 반코마이신내성장알균(VRE) 감염증
   다. 메티실린내성황색포도알균(MRSA) 감염증
   라. 다제내성녹농균(MRPA) 감염증
   마. 다제내성아시네토박터바우마니균(MRAB) 감염증
   바. 카바페넴내성장내세균속균종(CRE) 감염증

2) **감염병 관련 용어의 정의**

1. **"감염병환자"** : 감염병의 병원체가 인체에 침입하여 증상을 나타내는 사람으로서 제11조제6항의 진단 기준에 따른 의사 또는 한의사의 진단이나 보건복지부령으로 정하는 기관(이하 "감염병병원체 확인기관"이라 한다)의 실험실 검사를 통하여 확인된 사람
2. **"감염병의사환자"** : 감염병병원체가 인체에 침입한 것으로 의심이 되나 감염병환자로 확인되기 전 단계에 있는 사람
3. **"병원체보유자"** : 임상적인 증상은 없으나 감염병병원체를 보유하고 있는 사람
4. **"감시"** : 감염병 발생과 관련된 자료 및 매개체에 대한 자료를 체계적이고 지속적으로 수집, 분석 및 해석하고 그 결과를 제때에 필요한 사람에게 배포하여 감염병 예방 및 관리에 사용하도록 하는 일체의 과정
5. **"역학조사"** : 감염병환자, 감염병의사환자 또는 병원체보유자("감염병환자등")가 발생한 경우 감염병의 차단과 확산 방지 등을 위하여 감염병환자등의 발생 규모를 파악하고 감염원을 추적하는 등의 활동과 감염병 예방접종 후 이상반응 사례가 발생한 경우 그 원인을 규명하기 위하여 하는 활동
6. **"예방접종 후 이상반응"** : 예방접종 후 그 접종으로 인하여 발생할 수 있는 모든 증상 또는 질병으로서 해당 예방접종과 시간적 관련성이 있는 것
7. **"고위험병원체"** : 생물테러의 목적으로 이용되거나 사고 등에 의하여 외부에 유출될 경우 국민 건강에 심각한 위험을 초래할 수 있는 감염병병원체로서 보건복지부

령으로 정하는 것

8. **"관리대상 해외 신종감염병"** : 기존 감염병의 변이 및 변종 또는 기존에 알려지지 아니한 새로운 병원체에 의해 발생하여 국제적으로 보건문제를 야기하고 국내 유입에 대비하여야 하는 감염병으로서 보건복지부장관이 지정하는 것

법 제4조 (국가 및 지방자치단체의 책무)

1) 국가 및 지방자치단체는 감염병환자등의 인간으로서의 존엄과 가치를 존중하고 그 기본적 권리를 보호하며, 법률에 따르지 아니하고는 취업 제한 등의 불이익을 주어서는 아니 됨

2) **국가 및 지방자치단체가 수행해야 되는 감염병의 예방 및 관리를 위한 사업 :**

1. 감염병의 예방 및 방역대책
2. 감염병환자등의 진료 및 보호
3. 감염병 예방을 위한 예방접종계획의 수립 및 시행
4. 감염병에 관한 교육 및 홍보
5. 감염병에 관한 정보의 수집·분석 및 제공
6. 감염병에 관한 조사·연구
7. 감염병병원체 검사·보존·관리 및 약제내성 감시(藥劑耐性 監視)
8. 감염병 예방을 위한 전문인력의 양성
9. 감염병 관리정보 교류 등을 위한 국제협력
10. 감염병의 치료 및 예방을 위한 약품 등의 비축
11. 감염병 관리사업의 평가
12. 기후변화, 저출산·고령화 등 인구변동 요인에 따른 감염병 발생조사·연구 및 예방대책 수립
13. 한센병의 예방 및 진료 업무를 수행하는 법인 또는 단체에 대한 지원
14. 감염병 예방 및 관리를 위한 정보시스템의 구축 및 운영
15. 해외 신종감염병의 국내 유입에 대비한 계획 준비, 교육 및 훈련
16. 해외 신종감염병 발생 동향의 지속적 파악, 위험성 평가 및 관리대상 해외 신종감염병의 지정
17. 관리대상 해외 신종감염병에 대한 병원체 등 정보 수집, 특성 분석, 연구를 통한 예방과 대응체계 마련, 보고서 발간 및 지침(매뉴얼을 포함) 고시(주간건강과질병에 관한 규정 참조)

주간건강과질병에 관한 규정

[시행 2017.6.15.] [질병관리본부예규 제306호, 2017.6.15., 타법개정]

제1조(목적) 이 규정은 감염병의 예방 및 관리에 관한 법률 제4조 제2항 및 제6조의 제2항의 규정에 의거 국내·외 질병 발생현황과 관리대책에 대한 신속한 정보 제공을 위하여, 질병관리본부가 발간하고 있는 "주간건강과질병(Public Health Weekly Report, KCDC)" 발간에 관하여 필요한 사항을 규정함을 목적으로 한다.

제2조(적용범위) 주간건강과질병 발간에 관하여는 다른 법령 등에 명시되어 있는 것을 제외하고는 이 예규가 정하는 바에 의한다.

제3조(주간건강과질병 발행) ① 주간건강과질병 발행인은 질병관리본부장(이하 "본부장"이라 한다)으로 하고, 편집인은 국립보건연구원장 및 각 센터장으로 한다.

② 주간건강과질병은 주간단위로 발간되며, 그 외의 사항은 편집위원회에서 정한다.

제4조(주간건강과질병의 내용) 주간건강과질병은 질병정보와 병원체 관련 정보 등 다음의 사항을 내용으로 한다.

1. 감염병 및 만성병 정보에 관한 사항
2. 병원체 정보에 관한 사항
3. 유전체 정보에 관한 사항
4. 감염병 발생과 질병 역학조사에 관한 통계
5. 국내·외 질병발생관련 최신 동향
6. 게재된 내용에 대한 정정·수정 등에 관한 사항
7. 기타 건강 및 질병 관련 사항

제5조(주간건강과질병 편집위원회의 설치 및 기능) ① 본부장은 주간건강과질병의 발간에 관한 필요한 사항을 심의하기 위하여, 주간건강과질병 편집위원회(이하 "위원회"라 한다)를 둔다.

② 위원회는 다음 각호의 업무를 심의한다.

1. 주간건강과질병 원고 검토 및 발간에 관한 사항
2. 원고 자료의 국내·외 수집에 관한 사항
3. 주간건강과질병의 운영 현황 평가 및 개선방안에 관한 사항
4. 주간건강과질병의 발전방향에 관한 사항
5. 그 밖의 주간건강과질병 발간에 관하여 본부장이 부의하는 사항

제6조(위원회의 구성 및 운영) ① 위원회는 위원장 1인 및 간사 1인을 포함한 20인 이하의 위원으로 구성한다.

② 위원장은 감염병관리센터장이 되고, 간사는 감염병관리과장이 된다.

③ 위원은 질병관리본부 과장 또는 보건연구관 중에서 10인 이하로 구성하며 각 센터장의 추천을 받아 본부장이 임명한다.

④ 위원의 임기는 3년으로 하며 임기만료 후 연임할 수 있다.

⑤ 위원이 유고 시 후임자는 당해 센터장 또는 국립보건연구원장의 추천을 받아 본부장이 임명하되 임기는 잔여 임기로 한다.

⑥ 간사는 당연직 위원으로 하고 위원장의 명을 받아 위원회의 사무를 처리한다.

3) 국가·지방자치단체(교육감 포함)는 감염병의 효율적 치료 및 확산방지를 위하여 질병의 정보, 발생 및 전파 상황을 공유하고 상호 협력하여야 함

4) 국가 및 지방자치단체는 의료기관 및 의료인단체와 감염병의 발생 감시·예방을 위하여 관련 정보를 공유하여야 함

법 제5조 (의료인 등의 책무와 권리)

1) 의료인 및 의료기관의 장 등은 감염병 환자의 진료에 관한 정보를 제공받을 권리가 있고, 감염병 환자의 진단 및 치료 등으로 인하여 발생한 피해에 대하여 보상받을 수 있음
2) 의료인 및 의료기관의 장 등은 감염병 환자의 진단·관리·치료 등에 최선을 다하여야 하며, 보건복지부장관 또는 지방자치단체의 장의 행정명령에 적극 협조하여야 함
3) 의료인 및 의료기관의 장 등은 국가와 지방자치단체가 수행하는 감염병의 발생 감시와 예방·관리 및 역학조사 업무에 적극 협조하여야 함

법 제6조 (국민의 권리와 의무)

1) 국민은 감염병으로 격리 및 치료 등을 받은 경우 이로 인한 피해를 보상받을 수 있음
2) 국민은 감염병 발생 상황, 감염병 예방 및 관리 등에 관한 정보와 대응방법을 알 권리가 있고, 국가와 지방자치단체는 신속하게 정보를 공개(주간건강과질병에 관한 규정 참조)하여야 함
3) 국민은 의료기관에서 이 법에 따른 감염병에 대한 진단 및 치료를 받을 권리가 있고, 국가와 지방자치단체는 이에 소요되는 비용을 부담하여야 함
4) 국민은 치료 및 격리조치 등 국가와 지방자치단체의 감염병 예방 및 관리를 위한 활동에 적극 협조하여야 함

제3장 신고 및 보고

법 제11조 (의사 등의 신고)

1) **의료기관의 장에게 보고하여야 하는 내용** : 의사나 한의사(표본감시 대상이 되는 감염병으로 인한 경우 제외)
   1. 감염병환자등을 진단하거나 그 사체를 검안(檢案)한 경우
   2. 예방접종 후 이상반응자를 진단하거나 그 사체를 검안한 경우
   3. 감염병환자등이 제1군감염병부터 제4군감염병까지에 해당하는 감염병으로 사망한 경우
2) **위의 사실에 해당하는 경우** :
   1. 관할 보건소장에게 신고여야 하는 경우 : 의료기관에 소속되지 아니한 의사 또는 한의사
   2. 소속 부대장에게 보고(보건소장에게 지체없이 신고) : 육군, 해군, 공군 또는 국방

부 직할 부대에 소속된 군의관

3) **감염병원체 확인기관의 장에게 보고** : 감염병병원체 확인기관의 소속 직원

1. 실험실 검사 등을 통하여 감염병환자등을 발견한 경우

4) **보고를 받은 의료기관의 장 및 감염병병원체 확인기관의 장** : 보건복지부장관 또는 관할 보건소장에게 신고

1. 제1군감염병부터 제4군감염병까지의 경우 : 지체 없이
2. 제5군감염병 및 지정감염병의 경우 : 7일 이내

5) 감염병 표본감시기관은 표본감시 대상이 되는 감염병(인플루엔자, 지정감염병, 제5군감염병)으로 인하여 감염병환자등을 진단하거나 그 사체를 검안한 경우 또는 감염병환자등이 제1군감염병부터 제4군감염병까지에 해당하는 감염병으로 사망한 경우에 해당하는 사실이 있으면 보건복지부령(감염병의 예방 및 관리에 관한 법률 시행규칙 제7조)으로 정하는 바에 따라 보건복지부장관 또는 관할 보건소장에게 신고

규칙 제7조 (의사 등의 예방접종 후 이상반응 신고)

1) 예방접종 후 이상반응자를 진단하거나 그 사체를 검안한 경우를 신고하려는 의사, 한의사, 의료기관의 장 또는 소속 부대장은 예방접종 후 이상반응 발생신고서(전자문서로 된 신고서 포함)를 질병관리본부장 또는 이상반응자의 소재지를 관할하는 보건소장에게 정보시스템을 이용하여 제출하여야 하고 해당 보건소장에게는 팩스를 통하여 제출 가능 〈개정 2016.6.30〉
2) 의사등이 신고하여야 하는 예방접종 후 이상반응자의 범위는 별표 3과 같음 〈개정 2016. 1.7〉

규칙 [별표 3] 신고하여야 하는 예방접종 후 이상반응자의 범위

신고하여야 하는 예방접종 후 이상반응자의 범위는 다음 표의 분류에 따라 이상반응이 발생한 자를 말한다.

예방접종 종류	이상반응의 범위	예방접종 후 이상반응이 나타날 때까지의 시간
비씨지(BCG)	1. 림프절 종창(지름 1.5cm 이상)	1년 이내
	2. 골염, 골수염	6개월 이내
	3. 전신 파종성 비씨지 감염증	6개월 이내
	4. 국소 이상반응	6개월 이내
	5. 그 밖에 접종과 연관성이 있는 것으로 의심되는 이상반응	기한 없음
	6. 제1호부터 제5호까지의 이상반응으로 인한 후유증	기한 없음
B형간염	1. 아나필락시스	24시간 이내
	2. 국소 이상반응	7일 이내
	3. 그 밖에 접종과 연관성이 있는 것으로 의심되는 이상반응	기한 없음
	4. 제1호부터 제3호까지의 이상반응으로 인한 후유증	기한 없음

폴리오(주사용)	1. 아나필락시스	24시간 이내
	2. 국소 이상반응	7일 이내
	3. 그 밖에 접종과 연관성이 있는 것으로 의심되는 이상반응	기한 없음
	4. 제1호부터 제3호까지의 이상반응으로 인한 후유증	기한 없음
디티에이피(DTaP), 티디(Td), 티댑(Tdap), 디티에이피-아이피브이(DTaP-IPV)	1. 아나필락시스	24시간 이내
	2. 뇌염, 뇌증	7일 이내
	3. 상완신경총 말초신경병증	28일 이내
	4. 국소 이상반응	7일 이내
	5. 그 밖에 접종과 연관성이 있는 것으로 의심되는 이상반응	기한 없음
	6. 제1호부터 제5호까지의 이상반응으로 인한 후유증	기한 없음
엠엠알(MMR)	1. 아나필락시스	24시간 이내
	2. 뇌염, 뇌증	21일 이내
	3. 혈소판 감소성 자반증	7-30일
	4. 만성 관절염	42일 이내
	5. 국소 이상반응	7일 이내
	6. 그 밖에 접종과 연관성이 있는 것으로 의심되는 이상반응	기한 없음
	7. 제1호부터 제6호까지의 이상반응으로 인한 후유증	기한 없음
일본뇌염	1. 아나필락시스	24시간 이내
	2. 뇌염, 뇌증	7일 이내
	3. 국소 이상반응	7일 이내
	4. 그 밖에 접종과 연관성이 있는 것으로 의심되는 이상반응	기한 없음
	5. 제1호부터 제4호까지의 이상반응으로 인한 후유증	기한 없음
수두	1. 아나필락시스	24시간 이내
	2. 뇌염, 뇌증	7일 이내
	3. 국소 이상반응	7일 이내
	4. 그 밖에 접종과 연관성이 있는 것으로 의심되는 이상반응	기한 없음
	5. 제1호부터 제4호까지의 이상반응으로 인한 후유증	기한 없음
b형 헤모필루스 인플루엔자	1. 아나필락시스	24시간 이내
	2. 국소 이상반응	7일 이내
	3. 그 밖에 접종과 연관성이 있는 것으로 의심되는 이상반응	기한 없음
	4. 제1호부터 제3호까지의 이상반응으로 인한 후유증	기한 없음
폐렴구균	1. 아나필락시스	24시간 이내
	2. 국소 이상반응	7일 이내
	3. 그 밖에 접종과 연관성이 있는 것으로 의심되는 이상반응	기한 없음
	4. 제1호부터 제3호까지의 이상반응으로 인한 후유증	기한 없음
법 제24조제1항제14호에 따라 보건복지부장관이 지정한 감염병	감염병의 특성에 따라 보건복지부장관이 고시한 이상반응	감염병의 특성에 따라 보건복지부장관이 고시한 시간

법 제12조 (그 밖의 신고의무자)

1) 의사나 한의사의 진단이나 검안을 요구하거나 해당 주소지를 관할하는 보건소장에게 신고 :
   1. 일반가정에서는 세대를 같이하는 세대주. 다만, 세대주가 부재 중인 경우에는 그 세대원
   2. 학교, 병원, 관공서, 회사, 공연장, 예배장소, 선박·항공기·열차 등 운송수단, 각종 사무소·사업소, 음식점, 숙박업소 또는 그 밖에 여러 사람이 모이는 장소로서 보건복지부령으로 정하는 장소(약국, 사회복지시설, 산후조리원, 목욕장업소, 이용업소, 미용업소)의 관리인, 경영자 또는 대표자
2) **그 밖의 신고의무자가 신고해야 할 내용** :
   1. 제1군감염병 감염병환자등 또는 제1군감염병이나 그 의사증(擬似症)으로 인한 사망자가 있을 경우
   2. 제2군감염병부터 제4군감염병까지에 해당하는 감염병 중 보건복지부령으로 정하는 감염병(홍역, 결핵)이 발생한 경우
3) 그 밖의 신고의무자가 아니더라도 감염병환자등 또는 감염병으로 인한 사망자로 의심되는 사람을 발견 : 보건소장에게 알려야 함
4) 보건소장 → 관할 특별자치도지사 또는 시장·군수·구청장에게 보고 → 보건복지부장관 및 시·도지사에게 각각 보고
5) **관할구역 거주 감염병환자등에 대한 내용** : 명부 작성 및 관리
   1. 감염병환자등의 명부 : 3년간 보관
   2. 예방접종 후 이상반응자의 명부 : 10년간 보관

법 제16조 (감염병 표본감시 등)

1) **표본감시기관 지정** : 보건복지부장관
   1. 감염병 발생의 의과학적인 감시를 위하여 질병의 특성과 지역을 고려
   2. 보건의료기관(보건의료인이 공중(公衆) 또는 특정 다수인을 위하여 보건의료서비스를 행하는 보건기관, 의료기관, 약국, 그 밖에 대통령령으로 정하는 기관)이나 그 밖의 기관 또는 단체를 감염병 표본감시기관으로 지정
2) 보건복지부장관, 시·도지사 또는 시장·군수·구청장은 지정받은 감염병 표본감시기관의 장에게 감염병의 표본감시와 관련하여 필요한 자료의 제출을 요구하거나 감염병의 예방·관리에 필요한 협조를 요청할 수 있고 표본감시기관은 특별한 사유가 없으면

이에 따라야 함

3) 보건복지부장관, 시・도지사 또는 시장・군수・구청장은 수집한 정보 중 국민 건강에 관한 중요한 정보를 관련 기관・단체・시설 또는 국민들에게 제공하여야 함

4) 보건복지부장관, 시・도지사 또는 시장・군수・구청장은 표본감시활동에 필요한 경비를 표본감시기관에 지원

5) 보건복지부장관은 표본감시기관이 감염병의 발생 감시 업무를 게을리하는 등 보건복지부령(감염병의 예방 및 관리에 관한 법률 시행규칙 제14조제2항)으로 정하는 사유에 해당하는 경우 그 지정을 취소

규칙 제14조 (감염병 표본감시기관의 지정 등) 제2항

1) 질병관리본부장이 지정을 취소하는 경우 : 〈개정 2016.1.7〉
   1. 표본감시 관련 자료 제출 요구와 감염병의 예방 및 관리에 필요한 협조 요청에 불응하는 경우
   2. 폐업 등으로 감염병의 발생 감시 업무를 계속하여 수행할 수 없는 경우
   3. 그 밖에 감염병의 발생 감시 업무를 게을리 하는 경우

---

6) 표본감시의 대상이 되는 감염병(인플루엔자, 지정감염병, 제5군감염병)과 표본감시기관의 지정 및 지정취소의 사유 등에 관하여 필요한 사항은 보건복지부령(감염병의 예방 및 관리에 관한 법률 시행규칙 제13~14조)으로 정함

규칙 제13조 (표본감시의 대상이 되는 감염병) 〈개정 2016.1.7〉

1) 표본감시의 대상이 되는 감염병 :
   1. 제3군감염병 중 인플루엔자
   2. 지정감염병
   3. 제5군감염병

규칙 제14조 (감염병 표본감시기관의 지정 등)

1) 질병관리본부장은 표본감시 대상 감염병별로 다음 각 호의 구분에 따른 기관・시설・단체 또는 법인 중에서 시・도지사의 추천을 받아 감염병 표본감시기관(이하 "표본감시기관"이라 한다)을 지정 〈개정 2016.6.30〉
   1. 인플루엔자: 다음 각 목의 기관・시설・단체 또는 법인
      가. 보건소 중 보건의료원
      나. 보건환경연구원・의료기관 중 진단검사의학과 전문의가 상근하는 기관 및 인체에서 채취

한 가검물에 대한 검사를 국가, 지방자치단체, 의료기관 등으로부터 위탁받아 처리하는 기관 중 진단검사의학과 전문의가 상근(常勤)하는 기관

다. 의료기관 중 소아과 · 내과 · 가정의학과 · 이비인후과 진료과목이 있는 의료기관

2. 지정감염병: 다음 각 목의 기관 · 시설 · 단체 또는 법인

가. 보건소

나. 보건환경연구원 · 의료기관 중 진단검사의학과 전문의가 상근하는 기관 및 인체에서 채취한 가검물에 대한 검사를 국가, 지방자치단체, 의료기관 등으로부터 위탁받아 처리하는 기관 중 진단검사의학과 전문의가 상근(常勤)하는 기관

다. 의료기관 중 의원 · 병원 및 종합병원

라. 지정감염병에 관한 연구 및 학술발표 등을 목적으로 결성된 학회

3. 제5군감염병: 다음 각 목의 기관 · 시설 · 단체 또는 법인

가. 보건소

나. 보건환경연구원 · 의료기관 중 진단검사의학과 전문의가 상근하는 기관 및 인체에서 채취한 가검물에 대한 검사를 국가, 지방자치단체, 의료기관 등으로부터 위탁받아 처리하는 기관 중 진단검사의학과 전문의가 상근(常勤)하는 기관

다. 의료기관 중 의원 · 병원 및 종합병원

라. 제5군감염병에 관한 연구 및 학술발표 등을 목적으로 결성된 학회

마. 제5군감염병의 예방 및 관리를 목적으로 설립된 비영리법인

2) 질병관리본부장이 표본감시기관 지정을 취소할 수 있는 경우 : 〈개정 2016.1.7〉

1. 표본감시 관련 자료 제출 요구와 감염병의 예방 및 관리에 필요한 협조 요청에 불응하는 경우
2. 폐업 등으로 감염병의 발생 감시 업무를 계속하여 수행할 수 없는 경우
3. 그 밖에 감염병의 발생 감시 업무를 게을리 하는 경우

---

7) 질병관리본부장은 감염병이 발생하거나 유행할 가능성이 있어 관련 정보를 확보할 긴급한 필요가 있다고 인정하는 경우 「공공기관의 운영에 관한 법률」에 따른 공공기관 중 대통령령(건강보험심사평가원 및 국민건강보험공단)으로 정하는 공공기관의 장에게 정보 제공을 요구할 수 있고 정보 제공을 요구받은 기관의 장은 정당한 사유가 없는 한 이에 따라야 함

공공기관의 운영에 관한 법률 제4조 (공공기관)

1) 기획재정부장관은 국가 · 지방자치단체가 아닌 법인 · 단체 또는 기관으로서 다음 각 호의 어느 하나에 해당하는 기관을 공공기관으로 지정

1. 다른 법률에 따라 직접 설립되고 정부가 출연한 기관
2. 정부지원액(법령에 따라 직접 정부의 업무를 위탁받거나 독점적 사업권을 부여받은 기관의

경우에는 그 위탁업무나 독점적 사업으로 인한 수입액을 포함한다)이 총수입액의 2분의 1을 초과하는 기관

3. 정부가 100분의 50 이상의 지분을 가지고 있거나 100분의 30 이상의 지분을 가지고 임원 임명권한 행사 등을 통하여 당해 기관의 정책 결정에 사실상 지배력을 확보하고 있는 기관
4. 정부와 제1호 내지 제3호의 어느 하나에 해당하는 기관이 합하여 100분의 50 이상의 지분을 가지고 있거나 100분의 30 이상의 지분을 가지고 임원 임명권한 행사 등을 통하여 당해 기관의 정책 결정에 사실상 지배력을 확보하고 있는 기관
5. 제1호 내지 제4호의 어느 하나에 해당하는 기관이 단독으로 또는 두개 이상의 기관이 합하여 100분의 50 이상의 지분을 가지고 있거나 100분의 30 이상의 지분을 가지고 임원 임명권한 행사 등을 통하여 당해 기관의 정책 결정에 사실상 지배력을 확보하고 있는 기관
6. 제1호 내지 제4호의 어느 하나에 해당하는 기관이 설립하고, 정부 또는 설립 기관이 출연한 기관

2) 기획재정부장관은 다음 각 호의 어느 하나에 해당하는 기관을 공공기관으로 지정할 수 없음

1. 구성원 상호 간의 상호부조・복리증진・권익향상 또는 영업질서 유지 등을 목적으로 설립된 기관
2. 지방자치단체가 설립하고, 그 운영에 관여하는 기관
3. 한국방송공사와 한국교육방송공사

---

8) 제공되는 정보의 내용, 절차 및 정보의 취급에 필요한 사항은 대통령령(감염병의 예방 및 관리에 관한 법률 시행령 제11조)으로 정함

영 **제11조 (제공 정보의 내용)**

1) 제공 정보의 내용 : 〈개정 2016.1.6〉

1. 감염병환자, 감염병의사환자 또는 병원체보유자("감염병환자등")의 성명・주민등록번호・성별・주소・전화번호・직업・감염병명・발병일 및 진단일
2. 감염병환자등을 진단한 의료기관의 명칭・주소지・전화번호 및 의사 이름

법 제19조 (건강진단)

1) **건강진단 목적** : 성매개감염병의 예방

2) **건강진단 대상자** : 성매개감염병 및 후천성면역결핍증에 관한 건강진단을 받아야 하는 직업에 종사하는 사람으로 전염을 매개할 상당한 우려가 있다고 시장・군수・구청장이 인정한 자

3) **건강진단 내용** : 특별자치도지사·시장·군수·구청장(자치구의 구청장)의 건강진단을 받을 것을 통지를 받은 사람은 지체 없이 성매개감염병 및 후천성면역결핍증에 관한 건강진단을 받아야 함

제6장 예방접종

법 제24조 (필수예방접종)

1) **필수예방접종 실시** : 특별자치도지사 또는 시장·군수·구청장 〈개정 2018.3.27.〉

1. 디프테리아
2. 폴리오
3. 백일해
4. 홍역
5. 파상풍
6. 결핵
7. B형간염
8. 유행성이하선염
9. 풍진
10. 수두
11. 일본뇌염
12. b형헤모필루스인플루엔자
13. 폐렴구균
14. 인플루엔자
15. A형간염
16. 사람유두종바이러스 감염증
17. 그 밖에 보건복지부장관이 감염병의 예방을 위하여 필요하다고 인정하여 지정(정기예방접종이 필요한 감염병 지정 등 제1조)하는 감염병

정기예방접종이 필요한 감염병 지정 등 제1조 (정기예방접종이 필요한 감염병)

1. 보건복지부장관이 감염병의 예방을 위하여 정기예방접종이 필요하다고 인정하여 지정하는 감염병의 종류 :

1. 장티푸스
2. 삭제
3. 신증후군출혈열
4. A형간염
5. 사람유두종바이러스 감염증

2. A형간염 외의 감염병에 대하여는 위험군 등 일부 권장대상에 대해서만 정기예방접종이 필요한 것으로 인정

2) 특별자치도지사 또는 시장・군수・구청장은 제1항에 따른 필수예방접종업무를 대통령령(감염병의 예방 및 관리에 관한 법률 시행령 제20조)으로 정하는 바에 따라 관할구역 안에 있는 「의료법」에 따른 의료기관에 위탁

영 제20조 (예방접종업무의 위탁)

1) 특별자치도지사 또는 시장・군수・구청장은 보건소에서 시행하기 어렵거나 보건소를 이용하기 불편한 주민 등에 대한 예방접종업무를 종합병원, 병원, 요양병원(의사가 의료행위를 하는 곳만 해당) 또는 의원 중에서 특별자치도지사 또는 시장・군수・구청장이 지정하는 의료기관에 위탁할 수 있고 특별자치도지사 또는 시장・군수・구청장은 위탁한 기관을 공고하여야 함

3) 특별자치도지사 또는 시장・군수・구청장은 필수예방접종 대상 아동 부모에게 보건복지부령(감염병의 예방 및 관리에 관한 법률 시행규칙 제21조의2)으로 정하는 바에 따라 필수예방접종을 사전에 알려야 하고 고유식별정보를 처리할 수 있음

규칙 제21조의2 (정기예방접종의 사전 알림)

1) 정기예방접종을 사전에 알리는 방법 : 특별자치도지사 또는 시장・군수・구청장
   1. 휴대전화에 의한 문자전송, 전자메일, 전화, 우편 또는 이에 상당하는 방법(사전 알림에 동의한 사람에만 해당)
   2. 사전 알림에 동의하지 않거나 필요한 개인 정보가 없는 경우에는 해당 지방자치단체의 인터넷 홈페이지에 공고

법 제25조 (임시예방접종)

1) **임시예방접종 실시 내용 및 장소** : 특별자치도지사 또는 시장·군수·구청장
   1. 보건복지부장관이 감염병 예방을 위하여 특별자치도지사 또는 시장·군수·구청장에게 예방접종을 실시할 것을 요청한 경우
   2. 특별자치도지사 또는 시장·군수·구청장이 감염병 예방을 위하여 예방접종이 필요하다고 인정하는 경우
   3. 보건소
2) **임시예방접종업무의 위탁** : 관할구역 안에 있는 의료기관에 위탁

법 제26조 (예방접종의 공고)

1) **임시예방접종의 공고자** : 특별자치도지사 또는 시장·군수·구청장
2) **임시예방접종의 내용** : 예방접종의 일시 및 장소, 예방접종의 종류, 예방접종을 받을 사람의 범위를 정하여 미리 공고하여야 함

법 제26조의2 (예방접종 내역의 사전확인)

1) 보건소장 및 특별자치도지사 또는 시장·군수·구청장의 예방접종업무를 위탁받은 의료기관의 장은 예방접종을 하기 전에 대통령령으로 정하는 바(예방접종 내역의 사전확인)에 따라 예방접종을 받으려는 사람 본인 또는 법정대리인의 동의를 받아 해당 예방접종을 받으려는 사람의 예방접종 내역을 확인하여야 하며 예방접종을 받으려는 사람 또는 법정대리인의 동의를 받지 못한 경우에는 그러하지 아니함
2) 예방접종을 확인하는 경우 예방접종통합관리시스템(예방접종업무에 필요한 각종 자료 또는 정보의 효율적 처리와 기록·관리업무의 전산화)을 활용하여 그 내역을 확인

법 제27조 (예방접종증명서)

1) 보건복지부장관, 특별자치도지사 또는 시장·군수·구청장은 필수예방접종 또는 임시예방접종을 받은 사람 본인 또는 법정대리인에게 보건복지부령으로 정하는 바에 따라 예방접종증명서를 발급 〈개정 2015.12.29., 2018.3.27.〉 [시행일 : 2018.9.28.]
2) 특별자치도지사나 시장·군수·구청장이 아닌 자가 예방접종을 한 때에는 보건복지부장관, 특별자치도지사 또는 시장·군수·구청장은 예방접종을 한 자로 하여금 예방접종증명서를 발급하게 할 수 있음
3) 예방접종증명서는 전자문서를 이용하여 발급 가능

법 제28조 (예방접종 기록의 보존 및 보고 등)

1) 특별자치도지사 또는 시장・군수・구청장은 필수예방접종 및 임시예방접종을 하거나, 보고를 받은 경우에는 보건복지부령(감염병의 예방 및 관리에 관한 법률 시행규칙 제23조)으로 정하는 바에 따라 예방접종에 관한 기록을 작성・보관 〈개정 2010.1.18., 2018.3.27.〉

규칙 제23조 (예방접종에 관한 기록의 작성 및 보고)

1) 특별자치도지사 또는 시장・군수・구청장은 정기예방접종 및 임시예방접종을 한 경우 예방접종 실시 기록 및 보고서(전자문서를 포함)에 예방접종에 관한 기록 작성
2) 특별자치도지사나 시장・군수・구청장이 아닌 자가 예방접종을 실시하면 예방접종 실시 기록 및 보고서에 예방접종에 관한 기록을 작성하고, 예방접종 실시 기록 및 보고서를 특별자치도지사 또는 시장・군수・구청장에게 제출
3) 특별자치도지사 또는 시장・군수・구청장은 예방접종에 관한 기록을 작성하거나 제출받은 예방접종 실시 기록 및 보고서를 시・도지사 및 질병관리본부장에게 각각 제출
4) 질병관리본부장은 국가예방접종 또는 임시예방접종을 받은 사람(미성년자의 경우에는 그 부모)에게 제출받은 예방접종에 관한 기록을 인터넷 홈페이지를 통하여 열람하게 하거나 전자문서를 이용하여 예방접종증명서를 발급
5) 질병관리본부장은 예방접종 대상자의 중복접종 등을 예방하기 위해 예방접종에 관한 기록을 열람 가능한 자 :
   1. 예방접종을 실시하는 보건소에서 예방접종을 하는 의료인
   2. 예방접종을 실시하는 의료기관에서 예방접종을 하는 의료인
   3. 영유아의 예방접종 여부를 확인하여야 하는 어린이집의 원장

2) 내용을 시・도지사 및 보건복지부장관에게 각각 보고
3) 특별자치도지사나 시장・군수・구청장이 아닌 자가 이 법에 따른 예방접종을 하면 보건복지부령(예방접종 실시 기록 및 보고서에 예방접종에 관한 기록을 작성하고 예방접종 실시 기록 및 보고서를 특별자치도지사 또는 시장・군수・구청장에게 제출)으로 정하는 바에 따라 특별자치도지사 또는 시장・군수・구청장에게 보고

법 제29조 (예방접종에 관한 역학조사)

1) 예방접종 후 이상반응 사례가 발생하면 그 원인을 밝히기 위하여 역학조사 실시 :
   1. 질병관리본부장 : 예방접종의 효과 및 예방접종 후 이상반응에 관한 조사
   2. 시・도지사 또는 시장・군수・구청장 : 예방접종 후 이상반응에 관한 조사

법 제30조 (예방접종피해조사반)

1) **예방접종피해조사반의 필요** : 제3자의 고의 또는 과실 유무를 조사(질병관리본부에 둠)
2) **조사 내용** : 예방접종으로 인한 질병 · 장애 · 사망의 원인 규명 및 피해 보상 등을 조사
3) 예방접종피해조사반의 설치 및 운영 등에 관하여 필요한 사항은 대통령령(감염병의 예방 및 관리에 관한 법률 시행령 제21조)으로 정함

영 제21조 (예방접종피해조사반의 구성 등)

1) 예방접종피해조사반("피해조사반")은 10명 이내의 반원으로 구성
2) 피해조사반원은 질병관리본부장이 소속 공무원이나 다음 각 호의 어느 하나에 해당하는 사람 중에서 임명하거나 위촉
   1. 예방접종 및 예방접종 후 이상반응 분야의 전문가
   2. 의료인
3) 피해조사반의 조사 내용(결과를 예방접종피해보상 전문위원회에 보고) :
   1. 시 · 도지사가 제출한 기초조사 결과에 대한 평가 및 보완
   2. 예방접종약품의 이상이나 예방접종 행위자, 예방 · 치료 의약품의 투여자 등 제3자의 고의 또는 과실 유무
   3. 그 밖에 예방접종으로 인한 피해보상과 관련하여 예방접종피해보상 전문위원회가 결정하는 사항
4) 피해조사반의 운영에 관한 세부사항은 예방접종피해보상 전문위원회의 의결을 거쳐 질병관리본부장이 정함

법 제31조 (예방접종 완료 여부의 확인)

1) 특별자치도지사 또는 시장 · 군수 · 구청장은 초등학교와 중학교의 장에게 예방접종 완료 여부에 대한 검사 기록을 제출하도록 요청할 수 있음
2) 특별자치도지사 또는 시장 · 군수 · 구청장은 유치원의 장과 어린이집의 원장에게 영유아의 예방접종 여부를 확인하도록 요청할 수 있음
3) 특별자치도지사 또는 시장 · 군수 · 구청장은 예방접종 완료 여부에 대한 검사에 대한 제출 기록 및 예방접종 여부에 대한 확인 결과를 확인하여 예방접종을 끝내지 못한 영유아, 학생 등이 있으면 그 영유아 또는 학생 등에게 예방접종을 하여야 함

법 제32조 (예방접종의 실시주간 및 실시기준 등)

1) 보건복지부장관은 국민의 예방접종에 대한 관심을 높여 감염병에 대한 예방접종을 활

성화하기 위하여 예방접종주간을 설정

2) 예방접종의 실시기준과 방법 등에 관하여 필요한 사항은 보건복지부령(감염병의 예방 및 관리에 관한 법률 시행규칙 제26조)으로 정함

규칙 제26조 (예방접종의 실시기준과 방법)

1) 예방접종의 실시기준과 방법 등에 관한 사항은 의약품에 첨부하는 문서에는 용법・용량, 그 밖에 사용 또는 취급할 때에 필요한 주의사항에 따른 용법 및 용량 등을 따르되, 예방접종의 실시 대상・시기 및 주의사항은 예방접종 전문위원회의 심의를 거쳐 질병관리본부장이 고시 〈개정 2016. 6.30〉

법 제33조 (예방접종약품의 계획 생산)

1) 보건복지부장관은 예산의 범위에서 감염병의 예방접종에 필요한 수량의 예방접종약품을 미리 계산하여 의약품 제조업자에게 생산하게 할 수 있으며, 예방접종약품을 연구하는 자 등을 지원

2) 보건복지부장관은 보건복지부령(감염병의 예방 및 관리에 관한 법률 시행규칙 제27조)으로 정하는 바에 따라 제1항에 따른 예방접종약품의 생산에 드는 비용의 전부 또는 일부를 해당 의약품 제조업자에게 미리 지급

규칙 제27조 (예방접종약품의 계획 생산)

1) 질병관리본부장이 의약품 제조업자로 하여금 예방접종약품을 미리 생산하게 할 수 있는 경우 :
   1. 예방접종약품의 원료를 외국으로부터 수입하여야 하는 경우
   2. 시범접종에 사용할 목적으로 생산하게 하는 경우
   3. 예방접종약품의 생산기간이 6개월 이상 걸릴 경우
   4. 예방접종약품의 국내 공급이 부족하다고 판단될 경우

2) 질병관리본부장은 예방접종약품의 생산에 드는 비용을 다음 각 호의 구분에 따라 의약품 제조업자에게 미리 지급
   1. 제1호에 따른 원료의 수입에 드는 금액의 전액
   2. 제2호에 따른 예방접종약품의 제조에 드는 금액의 전액
   3. 제3호에 따른 예방접종약품의 제조에 드는 금액의 2분의 1

법 제33조의2 (예방접종통합관리시스템의 구축 · 운영 등)

1) 보건복지부장관은 예방접종업무에 필요한 각종 자료 또는 정보의 효율적 처리와 기록 · 관리업무의 전산화를 위하여 예방접종통합관리시스템("통합관리시스템")을 구축 · 운영
2) **통합관리시스템을 구축 · 운영하기 위하여 수집 · 관리 · 보유 및 요청할 수 있는 자료 :** 이 경우 자료의 제공을 요청받은 기관 및 단체는 정당한 사유가 없으면 이에 따라야 함
   1. 예방접종 대상자의 인적사항(고유식별정보 등 대통령령으로 정하는 개인정보 포함)
   2. 예방접종을 받은 사람의 이름, 접종명, 접종일시 등 예방접종 실시 내역
   3. 예방접종 위탁 의료기관 개설 정보, 예방접종 피해보상 신청 내용 등 그 밖에 예방접종업무를 하는 데에 필요한 자료로서 대통령령으로 정하는 자료
3) 보건소장 및 제24조제2항(제25조제2항에서 준용하는 경우를 포함한다)에 따라 예방접종업무를 위탁받은 의료기관의 장은 이 법에 따른 예방접종을 하면 위의 정보를 대통령령으로 정하는 바에 따라 통합관리시스템에 입력
4) 보건복지부장관은 통합관리시스템을 활용하여 예방접종 대상 아동 부모에게 자녀의 예방접종 내역을 제공하거나 예방접종증명서 발급을 지원할 수 있고 예방접종 내역 제공 또는 예방접종증명서 발급의 적정성을 확인하기 위하여 법원행정처장에게 등록전산정보자료를 요청할 수 있으며, 법원행정처장은 정당한 사유가 없으면 이에 따라야 함
5) **예방접종업무와 관련된 전자적으로 연계 가능한 정보시스템 :**
   1. 교육정보시스템
   2. 유아교육정보시스템
   3. 통합전자민원창구 등 그 밖에 보건복지부령(주민등록전산정보를 처리하는 정보시스템, 사회보장정보시스템, 지역보건의료정보시스템, 정보시스템, 그 밖에 예방접종업무의 효율적 운영을 위하여 질병관리본부장이 필요하다고 인정하는 정보시스템)으로 정하는 정보시스템

제7장 감염 전파의 차단 조치

법 제41조 (감염병환자등의 관리)

1) 감염병 중 특히 전파 위험이 높은 감염병으로서 보건복지부장관이 고시한 감염병〔제1군 감염병 : 콜레라, 장티푸스, 파라티푸스, 세균성이질, 장출혈성대장균감염증, A형간염, 제2군 감염병 : 디프테리아, 홍역, 폴리오, 제3군 감염병 : 결핵, 성홍열, 수막구균성수

막염, 탄저, 제4군 감염병 : 페스트, 바이러스성출혈열, 두창, 보툴리눔독소증, 중증급성호흡기증후군(SARS), 동물인플루엔자 인체감염증, 신종인플루엔자, 신종감염병증후군, 중동 호흡기 증후군(MERS)〕

2) 보건복지부장관, 시・도지사 또는 시장・군수・구청장은 감염병관리기관의 병상(病床)이 포화상태에 이르러 감염병환자등을 수용하기 어려운 경우에는 감염병관리기관이 아닌 다른 의료기관에서 입원치료 가능

3) 보건복지부장관, 시・도지사 또는 시장・군수・구청장이 자가(自家) 또는 감염병관리시설에서 치료하게 할 수 있는 자 :

   1. 위(1), 2))에 따른 입원치료 대상자가 아닌 사람
   2. 감염병환자등과 접촉하여 감염병이 감염되거나 전파될 우려가 있는 사람

4) 자가치료 및 입원치료의 방법 및 절차 등에 관하여 필요한 사항은 대통령령(감염병의 예방 및 관리에 관한 법률 시행령 별표 2)으로 정함

영 [별표 2] 자가치료 및 입원치료의 방법 및 절차 등

1. 자가치료의 방법
   가. 자가치료 기간 동안 여러 사람이 함께 쓰는 공간이 아닌 곳(독립된 방)에 있어야 한다.
   나. 가목에 따른 자가치료가 곤란할 경우에는 같은 질환을 앓는 사람이나 재감염의 우려가 적은 환자와 공동 격리한다.
   다. 진료 등을 위해 불가피하게 외출하는 경우를 제외하고, 자가치료 중인 사람은 자가 격리장소를 이탈하거나 이동하지 않아야 한다.
   라. 자가치료 중인 사람은 가능하면 다른 사람과 별도의 화장실을 사용하고, 분비물 및 배설물 등은 철저히 관리해야 하며, 화장실 및 오염된 물품은 소독을 해야 한다.
   마. 간병인을 포함한 방문자들의 출입을 최소화하고, 방문자에 대해서는 1회용 장갑 등의 개인보호구를 착용하게 하며, 손 씻기 등 감염병 전파를 차단하기 위한 적절한 조치를 하게 해야 한다.
   바. 자가치료 중인 사람이 사용한 1회용 물품은 사용한 후 폐기처분하고, 1회용으로 하는 것이 적합하지 않은 체온계 등의 물품은 자가치료 중인 사람 전용으로 사용하도록 하여야 한다.

2. 자가치료의 절차 등
   가. 법 제11조제1항에 따라 신고를 받은 관할 보건소장은 입원치료 대상이 아닌 사람과 감염병환자등과 접촉한 사람들 중 자가치료가 필요한 사람을 결정하여 당사자에게 알려야 하며 자가치료 여부를 확인해야 한다.
   나. 자가치료 대상자의 자가치료 기간은 감염병환자등의 경우에는 증상 및 감염력이 소멸된 시점까지로 하고, 접촉자의 경우에는 마지막 접촉 시점부터 해당 감염병의 최대 잠복기간까지

로 한다. 다만, 보건소장의 판단으로 그 기간을 줄일 수 있다.

다. 관할 보건소장은 자가치료의 해제가 가능한 사람에 대하여 자가치료를 해제해야 한다.

3. 입원치료의 방법

가. 호흡기를 통한 감염의 우려가 있는 감염병(이하 "호흡기 감염병"이라 한다)을 제외한 감염병의 경우 입원치료 기간 동안 감염병관리기관이나 특별자치도지사·시장·군수·구청장이 지정한 의료기관의 1인실(세면대와 화장실을 갖추어야 한다)에 입원시켜야 한다. 다만, 1인실 입원이 곤란할 경우에는 같은 질환을 앓는 사람이나 재감염의 우려가 적은 환자와 공동 격리한다.

나. 호흡기 감염병의 경우 입원치료 기간 동안 감염병관리기관이나 특별자치도지사·시장·군수·구청장이 지정한 의료기관의 1인실에 입원시키되, 그 1인실은 문을 닫은 상태에서 음압시설(陰壓施設)이 갖추어져 있고 공기 순환이 독립적으로 이루어져야 한다. 다만, 음압시설이 갖추어지지 않은 경우에는 단독 시설에 입원시켜야 하고, 단독 시설 입원이 곤란할 경우에는 옆 병상의 환자에게 호흡기를 통해 전파되지 않도록 차단 조치를 한 상태에서 공동 격리한다.

다. 입원치료 중인 사람에 대하여 입원치료 기간 동안 병실 이탈 및 이동을 제한하도록 한다.

라. 입원치료 중인 사람의 분비물 및 배설물 등은 철저히 관리하고, 오염된 물품은 소독을 해야 한다.

마. 의료진을 포함한 입원실 출입자들을 최소한으로 제한하고, 방문자에 대하여 1회용 장갑 등의 개인보호구를 착용하게 하며, 손 씻기 등 감염병 전파를 차단하기 위한 적절한 조치를 하게 해야 한다.

바. 환자의 진료에 사용되는 의료기구는 1회용 기구를 사용한 후 폐기처분하고, 1회용으로 하는 것이 적합하지 않은 체온계 등의 물품은 환자 전용으로 사용하도록 하여야 한다.

4. 입원치료의 절차 등

가. 입원치료 대상 환자 등을 진찰 또는 진단한 의료인이나 감염병관리기관 또는 의료기관의 장은 환자를 입원시설에 입원시키고, 지체 없이 관할 보건소장에게 신고해야 한다.

나. 신고를 받은 관할 보건소장은 입원치료 여부를 지체 없이 확인해야 한다.

다. 입원치료 대상자의 입원치료 기간은 감염병환자등으로 밝혀진 시점부터 증상 및 감염력이 소멸된 시점까지로 한다.

라. 입원시설의 장 및 시설에 종사하는 의료인은 치료를 통하여 입원 해제가 가능한 사람에 대해 입원을 해제하고, 그 내용을 관할 보건소장에게 지체 없이 신고해야 하며, 관할 보건소장은 지체 없이 입원 해제 여부를 확인해야 한다.

마. 증상은 소멸되었으나 감염력이 있는 회복기 병원체보유자의 경우에는 보건소장의 관리하에 지속적인 치료를 받도록 하고, 감염력이 소멸될 때까지 의료기관에 입원치료를 받거나 자가치료를 하도록 해야 한다.

법 제42조 (감염병에 관한 강제처분)

1) 보건복지부장관, 시・도지사 또는 시장・군수・구청장은 해당 공무원으로 하여금 다음 각 호의 어느 하나에 해당하는 감염병환자등이 있다고 인정되는 주거시설, 선박・항공기・열차 등 운송수단 또는 그 밖의 장소에 들어가 필요한 조사나 진찰을 하게 할 수 있으며, 그 진찰 결과 감염병환자등으로 인정될 때에는 동행하여 치료받게 하거나 입원시킬 수 있음
   1. 제1군감염병
   2. 제2군감염병 중 디프테리아, 홍역 및 폴리오
   3. 제3군감염병 중 결핵, 성홍열 및 수막구균성수막염
   4. 제4군감염병 중 보건복지부장관이 정하는 감염병〔페스트, 바이러스성출혈열, 두창, 보툴리눔독소증, 중증급성호흡기증후군(SARS), 동물인플루엔자 인체감염증, 신종인플루엔자, 신종감염병증후군, 중동 호흡기 증후군(MERS)〕
   5. 세계보건기구 감시대상 감염병
   6. 생물테러감염병
2) 감염병환자등의 확인을 위한 조사・진찰을 거부하는 사람("조사거부자")에 대한 내용 : 보건복지부장관, 시・도지사 또는 시장・군수・구청장 시행
   1. 해당 공무원으로 하여금 감염병관리기관에 동행하여 필요한 조사나 진찰을 받게 하여야 함
   2. 조사거부자에 대해 조사・진찰을 위하여 필요한 경우에는 관할 경찰서장에게 이에 필요한 협조를 요청할 수 있고 요청을 받은 관할 경찰서장은 정당한 사유가 없으면 이에 따라야 함
   3. 조사거부자를 자가 또는 감염병관리시설에 격리할 수 있으며, 조사・진찰 결과 감염병환자등으로 인정될 때에는 감염병관리시설에서 치료받게 하거나 입원시킴(사실을 조사거부자의 보호자에게 통지)
   4. 조사거부자가 감염병환자등이 아닌 것으로 인정되면 격리조치를 즉시 해제(정당한 사유 없이 격리조치가 해제되지 아니하는 경우 조사거부자는 구제청구 가능)

제8장 예방 조치

법 제51조 (소독 의무)

1) 감염병을 예방하기 위하여 보건복지부령(감염병의 예방 및 관리에 관한 법률 시행규칙 제36조)으로 정하는 바에 따라 청소나 소독을 실시하거나 쥐, 위생해충 등의 구제조치

("소독") 실시 : 특별자치도지사 또는 시장·군수·구청장

규칙 제36조 (방역기동반의 운영 및 소독의 기준 등)

1) 청소나 소독을 실시하거나 쥐, 위생해충 등의 구제조치("소독")를 실시 : 관할 보건소마다 방역기동반을 편성·운영(특별자치도지사 또는 시장·군수·구청장)
2) 법 제51조제1항 및 제3항 단서에 따른 소독의 기준은 별표 5와 같음

[별표 5] 소독의 기준

1. 콜레라, 장티푸스, 파라티푸스, 세균성이질, 장출혈성대장균, A형간염의 경우
   가. 분뇨, 토사물(吐瀉物) 및 이의 처치에 사용한 기구·천·종이 등
   나. 시체
   다. 감염병환자 또는 시체에 사용한 의류, 침구, 운반기구 등
   라. 간호인 또는 감염병환자와 접촉한 사람 및 이들이 사용한 의류, 침구 등
   마. 감염병환자의 음식물찌꺼기, 감염병환자가 사용한 식기, 기구, 서적 등
   바. 병실의 바닥 등
   사. 우물, 주방, 주방기구, 물통 등
   아. 화장실, 수세변기구, 쓰레기통, 하수구 등 불결한 장소
   자. 옥내 및 옥외에 대한 청소
   차. 고인 물이나 습기가 찬 장소에 대한 매몰 또는 배수
   카. 실내의 충분한 채광 및 환기

2. 성홍열, 디프테리아, 수막구균성수막염의 경우
   가. 콧물, 가래침, 고름, 부스럼딱지 및 이의 처치에 사용한 기구, 천, 종이 등
   나. 시체
   다. 감염병환자 또는 시체에 사용한 의류, 침구, 운반기구 등
   라. 간호인 또는 감염병환자와 접촉한 사람 및 이들이 사용한 의류, 침구 등
   마. 감염병환자의 음식물찌꺼기, 감염병환자가 사용한 식기, 기구, 서적 등
   바. 병실의 바닥, 기구, 벽 등
   사. 옥내 및 옥외에 대한 청소
   아. 고인 물이나 습기가 찬 장소에 대한 매몰 또는 배수
   자. 실내의 충분한 채광 및 환기

3. 발진티푸스의 경우
   가. 콧물, 가래침 및 이의 처치에 사용한 기구·천·종이 등
   나. 시체
   다. 감염병환자 또는 시체에 사용한 의류, 침구, 운반기구 등
   라. 간호인 또는 감염병환자와 접촉한 사람 및 이들이 사용한 의류, 침구 등
   마. 병실의 바닥 등
   바. 이가 서식하기 쉬운 물건
   사. 옥내 및 옥외에 대한 청소
   아. 고인 물이나 습기가 찬 장소에 대한 매몰 또는 배수
   자. 실내의 충분한 채광 및 환기

4. 페스트의 경우
   가. 혈액, 콧물, 가래침, 고름 및 이의 처치에 사용한 기구·천·종이 등
   나. 시체
   다. 감염병환자 또는 시체에 사용한 의류, 침구, 운반기구 등
   라. 간호인 또는 감염병환자와 접촉한 사람 및 이들이 사용한 의류, 침구 등
   마. 감염병환자가 사용한 식기, 기구, 서적 등
   바. 병실의 바닥, 기구, 벽 등
   사. 서족(鼠族)이 서식하거나 지나다니는 장소
   아. 이가 서식하기 쉬운 물건 또는 장소
   자. 옥내 및 옥외에 대한 청소
   차. 고인 물이나 습기가 찬 장소에 대한 매몰 또는 배수
   카. 실내의 충분한 채광 및 환기

5. 일본뇌염, 말라리아의 경우
   가. 하수구, 고인 물, 잡초, 농수로 등
   나. 모기가 발생하고 서식하기 쉬운 장소
   다. 옥내 및 옥외에 대한 청소
   라. 고인 물이나 습기가 찬 장소에 대한 매몰 또는 배수
   마. 실내의 충분한 채광 및 환기

3) 법 제51조제1항 및 제3항 단서에 따른 소독의 방법은 별표 6과 같음

[별표 6] 소독의 방법

1. 청소
   오물 또는 오염되었거나 오염이 의심되는 물건을 수집하여 「폐기물관리법」에 따라 위생적인 방법으로 안전하게 처리해야 한다.

2. 소독
   가. 소각
   오염되었거나 오염이 의심되는 소독대상 물건 중 소각해야 할 물건을 불에 완전히 태워야 한다.
   나. 증기소독
   유통증기(流通蒸氣)를 사용하여 소독기 안의 공기를 빼고 1시간 이상 섭씨 100도 이상의 습열소독을 해야 한다. 다만, 증기소독을 할 경우 더럽혀지고 손상될 우려가 있는 물건은 다른 방법으로 소독을 해야 한다.
   다. 끓는 물 소독
   소독할 물건을 30분 이상 섭씨 100도 이상의 물속에 넣어 살균해야 한다.
   라. 약물소독
   다음의 약품을 소독대상 물건에 뿌려야 한다.
   1) 석탄산수(석탄산 3% 수용액)
   2) 크레졸수(크레졸액 3% 수용액)

3) 승홍수(승홍 0.1%, 식염수 0.1%, 물 99.8% 혼합액)
4) 생석회(대한약전 규격품)
5) 크롤칼키수(크롤칼키 5% 수용액)
6) 포르마린(대한약전 규격품)
7) 그 밖의 소독약을 사용하려는 경우에는 석탄산 3% 수용액에 해당하는 소독력이 있는 약제를 사용해야 한다.

마. 일광소독
의류, 침구, 용구, 도서, 서류나 그 밖의 물건으로서 가목부터 라목까지의 규정에 따른 소독방법을 따를 수 없는 경우에는 일광소독을 해야 한다.

3. 질병매개곤충 방제(防除)
가. 물리적·환경적 방법
1) 서식 장소를 완전히 제거하여 질병매개곤충이 서식하지 못하게 한다.
2) 질병매개곤충의 발생이나 유입을 막기 위한 시설을 설치해야 한다.
3) 질병매개곤충의 종류에 따른 적절한 덫을 사용하여 밀도를 낮추어야 한다.

나. 화학적 방법
1) 질병매개곤충에 맞는 곤충 성장 억제제 또는 살충제를 사용하여 유충과 성충을 제거해야 한다.
2) 잔류성 살충제를 사용하여 추가적인 유입을 막아야 한다.
3) 살충제 처리가 된 창문스크린이나 모기장을 사용해야 하다.

다. 생물학적 방법
1) 모기 방제를 위하여 유충을 잡아먹는 천적(미꾸라지, 송사리, 잠자리 유충 등)을 이용한다.
2) 모기유충 서식처에 미생물 살충제를 사용한다.

4. 쥐의 방제
가. 위생적 처리
1) 음식 찌꺼기통이나 쓰레기통의 용기는 밀폐하거나 뚜껑을 덮어 먹이 제공을 방지해야 한다.
2) 쓰레기 더미, 퇴비장, 풀이 우거진 담장 등의 쥐가 숨어있는 곳을 사전에 제거함으로써 서식처를 제거한다.

나. 건물의 출입문, 환기통, 배관, 외벽, 외벽과 창문 및 전선 등을 통하여 쥐가 침입하지 못하도록 방서처리(防鼠處理)를 해야 한다.

다. 살서제(殺鼠劑)를 적당량 사용하여 쥐를 방제한다.

5. 소독약품의 사용
살균·살충·구서 등의 소독에 사용하는 상품화된 약품은 「약사법」 제2조제7호다목에 해당하는 의약외품으로서 식품의약품안전처장의 허가를 받은 제품을 용법·용량에 따라 안전하게 사용해야 한다.

4) 법 제51조제2항에 따라 소독을 하여야 하는 시설을 관리·운영하는 자는 별표 7의 소독횟수 기준에 따라 소독

[별표 7] 소독횟수 기준

<table>
<tr><th rowspan="2">소독을 해야 하는 시설의 종류</th><th colspan="2">소독횟수</th></tr>
<tr><th>4월부터 9월까지</th><th>10월부터 3월까지</th></tr>
<tr><td>1. 「공중위생관리법」에 따른 숙박업소(객실 수 20실 이상인 경우만 해당한다), 「관광진흥법」에 따른 관광숙박업소
2. 「식품위생법 시행령」 제21조제8호(마목은 제외한다)에 따른 식품접객업 업소(이하 "식품접객업소"라 한다) 중 연면적 300제곱미터 이상의 업소
3. 「여객자동차 운수사업법」에 따른 시내버스·농어촌버스·마을버스·시외버스·전세버스·장의자동차, 「항공법」에 따른 항공기와 공항시설, 「해운법」에 따른 여객선, 「항만법」에 따른 연면적 300제곱미터 이상의 대합실, 「철도사업법」 및 「도시철도법」에 따른 여객운송 철도차량과 역사(驛舍) 및 역 시설
4. 「유통산업발전법」에 따른 대형마트, 전문점, 백화점, 쇼핑센터, 복합쇼핑몰, 그 밖의 대규모 점포와 「전통시장 및 상점가 육성을 위한 특별법」에 따른 전통시장
5. 종합병원·병원·요양병원·치과병원 및 한방병원</td><td>1회 이상/1개월</td><td>1회 이상/2개월</td></tr>
<tr><td>6. 「식품위생법」 제2조제12호에 따른 집단급식소(한 번에 100명 이상에게 계속적으로 식사를 공급하는 경우만 해당한다)
6의2. 「식품위생법 시행령」 제21조제8호마목에 따른 위탁급식영업을 하는 식품접객업소 중 연면적 300제곱미터 이상의 업소
7. 「건축법 시행령」 별표 1 제2호라목에 따른 기숙사
7의2. 「소방시설 설치·유지 및 안전관리에 관한 법률 시행령」 별표 2 제8호가목에 따른 합숙소(50명 이상을 수용할 수 있는 경우만 해당한다)
8. 「공연법」에 따른 공연장(객석 수 300석 이상인 경우만 해당한다)
9. 「초·중등교육법」 제2조 및 「고등교육법」 제2조에 따른 학교
10. 「학원의 설립·운영 및 과외교습에 관한 법률」에 따른 연면적 1천제곱미터 이상의 학원
11. 연면적 2천제곱미터 이상의 사무실용 건축물 및 복합용도의 건축물
12. 「영유아보육법」에 따른 어린이집 및 「유아교육법」에 따른 유치원(50명 이상을 수용하는 어린이집 및 유치원만 해당한다)</td><td>1회 이상/2개월</td><td>1회 이상/3개월</td></tr>
<tr><td>13. 「주택법」에 따른 공동주택(300세대 이상인 경우만 해당한다)</td><td>1회 이상/3개월</td><td>1회 이상/6개월</td></tr>
</table>

2) 공동주택, 숙박업소 등 여러 사람이 거주하거나 이용하는 시설 중 대통령령으로 정하는 시설을 관리·운영하는 자는 보건복지부령으로 정하는 바에 따라 감염병 예방에 필요한 소독을 하여야 함

3) 소독을 하여야 하는 시설의 관리·운영자는 소독업의 신고를 한 자에게 소독하게 하여

야 하며 주택관리업자가 소독장비를 갖추었을 때에는 그가 관리하는 공동주택은 직접 소독할 수 있음

법 제52조 (소독업의 신고 등)

1) 소독을 업으로 하려는 자(주택관리업자가 소독장비를 갖추었을 때는 제외)는 시설・장비 및 인력을 갖추어 특별자치도지사 또는 시장・군수・구청장에게 신고(신고한 사항을 변경하려는 경우에도 또한 같음)
2) 소독업의 신고를 한 자("소독업자")가 한 소독업 신고가 취소된 경우 : 특별자치도지사 또는 시장・군수・구청장
   1. 관할 세무서장에게 폐업 신고를 한 경우
   2. 관할 세무서장이 사업자등록을 말소한 경우
   3. 휴업(30일 이상)이나 폐업 신고를 하지 아니하고 소독업에 필요한 시설 등이 없어진 상태가 6개월 이상 계속된 경우
3) 특별자치도지사 또는 시장・군수・구청장은 소독업 신고가 취소된 것으로 보기 위하여 필요한 경우 관할 세무서장에게 소독업자의 폐업여부에 대한 정보 제공을 요청, 요청을 받은 관할 세무서장은 소독업자의 폐업여부에 대한 정보를 제공 〈신설 2017.12.12.〉

법 제53조 (소독업의 휴업 등의 신고)

소독업자가 그 영업을 30일 이상 휴업하거나 폐업 또는 재개업 : 특별자치도지사 또는 시장・군수・구청장에게 신고

법 제54조 (소독의 실시 등)

1) 소독업자는 보건복지부령(감염병의 예방 및 관리에 관한 법률 시행규칙 제40조)으로 정하는 기준과 방법에 따라 소독

규칙 제40조 (소독의 기준 및 소독에 관한 사항의 기록 등)

1) 소독의 기준과 방법은 각각 별표 5 및 별표 6과 같음
2) 소독을 실시한 소독업자는 소독증명서를 소독을 실시한 시설의 관리・운영자에게 발급하여야 함
3) 소독업자는 소독실시대장에 소독에 관한 사항을 기록하고, 이를 2년간 보존하여야 함

---

2) 소독업자가 소독하였을 때에는 소독에 관한 사항을 소독실시대장에 기록・보존(2년)

법 제55조 (소독업자 등에 대한 교육)

1) 소독업자(법인인 경우에는 그 대표자)는 소독에 관한 교육을 받아야 함
2) 소독업자는 소독업무 종사자에게 소독에 관한 교육을 받게 하여야 함
3) 교육의 내용과 방법, 교육시간, 교육비 부담 등에 관하여 필요한 사항은 보건복지부령(감염병의 예방 및 관리에 관한 법률 시행규칙 제41조)으로 정함

규칙 제41조 (소독업자 등에 대한 교육)

1) 소독업자는 소독업의 신고를 한 날부터 6개월 이내에 별표 9의 교육과정에 따른 소독에 관한 교육을 받아야 한다. 다만, 신고를 한 날이 본문에 따른 교육을 받은 날(해당 교육이 종료된 날)부터 3년이 지나지 아니한 경우에는 그러하지 아니함
2) 소독업자는 소독업무 종사자에게 소독업무에 종사한 날부터 6개월 이내에 별표 9의 교육과정에 따른 소독에 관한 교육을 받게 하여야 하고, 그 후에는 직전의 교육이 종료된 날부터 3년마다 1회 이상 보수교육을 받게 하여야 함
3) 소독업자 등에 대한 교육은 보건복지부장관이 지정하는 기관이 실시하며, 보건복지부장관이 교육기관을 지정하는 경우에는 별지 제30호서식의 교육기관 지정서를 교육기관에 발급
4) 교육에 필요한 경비는 교육을 받는 자가 부담

법 제56조 (소독업무의 대행)

1) 소독업무를 소독업자가 대행할 수 있는 경우 : 특별자치도지사 또는 시장・군수・구청장
   1. 감염병병원체에 오염된 장소에 대한 소독이나 그 밖에 필요한 조치를 명하는 것
   2. 육군・해군・공군 소속 부대의 장, 국방부직할부대의 장 및 그 밖의 신고의무자(제12조제1항)의 어느 하나에 해당하는 사람은 감염병환자등이 발생한 장소나 감염병병원체에 오염되었다고 의심되는 장소에 대하여 의사, 한의사 또는 관계 공무원의 지시에 따라 소독이나 그 밖에 필요한 조치를 하여야 함
   3. 공중위생에 관계있는 시설 또는 장소에 대한 소독이나 그 밖에 필요한 조치를 명하거나 상수도・하수도・우물・쓰레기장・화장실의 신설・개조・변경・폐지 또는 사용을 금지하는 것・쥐, 위생해충 또는 그 밖의 감염병 매개동물의 구제(驅除) 또는 구제시설의 설치를 명하는 것・감염병병원체에 오염된 건물에 대한 소독이나 그

밖에 필요한 조치를 명하는 것

4. 그 밖의 감염병 예방 조치(법 제50조)
5. 특별자치도지사 또는 시장 · 군수 · 구청장은 감염병을 예방하기 위하여 보건복지부령으로 정하는 바에 따라 청소나 소독을 실시하거나 쥐, 위생해충 등의 구제조치(이하 "소독"이라 한다)를 하여야 함 · 공동주택, 숙박업소 등 여러 사람이 거주하거나 이용하는 시설 중 대통령령으로 정하는 시설을 관리 · 운영하는 자는 보건복지부령으로 정하는 바에 따라 감염병 예방에 필요한 소독을 하여야 함에 따라 소독을 실시하여야 할 경우

법 제58조 (시정명령)

1) 소독업자가 1개월 이상의 기간을 정하여 그 위반 사항을 시정하도록 명하는 경우 : 특별자치도지사 또는 시장 · 군수 · 구청장
   1. 시설 · 장비 및 인력 기준을 갖추지 못한 경우(감염병의 예방 및 관리에 관한 법률 시행규칙 별표 8)

규칙 [별표 8] 소독업의 시설 · 장비 및 인력 기준

1. 시설: 사무실 및 사무실과 구획된 창고를 갖추되, 창고시설은 다음 각 목의 기준에 따른다.
   가. 사람이 생활하는 장소와 구획되어야 한다.
   나. 환기 및 잠금 설비가 있어야 한다.
2. 장비
   가. 휴대용 초미립자살충제 살포기 1대 이상
   나. 휴대용 연막소독기 2대 이상
   다. 삭제 〈2014.12.31.〉
   라. 수동식 분무기 3대 이상
   마. 방독면 및 보호용 안경 각각 5개 이상
   바. 보호용 의복(상 · 하) 5벌 이상
   사. 진공청소기 등 청소 및 소독에 필요한 기계 · 기구
3. 인력: 대표자 외에 소독업무 종사자 1명 이상

---

2. 소독업자가 소독에 관한 교육을 받아야 함에 따른 교육을 받지 아니하거나 소독업자가 소독업무 종사자에게 소독에 관한 교육을 받게 하여야 함에 따른 교육을 받게 하지 아니한 경우

법 제59조 (영업정지 등)

1) 소독업자가 영업소 폐쇄를 명하거나 6개월 이내의 기간을 정하여 영업의 정지를 명할 수 있는 경우 : 특별자치도지사 또는 시장·군수·구청장

1. 신고사항 변경 신고를 하지 아니하거나 30일 이상 휴업, 폐업 또는 재개업 신고를 하지 아니한 경우
2. 소독의 기준(감염병의 예방 및 관리에 관한 법률 시행규칙 별표 5)과 방법(감염병의 예방 및 관리에 관한 법률 시행규칙 별표 6)에 따르지 아니하고 소독을 실시하거나 소독실시 사항을 소독실시대장에 기록·보존(2년)하지 아니한 경우

규칙 [별표 5] 소독의 기준

1. 콜레라, 장티푸스, 파라티푸스, 세균성이질, 장출혈성대장균, A형간염의 경우
   가. 분뇨, 토사물(吐瀉物) 및 이의 처치에 사용한 기구·천·종이 등
   나. 시체
   다. 감염병환자 또는 시체에 사용한 의류, 침구, 운반기구 등
   라. 간호인 또는 감염병환자와 접촉한 사람 및 이들이 사용한 의류, 침구 등
   마. 감염병환자의 음식물찌꺼기, 감염병환자가 사용한 식기, 기구, 서적 등
   바. 병실의 바닥 등
   사. 우물, 주방, 주방기구, 물통 등
   아. 화장실, 수세변기구, 쓰레기통, 하수구 등 불결한 장소
   자. 옥내 및 옥외에 대한 청소
   차. 고인 물이나 습기가 찬 장소에 대한 매몰 또는 배수
   카. 실내의 충분한 채광 및 환기

2. 성홍열, 디프테리아, 수막구균성수막염의 경우
   가. 콧물, 가래침, 고름, 부스럼딱지 및 이의 처치에 사용한 기구, 천, 종이 등
   나. 시체
   다. 감염병환자 또는 시체에 사용한 의류, 침구, 운반기구 등
   라. 간호인 또는 감염병환자와 접촉한 사람 및 이들이 사용한 의류, 침구 등
   마. 감염병환자의 음식물찌꺼기, 감염병환자가 사용한 식기, 기구, 서적 등
   바. 병실의 바닥, 기구, 벽 등
   사. 옥내 및 옥외에 대한 청소
   아. 고인 물이나 습기가 찬 장소에 대한 매몰 또는 배수
   자. 실내의 충분한 채광 및 환기

3. 발진티푸스의 경우
   가. 콧물, 가래침 및 이의 처치에 사용한 기구·천·종이 등
   나. 시체
   다. 감염병환자 또는 시체에 사용한 의류, 침구, 운반기구 등
   라. 간호인 또는 감염병환자와 접촉한 사람 및 이들이 사용한 의류, 침구 등
   마. 병실의 바닥 등
   바. 이가 서식하기 쉬운 물건
   사. 옥내 및 옥외에 대한 청소
   아. 고인 물이나 습기가 찬 장소에 대한 매몰 또는 배수
   자. 실내의 충분한 채광 및 환기

4. 페스트의 경우
   가. 혈액, 콧물, 가래침, 고름 및 이의 처치에 사용한 기구·천·종이 등
   나. 시체
   다. 감염병환자 또는 시체에 사용한 의류, 침구, 운반기구 등
   라. 간호인 또는 감염병환자와 접촉한 사람 및 이들이 사용한 의류, 침구 등
   마. 감염병환자가 사용한 식기, 기구, 서적 등
   바. 병실의 바닥, 기구, 벽 등
   사. 서족(鼠族)이 서식하거나 지나다니는 장소
   아. 이가 서식하기 쉬운 물건 또는 장소
   자. 옥내 및 옥외에 대한 청소
   차. 고인 물이나 습기가 찬 장소에 대한 매몰 또는 배수
   카. 실내의 충분한 채광 및 환기

5. 일본뇌염, 말라리아의 경우
   가. 하수구, 고인 물, 잡초, 농수로 등
   나. 모기가 발생하고 서식하기 쉬운 장소
   다. 옥내 및 옥외에 대한 청소
   라. 고인 물이나 습기가 찬 장소에 대한 매몰 또는 배수
   마. 실내의 충분한 채광 및 환기

규칙 [별표 6] 소독의 방법

1. 청소

   오물 또는 오염되었거나 오염이 의심되는 물건을 수집하여 「폐기물관리법」에 따라 위생적인 방법으로 안전하게 처리해야 한다.

2. 소독

가. 소각

오염되었거나 오염이 의심되는 소독대상 물건 중 소각해야 할 물건을 불에 완전히 태워야 한다.

나. 증기소독

유통증기(流通蒸氣)를 사용하여 소독기 안의 공기를 빼고 1시간 이상 섭씨 100도 이상의 습열소독을 해야 한다. 다만, 증기소독을 할 경우 더럽혀지고 손상될 우려가 있는 물건은 다른 방법으로 소독을 해야 한다.

다. 끓는 물 소독

소독할 물건을 30분 이상 섭씨 100도 이상의 물속에 넣어 살균해야 한다.

라. 약물소독

다음의 약품을 소독대상 물건에 뿌려야 한다.

1) 석탄산수(석탄산 3% 수용액)
2) 크레졸수(크레졸액 3% 수용액)
3) 승홍수(승홍 0.1%, 식염수 0.1%, 물 99.8% 혼합액)
4) 생석회(대한약전 규격품)
5) 크롤칼키수(크롤칼키 5% 수용액)
6) 포르마린(대한약전 규격품)
7) 그 밖의 소독약을 사용하려는 경우에는 석탄산 3% 수용액에 해당하는 소독력이 있는 약제를 사용해야 한다.

마. 일광소독

의류, 침구, 용구, 도서, 서류나 그 밖의 물건으로서 가목부터 라목까지의 규정에 따른 소독방법을 따를 수 없는 경우에는 일광소독을 해야 한다.

3. 질병매개곤충 방제(防除)

가. 물리적·환경적 방법

1) 서식 장소를 완전히 제거하여 질병매개곤충이 서식하지 못하게 한다.
2) 질병매개곤충의 발생이나 유입을 막기 위한 시설을 설치해야 한다.
3) 질병매개곤충의 종류에 따른 적절한 덫을 사용하여 밀도를 낮추어야 한다.

나. 화학적 방법

1) 질병매개곤충에 맞는 곤충 성장 억제제 또는 살충제를 사용하여 유충과 성충을 제거해야 한다.
2) 잔류성 살충제를 사용하여 추가적인 유입을 막아야 한다.
3) 살충제 처리가 된 창문스크린이나 모기장을 사용해야 하다.

다. 생물학적 방법

1) 모기 방제를 위하여 유충을 잡아먹는 천적(미꾸라지, 송사리, 잠자리 유충 등)을 이용한다.
2) 모기유충 서식처에 미생물 살충제를 사용한다.

4. 쥐의 방제
   가. 위생적 처리
      1) 음식 찌꺼기통이나 쓰레기통의 용기는 밀폐하거나 뚜껑을 덮어 먹이 제공을 방지해야 한다.
      2) 쓰레기 더미, 퇴비장, 풀이 우거진 담장 등의 쥐가 숨어있는 곳을 사전에 제거함으로써 서식처를 제거한다.
   나. 건물의 출입문, 환기통, 배관, 외벽, 외벽과 창문 및 전선 등을 통하여 쥐가 침입하지 못하도록 방서처리(防鼠處理)를 해야 한다.
   다. 살서제(殺鼠劑)를 적당량 사용하여 쥐를 방제한다.

5. 소독약품의 사용
   살균·살충·구서 등의 소독에 사용하는 상품화된 약품은 「약사법」 제2조제7호다목에 해당하는 의약외품으로서 식품의약품안전처장의 허가를 받은 제품을 용법·용량에 따라 안전하게 사용해야 한다.

---

3. 소독업자에게 소독의 실시에 관한 관계 서류의 제출 요구에 따르지 아니하거나 소속 공무원의 검사 및 질문을 거부·방해 또는 기피한 경우
4. 시정명령(시설·장비 및 인력 기준을 갖추지 못한 경우, 소독업자가 소독에 관한 교육을 받지 아니하거나 소독업자가 소독업무 종사자에게 소독에 관한 교육을 받게 하지 아니한 경우)에 따르지 아니한 경우
5. 영업정지기간 중에 소독업을 한 경우(영업소 폐쇄를 명하여야 함)

2) 특별자치도지사·시장·군수·구청장은 영업소의 폐쇄명령을 받고도 계속하여 영업을 하거나 특별자치도지사 또는 시장·군수·구청장에게 신고를 하지 아니하고 소독업을 하는 경우에는 관계 공무원에게 해당 영업소를 폐쇄하기 위한 조치 내용 :
   1. 해당 영업소의 간판이나 그 밖의 영업표지 등의 제거·삭제
   2. 해당 영업소가 적법한 영업소가 아님을 알리는 게시물 등의 부착

3) 제1항에 따른 행정처분의 기준은 그 위반행위의 종류와 위반 정도 등을 고려하여 보건복지부령(감염병의 예방 및 관리에 관한 법률 시행규칙 별표 10)으로 정함

규칙 [별표 10] 행정처분기준

Ⅰ. 일반기준
   1. 위반사항이 2개 이상인 경우에는 그 중 가장 무거운 처분을 한다.
   2. 영업정지처분을 받은 자가 영업정지기간에 영업행위를 한 사실이 적발되었거나, 영업정지처

분을 받은 후 6개월 이내에 다시 같은 위반행위를 한 경우에는 최초 영업정지 처분기간의 2분의 1까지 가중하여 처분한다.

3. 1년 이내에 3회 이상 영업정지처분을 받은 경우에는 그 영업소를 폐쇄한다.
4. 위반행위의 횟수에 따른 행정처분기준은 해당 위반행위가 있는 날 이전 최근 1년간 같은 위반행위로 행정처분을 받은 경우에 적용한다.

Ⅱ. 개별기준

위반사항	근거 법령	행정처분		
		1차	2차	3차
1. 법 제52조제1항에 따른 소독업의 신고를 하지 않은 경우	법 제59조제1항 및 제2항			
가. 영업신고를 하지 않은 경우		영업소 폐쇄		
나. 변경신고를 하지 않은 경우		시정명령	영업정지 1개월	영업정지 3개월
2. 법 제52조제1항에 따른 시설·장비 및 인력 기준을 갖추지 못한 경우	법 제59조제1항	시정명령	영업정지 1개월	영업정지 3개월
3. 법 제53조에 따른 휴업, 폐업 또는 재개업 신고를 하지 않은 경우	법 제59조제1항	시정명령	영업정지 1개월	영업정지 3개월
4. 법 제54조에 따른 소독의 기준 및 방법 등을 위반한 경우	법 제59조제1항			
가. 소독의 기준 및 방법에 따르지 않고 소독을 실시한 경우		영업정지 1월	영업정지 3개월	영업소 폐쇄
나. 소독실시 사항을 기록·보존하지 않은 경우		시정명령	영업정지 1개월	영업정지 3개월
5. 법 제55조에 따른 소독교육에 관한 의무를 위반한 경우	법 제59조제1항			
가. 소독업자가 교육을 받지 않은 경우		시정명령	영업정지 3개월	
나. 소독업자가 소독업무 종사자에게 교육을 받게 하지 않은 경우		시정명령	영업정지 1개월	
6. 법 제57조제1항에 따른 관계 서류의 제출 요구에 따르지 않거나 소속 공무원의 검사 및 질문을 거부·방해 또는 기피한 경우	법 제59조제1항	시정명령	영업정지 1개월	영업정지 3개월

제11장 보 칙

법 제74조 (비밀누설의 금지)

건강진단, 입원치료, 진단 등 감염병 관련 업무에 종사하는 자 또는 종사하였던 자는 그 업무상 알게 된 비밀을 다른 사람에게 누설하여서는 아니 됨

법 제74조의2 (자료의 제공 요청 및 검사)

1) 보건복지부장관, 시·도지사 또는 시장·군수·구청장은 감염병관리기관의 장 등에게 감염병관리시설, 격리소·요양소 또는 진료소, 접촉자 격리시설의 설치 및 운영에 관한 자료의 제공을 요청 〈개정 2018.3.27.〉
2) 소속 공무원으로 하여금 해당 시설에 출입하여 관계 서류나 시설·장비 등을 검사하게 하거나 관계인에게 질문을 하게 할 수 있음

법 제75조 (청문)

특별자치도지사 또는 시장·군수·구청장은 영업소의 폐쇄(제59조 참조)를 명하려면 청문을 하여야 함

제12장 벌 칙

법 제77~81조 (벌칙)

1) 5년 이하의 징역 또는 5천만원 이하의 벌금
   감염병의 진단 및 학술 연구 등을 목적으로 고위험병원체를 국내로 반입하려는 자는 대통령령으로 정하는 요건을 갖추어 보건복지부장관의 허가를 받아야 함 또는 허가받은 사항을 변경하려는 자는 보건복지부장관의 허가를 받아야 함을 위반하여 고위험병원체의 반입 허가를 받지 아니하고 반입한 자
2) 3년 이하의 징역 또는 3천만원 이하의 벌금
   1. 고위험병원체의 안전관리 등에 따른 허가를 받지 아니하거나 변경허가를 받지 아니하고 고위험병원체 취급시설을 설치·운영한 자 〈개정 2017.12.12.〉
   2. 건강진단, 입원치료, 진단 등 감염병 관련 업무에 종사하는 자 또는 종사하였던 자는 그 업무상 알게 된 비밀을 다른 사람에게 누설하여서는 아니 됨을 위반하여 업

무상 알게 된 비밀을 누설한 자

3) 2년 이하의 징역 또는 2천만원 이하의 벌금

1. 질병관리본부장, 시・도지사 또는 시장・군수・구청장이 실시하는 역학조사에서 정당한 사유 없이 역학조사를 거부・방해 또는 회피하는 행위, 거짓으로 진술하거나 거짓 자료를 제출하는 행위, 고의적으로 사실을 누락・은폐하는 행위을 하여서는 아니 됨을 위반한 자

2. 고위험병원체의 분리 및 이동 시 지체 없이 고위험병원체의 명칭, 분리된 검체명, 분리 일시 또는 이동계획을 보건복지부장관에게 신고하여야 함 또는 고위험병원체의 반입 허가를 받은 자가 해당 고위험병원체를 인수하여 이동하려면 인수 장소를 지정하고 이동계획을 보건복지부장관에게 미리 신고하여야 함에 따른 신고를 하지 아니하거나 거짓으로 신고한 자

2의 2. 신고를 하지 아니하고 고위험병원체 취급시설을 설치・운영한 자 〈개정 2017.12.12.〉

3. 보건복지부장관이 고위험병원체를 검사, 보존, 관리 및 이동하는 자가 안전관리기준을 지키고 있는지 여부 등을 점검할 수 있음에 따른 고위험병원체에 대한 안전관리 점검을 거부・방해 또는 기피한 자

3의 2. 고위험병원체 취급시설의 폐쇄명령 또는 운영정지명령을 위반한 자 〈개정 2017.12.12.〉

4. 감염병 발생지역을 관할하는 경찰관서 및 소방관서의 장, 보건소의 장 등 관계 공무원 및 그 지역 내의 법인・단체・개인은 정당한 사유가 없으면 방역관의 조치에 협조하여야 함을 위반한 자(다만, 공무원은 제외)

5. 보건복지부장관으로부터 정보를 제공받은 자(중앙행정기관의 장, 지방자치단체의 장, 국민건강보험공단 이사장, 건강보험심사평가원 원장 및 감염병 관련 업무를 수행 중인 의료인, 의료기관, 그 밖의 단체 등)는 감염병 관련 업무 이외의 목적으로 정보를 사용할 수 없으며, 업무 종료 시 지체 없이 파기하고 보건복지부장관에게 통보하여야 함을 위반한 자

4) 1년 이하의 징역 또는 2천만원 이하의 벌금

경찰관서의 장은 위치정보사업자, 전기통신사업자에게 감염병환자등 및 감염이 우려되는 사람의 위치정보를 요청할 수 있고, 요청을 받은 위치정보사업자와 전기통신사업자는 정당한 사유가 없으면 이에 따라야 함을 위반하여 경찰관서의 요청을 거부한 자

5) 300만원 이하의 벌금

1. 지정된 감염병관리기관의 장은 정당한 사유없이 감염병관리시설을 설치하라는 명령

을 거부할 수 없음을 위반하여 감염병관리시설을 설치하지 아니한 자

2. 특히 전파 위험이 높은 감염병으로서 보건복지부장관이 고시한 감염병에 걸린 감염병환자등은 감염병관리기관에서 입원치료를 받아야 함을 위반하여 입원치료를 받지 아니하거나 감염병관리기관의 병상(病床)이 포화상태에 이르러 감염병환자등을 수용하기 어려운 경우에는 감염병관리기관이 아닌 다른 의료기관에서 입원치료할 수 있음 및 자가(自家) 또는 감염병관리시설에서 치료할 수 있음을 위반하여 입원 또는 치료를 거부한 자
3. 감염병에 관한 강제처분(제42조 참조)에 따르지 아니한 자
4. 업무종사의 일시 제한(제45조 참조)를 위반하여 일반인과 접촉하는 일이 많은 직업에 종사한 자 또는 감염병환자등을 그러한 직업에 고용한 자
5. 감염병 유행에 대한 방역 조치(제47조) 또는 감염병을 예방하기 위한 조치(제49조 제1항)(같은 항 제3호 건강진단은 제외)에 따른 조치에 위반한 자
6. 소독업 신고(시설 · 장비 및 인력을 갖추어 특별자치도지사 또는 시장 · 군수 · 구청장에게 신고)를 하지 아니하거나 거짓이나 그 밖의 부정한 방법으로 신고하고 소독업을 영위한 자
7. 기준(시행규칙 별표 5 참조)과 방법(시행규칙 별표 6 참조)에 따라 소독하지 아니한 자

6) 200만원 이하의 벌금

1. 의사등의 신고(제11조)에 따른 보고 또는 신고를 게을리하거나 거짓으로 보고 또는 신고한 의사, 한의사, 군의관, 의료기관의 장, 감염병병원체 확인기관의 장 또는 감염병 표본감시기관
2. 의사등의 신고(제11조)에 따른 의사, 한의사, 군의관, 의료기관의 장, 감염병병원체 확인기관의 장 또는 감염병 표본감시기관의 보고 또는 신고를 방해한 자
3. 제1군감염병 감염병환자등 또는 제1군감염병이나 그 의사증(擬似症)으로 인한 사망자가 있을 경우와 제2군감염병부터 제4군감염병까지에 해당하는 감염병 중 보건복지부령으로 정하는 감염병이 발생한 경우에는 의사나 한의사의 진단이나 검안을 요구하거나 해당 주소지를 관할하는 보건소장에게 신고하여야 함(제12조제1항)에 따른 신고를 게을리한 자(세대주, 세대원, 관리인, 경영자 또는 대표자)
4. 세대주, 관리인 등으로 하여금 제1군감염병 감염병환자등 또는 제1군감염병이나 그 의사증(擬似症)으로 인한 사망자가 있을 경우와 제2군감염병부터 제4군감염병까지에 해당하는 감염병 중 보건복지부령으로 정하는 감염병이 발생한 경우에는 의사나

한의사의 진단이나 검안을 요구하거나 해당 주소지를 관할하는 보건소장에게 신고하여야 함에 따른 신고를 하지 아니하도록 한 자

5. 질병관리본부장의 해부명령(제20조)을 거부한 자
6. 예방접종증명서를 거짓으로 발급한 자
7. 예방접종에 관한 역학조사(제29조)를 위반하여 역학조사를 거부・방해 또는 기피한 자
8. 성매개감염병에 관한 건강진단을 받지 아니한 자를 영업에 종사하게 한 자
9. 감염병환자등의 가족 또는 동거인, 감염병 발생지역에 거주하는 사람 또는 그 지역에 출입하는 사람으로서 감염병에 감염되었을 것으로 의심되는 사람, 감염병환자등과 접촉하여 감염병에 감염되었을 것으로 의심되는 사람 또는 감염병을 예방하기 위한 건강진단을 거부하거나 기피한 자

법 제83조 (과태료)

1) 1천만원 이하의 과태료

1. 경미한 사항을 변경하려면 변경신고를 하지 아니하거나 고위험병원체 취급시설을 설치・운영하려는 자는 고위험병원체 취급시설의 안전관리 등급별로 보건복지부장관의 허가를 받거나 보건복지부장관에게 신고하지 아니한 자
2. 허가를 받거나 신고한 자는 고위험병원체 취급시설을 폐쇄하는 경우 그 내용을 보건복지부장관에게 신고하지 아니한 자
3. 재난 시 의료인에 대한 거짓 진술, 거짓 자료를 제출하거나 고의적으로 사실을 누락・은폐한 자

2) 100만원 이하의 과태료

1. 예방접종을 하면 특별자치도지사 또는 시장・군수・구청장에게 보고하여야 함에 따른 보고를 하지 아니하거나 거짓으로 보고한 자
2. 공동주택, 숙박업소 등 여러 사람이 거주하거나 이용하는 시설을 관리・운영하는 자는 감염병 예방에 필요한 소독을 하여야 함에 따른 소독을 하지 아니한 자
3. 30일 이상 휴업・폐업 또는 재개업 시 특별자치도지사 또는 시장・군수・구청장에게 신고하여야 하는데 신고를 하지 아니한 자
4. 소독에 관한 사항을 기록・보존하지 아니하거나 거짓으로 기록한 자

감염병의 예방 및 관리에 관한 법률 문제

[문 1] 감염병의 예방 및 관리에 관한 법률은 감염병의 [A]와(과) [B]를(을) 방지하고 국민의 건강의 (C) 및 (D)에 이바지함을 목적으로 할 때 맞게 연결된 것은?

① A – 통계 B – 전염 C – 증진 D – 향상
② A – 역학 B – 유행 C – 증진 D – 유지
③ A – 발생 B – 유행 C – 증진 D – 유지
④ A – 유행 B – 전염 C – 증진 D – 향상
⑤ A – 발생 B – 유행 C – 증진 D – 향상

해설 법 제1조

[문 2] 감염병의 예방 및 관리에 관한 법률에 관한 것으로 옳은 것은?

① 수혈자와 헌혈자를 보호
② 모든 국민인 수준 높은 의료 혜택을 받을 수 있도록 국민의료에 필요한 사항을 규정함
③ 지역주민의 건강증진에 이바지함
④ 국민의 보건 및 의료 향상에 이바지함
⑤ 감염병의 예방 및 관리를 위하여 필요한 사항을 규정함

해설 법 제1조

[문 3] 마시는 물 또는 식품을 매개로 발생하고 집단 발생의 우려가 커서 발생 또는 유행 즉시 방역대책을 수립하여야 하는 감염병인 것은?

① 제1군감염병 ② 제2군감염병 ③ 제3군감염병
④ 제4군감염병 ⑤ 제5군감염병

해설 법 제2조

정답 1. ③ 2. ⑤ 3. ①

[문 4] 예방접종을 통하여 예방 및 관리가 가능하여 국가예방접종사업의 대상이 되는 감염병으로 맞는 것은?

① 제1군감염병 ② 제2군감염병 ③ 제3군감염병
④ 제4군감염병 ⑤ 제5군감염병

해설 법 제2조

[문 5] 간헐적으로 유행할 가능성이 있어 계속 그 발생을 감시하고 방역대책 수립이 필요한 감염병으로 맞는 것은?

① 제1군감염병 ② 제2군감염병 ③ 제3군감염병
④ 제4군감염병 ⑤ 제5군감염병

해설 법 제2조

[문 6] 제1군감염병으로 옳은 것은?

① 일본뇌염 ② B형간염 ③ 발진티푸스
④ A형간염 ⑤ 말라리아

해설 법 제2조

[문 7] 제2군감염병으로 옳은 것은?

① 콜레라 ② 장출혈성대장균감염증 ③ 브루셀라증
④ 디프테리아 ⑤ 발진티푸스

해설 법 제2조

[문 8] 기생충에 감염되어 발생하는 감염병으로서 정기적인 조사를 통한 감시가 필요하여 보건복지부령으로 정하는 감염병인 것은?

① 제1군감염병 ② 제2군감염병 ③ 제3군감염병
④ 제4군감염병 ⑤ 제5군감염병

해설 법 제2조

정답 4. ② 5. ③ 6. ④ 7. ④ 8. ⑤

[문 9] 지정감염병은 누가 지정하는 감염병인가?

① 보건복지부장관 ② 질병관리본부장 ③ 시・도지사
④ 시장・군수・구청장 ⑤ 보건소장

해설 법 제2조

[문 10] 2017년 8월 8일 현재 세계보건기구 감시대상 감염병은?

① 조류독감 ② 일본뇌염 ③ 에볼라 ④ 신종인플루엔자 ⑤ 결핵

[문 11] 법정 인수공통감염병으로 옳은 것은?

① 렙토스피라증 ② 탄저 ③ 쯔쯔가무시 ④ 매독 ⑤ A형간염

해설 법 제2조

[문 12] 제2군감염병에 대한 설명으로 맞는 것은?

① 간헐적으로 유행할 가능성이 있어 계속 그 발생을 감시하고 방역대책의 수립이 필요한 감염병
② 마시는 물 또는 식품을 매개로 발생하고 집단 발생의 우려가 커서 발생 또는 유행 즉시 방역대책을 수립하여야 하는 감염병
③ 국내에서 새롭게 발생하였거나 발생할 우려가 있는 감염병
④ 감염병 외에 유행 여부를 조사하기 위하여 감시활동이 필요하여 보건복지부장관이 지정하는 감염병
⑤ 예방접종을 통하여 예방 및 관리가 가능하여 국가예방접종사업의 대상이 되는 감염병

해설 법 제2조

[문 13] 중동에서 유입된 중동 호흡기 증후군(MERS)은 우리나라에서 법정 감염병으로 지정하였는가?

① 법정 감염병으로 지정되어 있지 않다. ② 제1군 감염병이다.
③ 제2군 감염병이다. ④ 제3군 감염병이다.
⑤ 제4군 감염병이다.

해설 법 제2조

정답 9. ① 10. ④ 11. ② 12. ⑤ 13. ⑤

[문 14] 제4군감염병으로 옳은 것은?

① 발진티푸스 ② 탄저 ③ 페스트 ④ 공수병 ⑤ 폐렴구균

해설 시행규칙 제2조

[문 15] 제1군, 제2군, 제3군 감염병으로 옳게 짝지어진 것은?

① 콜레라 세균성이질 후천성면역결핍증
② 황열 콜레라 성병
③ 장티푸스 결핵 성병
④ 콜레라 디프테리아 한센병
⑤ 장티푸스 콜레라 결핵

해설 법 제2조

[문 16] 감염병의 병원체를 확인할 수 있는 기관으로 옳은 것은?

① 혈액원 ② 한방병원 ③ 보건복지부 ④ 의원 ⑤ 국립검역소

해설 시행규칙 제4조

[문 17] 국가 및 지방자치단체가 수행해야 되는 감염병의 예방 및 관리를 위한 사업이 아닌 것은?

① 감염병의 치료 및 방역대책 ② 감염병환자등의 진료 및 보호
③ 감염병에 관한 교육 및 홍보 ④ 감염병에 관한 조사・연구
⑤ 감염병 관리사업의 평가

해설 법 제4조

[문 18] 의사나 한의사가 소속의료기관의 장에게 보고해야 하는 경우가 아닌 것은?

① 감염병환자 등을 진단한 경우
② 예방접종 후 이상반응자를 진단한 경우
③ 제1군감염병부터 제4군감염병까지에 해당하는 감염병으로 사망한 경우
④ 감염병환자 등의 사체를 검안(檢案)한 경우
⑤ 표본감시대상 감염병 환자 등을 진단한 경우

정답 14. ③ 15. ④ 16. ⑤ 17. ① 18. ⑤

해설 법 제11조

[문 19] 의사나 한의사가 감염병환자를 진단하였거나 또는 시체를 검안하였을 경우 누구에게 보고하여야 하는가?

① 보건소장 ② 질병관리본부장 ③ 시장· 군수·구청장
④ 보건복지부장관 ⑤ 소속 의료기관의 장

해설 법 제11조

[문 20] 의료기관에 소속되지 않은 의사나 한의사가 감염병환자를 진단하였거나 또는 시체를 검안하였을 경우 누구에게 신고하여야 하는가?

① 보건소장 ② 질병관리본부장 ③ 시장· 군수·구청장
④ 보건복지부장관 ⑤ 소속 의료기관의 장

해설 법 제11조

[문 21] 보고를 받은 의료기관의 장이 관할 보건소장에게 신고하는 경우에 대한 틀린 설명은?

① 제1군 감염병인 경우 지체없이 신고
② 제2군 감염병인 경우 지체없이 신고
③ 제4군 감염병인 경우 지체없이 신고
④ 제5군 감염병인 경우 7일 이후 신고
⑤ 지정감염병인 경우 7일 이내 신고

해설 법 제11조

[문 22] 의사나 한의사가 제3군감염병환자를 진단하였을 때의 조치는?

① 진료한 환자의 수를 매월 보건복지부장관에게 보고
② 진료한 환자 수를 매일 보건소장에게 보고
③ 보건소에 신고하고 환자를 이송
④ 진료한 환자를 소속기관의 장에게 지체없이 보고
⑤ 치료하고 보고 안함

해설 법 제11조

정답 19. ⑤ 20. ① 21. ④ 22. ④

[문 23] 제1군감염병으로 인한 사망자가 육・해・공군 소속부대에서 발생했을 시 관할 보건소장에게 신고하여야 하는 자는?

① 질병관리본부장 ② 군의관 ③ 보건소장
④ 국방부장관 ⑤ 소속 부대장

해설 법 제11조

[문 24] 감염병환자 등을 진단하거나 그 사체를 검안한 경우에 대한 조치로 틀린 것은?

① 의사는 소속 의료기관의 장에게 보고
② 한의사는 관할 보건소장에게 신고
③ 육군, 해군, 공군 부대에 소속된 군의관은 소속 부대장에게 보고
④ 표본감시기관은 표본감시대상 감염병 환자를 진단한 경우 보건소장에게 신고
⑤ 의료기관에 소속되지 아니한 의사, 한의사는 그 사실을 관할 보건소장에게 신고

해설 법 제11조

[문 25] 감염병 신고 또는 보고에 대한 설명이 맞는 것은?

① 의사가 제1군감염병환자 진단 시 즉시로 소속 의료기관의 장에게 보고
② 의사가 제2군감염병환자 진단 시 7일 이내로 관할 보건소장에게 신고
③ 한의사가 제4군감염병환자 사체검안 시 7일 이내에 관할 보건소장에게 신고
④ 한의사가 제5군감염병환자 사체검안 시 즉시로 관할 보건소장에게 신고
⑤ 한의사가 지정감염병환자 진단시 즉시로 소속 의료기관의 장에게 보고

해설 법 제11조

[문 26] 소재지를 관할하는 보건소장에게 제출하는 의사 등의 감염병 발생신고에 대한 방법은?

① 화상통신 ② 정보시스템
③ 전화, 팩스 ④ 구두 및 전화, 전보
⑤ 전화, 전보, 컴퓨터통신

해설 시행규칙 제6조

정답 23. ⑤ 24. ② 25. ① 26. ②

[문 27] 보건소장에게 예방접종 후 이상반응자의 발생신고서를 제출하는 경우는?

① 보건소장 ② 치과의사 ③ 혈액원장 ④ 간호사 ⑤ 의료기관의 장

해설 시행규칙 제7조

[문 28] 그 밖의 신고의무자에 해당하지 않는 것은?

① 대표자 ② 종업원 ③ 세대주 ④ 관리인 ⑤ 경영자

해설 법 제12조

[문 29] 그 밖의 신고대상 감염병은?

① 디프테리아 ② 결핵 ③ 일본뇌염 ④ 뎅기열 ⑤ 성홍열

해설 시행규칙 제8조

[문 30] 그 밖의 신고의무자가 신고해야 할 것은?

① 두창 감염병 환자
② 장티푸스 의사증으로 인한 사망자
③ 페스트 병원체 보유자
④ 간흡충 감염병환자
⑤ 말라리아 의사증으로 인한 사망자

해설 법 제12조, 시행규칙 제8조

[문 31] 세대주는 제1군감염병 감염병환자등의 사망자 발생시 보건소장에게 신고하거나 알려야 하는 방법이 아닌 것은?

① 서면 ② 구두 ③ 전보, 전화 ④ 컴퓨터통신 ⑤ 문자

해설 시행규칙 제9조

[문 32] 의사 등 및 그 밖의 신고의무자의 신고를 받은 보건소장은 누구에게 보고하는가?

① 보건복지부장관 ② 질병관리본부장 ③ 시장・군수・구청장
④ 시・도지사 ⑤ 국회 보건복지위원장

해설 법 제13조

정답 27. ⑤ 28. ② 29. ② 30. ② 31. ⑤ 32. ③

[문 33] 보건소장이 지체 없이 보고하여야 하는 감염병은?

① C형간염 ② 회충증 ③ 편충증 ④ 장흡충증 ⑤ 콜레라

해설 시행규칙 제10조

[문 34] 감염병 발생 신고서를 시장·군수·구청장에게 보고하려는 보건소장은 어떻게 하는가?

① 제1군감염병은 즉시 보고
② 제1군은 즉시, 제2, 3군은 매주 1회 보고
③ 제1, 2, 3, 4군은 지체없이 신고
④ 제1군, 2군, 4군감염병은 즉시 신고, 제3군감염병 및 지정감염병은 매주 1회 신고
⑤ 제5군감염병은 매주 1회 이상 보고

해설 시행규칙 제10조

[문 35] 표본감시 대상 감염병이 아닌 것은?

① 인플루엔자 ② 페스트 ③ 장관감염증 ④ 수족구병 ⑤ 회충증

해설 법 제16조, 시행규칙 제13조

[문 36] 표본감시기관 지정을 취소하는 경우가 아닌 것은?

① 표본감시 관련 자료 제출 요구에 불응한 경우
② 감염병의 발생 감시 업무를 계속하여 수행할 수 없는 경우
③ 감염병의 예방 및 관리에 필요한 협조 요청에 불응하는 경우
④ 지정감염병에 대한 연구를 게을리 한 경우
⑤ 감염병의 발생 감시 업무를 게을리 하는 경우

해설 법 제16조, 시행규칙 제14조

[문 37] 필수예방접종 대상 감염병은?

① 콜레라, 파상풍, 홍역 ② 폴리오, 결핵, 황열
③ 유행성이하선염, 파라티푸스, 풍진 ④ 장티푸스, 수두, 일본뇌염
⑤ 파상풍, 폴리오, B형간염

해설 법 제24조

정답 33. ⑤ 34. ③ 35. ② 36. ④ 37. ⑤

[문 38] 필수예방접종의 실시의무자가 아닌 것은?

① 특별자치도지사 ② 보건복지부장관 ③ 시장 ④ 군수 ⑤ 구청장

해설 법 제24조

[문 39] 필수예방접종 대상 감염병으로 옳은 것은?

① 브루셀라증 ② 페스트 ③ 장티푸스 ④ 결핵 ⑤ 탄저

해설 법 제24조

[문 40] 시장·군수·구청장이 보건소를 이용하기 불편한 주민 등에 대해 지정하는 의료기관이 아닌 것은?

① 종합병원 ② 병원 ③ 요양병원 ④ 의원 ⑤ 한의원

해설 시행령 제20조

[문 41] 필수예방접종을 사전에 알리는 방법은?

가. 문자전송	나. 전자메일	다. 전화	라. 구두

① 가, 나, 다 ② 가, 다 ③ 나, 라 ④ 라 ⑤ 가, 나, 다, 라

해설 시행규칙 제21조의2

[문 42] 임시예방접종을 시행할 수 있는 경우는?

① 관할보건소장의 명령이 있는 경우
② 보건복지부장관이 예방접종 실시를 요청한 경우
③ 특별자치도지사가 필요하다고 인정하지 않은 경우
④ 시장이 필요하다고 인정하지 않은 경우
⑤ 국립검역소장이 국내외 감염병의 예방을 위하여 필요하다고 판단하는 경우

해설 법 제25조

정답 38. ② 39. ④ 40. ⑤ 41. ① 42. ②

[문 43] 예방접종의 공고에 대한 설명으로 타당하지 않은 것은?

① 예방접종의 방법은 공고 내용에 들어가지 않는다.
② 접종량은 공고사항이 아니다.
③ 예방접종 공고는 특별자치도지사 또는 시장・군수・구청장이 한다.
④ 임시예방접종도 의료기관에 위탁할 수 있다.
⑤ 필수예방접종 및 임시예방접종을 할 때 모두 공고하여야 한다.

해설 법 제25조, 제26조

[문 44] 예방접종의 공고사항이 아닌 것은?

① 예방접종의 방법 ② 접종 장소 ③ 접종 일시
④ 예반접종의 종류 ⑤ 예방접종의 범위

해설 법 제26조

[문 45] 예방접종증명서를 발급하는 사람은?

① 보건복지부장관 ② 시・도지사 ③ 시장・군수・구청장
④ 보건소장 ⑤ 질병관리본부장

해설 법 제27조

[문 46] 특별자치도지사 또는 시장・군수・구청장이 예방접종을 시행한 경우 예방접종 실시 기록 및 보고서를 제출하는 대상은?

① 보건소장 ② 지방자치단체장 ③ 질병관리본부장
④ 대통령 ⑤ 보건복지부장관

해설 시행규칙 제23조

[문 47] 예방접종 내역을 확인하여야 하는 사람은?

① 보건복지부장관 ② 시・도지사 ③ 시장・군수・구청장
④ 질병관리본부장 ⑤ 의료기관의 장

해설 법 제26조의2

정답 43. ⑤ 44. ① 45. ③ 46. ③ 47. ⑤

[문 48] 예방접종내역을 확인하여야 하는 경우 동의를 받아 내역을 확인할 수 있는 방법은?

① 예방접종신청서
② 예방접종통합관리시스템
③ 산부인과 의무기록
④ 소아청소년과 의무기록
⑤ 예방접종업무 위탁계약서

해설 법 제26조의2

[문 49] 예방접종 효과에 관한 역학조사를 할 수 있는 사람은?

① 보건복지부장관
② 시·도지사
③ 시장·군수·구청장
④ 질병관리본부장
⑤ 의료기관의 장

해설 법 제29조

[문 50] 주거시설, 선박·항공기·열차 등 운송수단 또는 그 밖의 장소에 들어가 필요한 조사나 진찰을 할 수 있는 감염병이 아닌 것은?

① A형간염
② 홍역
③ 폴리오
④ 결핵
⑤ 간흡충증

해설 법 제42조

[문 51] 소독을 해야 하는 시설로 옳은 것은?

가. 식품접객업소　　나. 항공기와 공항시설　　다. 백화점 및 쇼핑센터　　라. 병원급

① 가, 나, 다　② 가, 다　③ 나, 라　④ 라　⑤ 가, 나, 다, 라

해설 시행규칙 별표 7

[문 52] 소독업의 신고 또는 휴업 등의 신고는 누구에게 하는가?

① 보건복지부장관
② 질병관리본부장
③ 시·도지사
④ 시장·군수·구청장
⑤ 보건소장

해설 법 제52조

정답 48. ② 49. ④ 50. ⑤ 51. ⑤ 52. ④

[문 53] 감염병예방법에서 2년 이하의 징역 또는 2천만원 이하의 벌금에 해당하지 않는 것은?

① 업무상 알게 된 비밀을 누설한 자

② 역학조사에서 고의적으로 사실을 누락・은폐하는 행위

③ 역학조사를 거부・방해 또는 회피하는 행위

④ 고위험병원체의 이동계획을 보건복지부장관에게 미리 신고하지 않은 경우

⑤ 방역관의 조치에 협조하지 않은 경우

해설 법 제79조

정답 53. ①

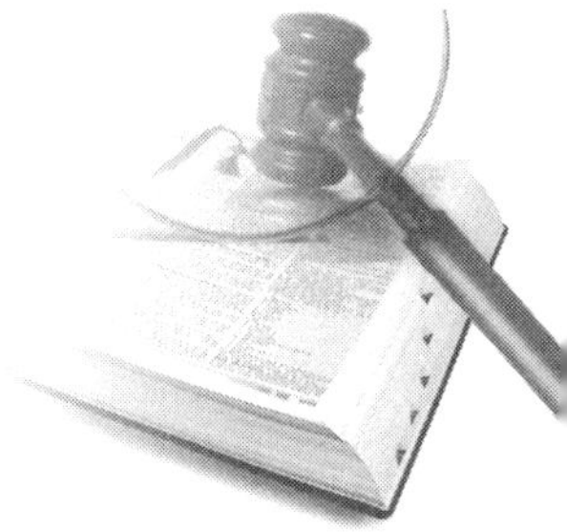

국민건강보험법

- 국민건강보험법
- 국민건강보험법 문제

국민건강보험법

[시행 2018.9.28.] [법률 제15535호, 2018.3.27., 일부개정]

제1장 총 칙

법 제1조 (목적)

1) 목적 : 국민의 질병·부상에 대한 예방·진단·치료·재활과 출산·사망 및 건강증진에 대하여 보험급여를 실시함으로써 국민보건 향상과 사회보장 증진에 이바지함

법 제2조 (관장)

1) 건강보험사업의 주관 : 보건복지부장관

법 제3조 (정의)

1) 정의 :

1. "근로자" : 직업의 종류와 관계없이 근로의 대가로 보수를 받아 생활하는 사람(법인의 이사와 그 밖의 임원을 포함)으로서 공무원 및 교직원을 제외한 사람
2. "사용자" :
   가. 근로자가 소속되어 있는 사업장의 사업주
   나. 공무원이 소속되어 있는 기관의 장으로서 대통령령으로 정하는 사람
   다. 교직원이 소속되어 있는 사립학교를 설립·운영하는 자
3. "사업장" : 사업소나 사무소
4. "공무원" : 국가나 지방자치단체에서 상시 공무에 종사하는 사람
5. "교직원" : 사립학교나 사립학교의 경영기관에서 근무하는 교원과 직원

법 제3조의2 (국민건강보험종합계획의 수립 등)

1) 국민건강보험종합계획("종합계획")을 수립자 및 시기 : 보건복지부장관, 5년 마다

2) **종합계획 수립 목적** : 건강보험의 건전한 운영을 위하여 건강보험정책심의위원회의 심의를 거쳐 수립(수립된 종합계획을 변경할 때도 또한 같음)

3) **종합계획의 내용** :

1. 건강보험정책의 기본목표 및 추진방향
2. 건강보험 보장성 강화의 추진계획 및 추진방법
3. 건강보험의 중장기 재정 전망 및 운영
4. 보험료 부과체계에 관한 사항
5. 요양급여비용에 관한 사항
6. 건강증진 사업에 관한 사항
7. 취약계층 지원에 관한 사항
8. 건강보험에 관한 통계 및 정보의 관리에 관한 사항
9. 그 밖에 건강보험의 개선을 위하여 필요한 사항으로 대통령령(국민건강보험법 시행령 제2조의3)으로 정하는 사항

영 제2조의3 (종합계획에 포함될 사항)

1) 법 제3조의2제2항제9호에서 "대통령령으로 정하는 사항":

1. 건강보험의 제도적 기반 조성에 관한 사항
2. 건강보험과 관련된 국제협력에 관한 사항
3. 그 밖에 건강보험의 개선을 위하여 보건복지부장관이 특히 필요하다고 인정하는 사항

---

4) 종합계획에 따라 매년 연도별 시행계획을 건강보험정책심의위원회의 심의를 거쳐 수립·시행 : 보건복지부장관

5) 매년 시행계획에 따른 추진실적을 평가 : 보건복지부장관

6) 보고서를 작성하여 지체 없이 국회 소관 상임위원회에 보고하여야 하는 경우 : 보건복지부장관

1. 종합계획의 수립 및 변경
2. 시행계획의 수립
3. 시행계획에 따른 추진실적의 평가

7) 보건복지부장관은 종합계획의 수립, 시행계획의 수립·시행 및 시행계획에 따른 추진실적의 평가를 위하여 필요하다고 인정하는 경우 관계 기관의 장에게 자료의 제출을 요구할 수 있으며 자료의 제출을 요구받은 자는 특별한 사유가 없으면 이에 따라야 함

8) 그 밖에 종합계획의 수립 및 변경, 시행계획의 수립·시행 및 시행계획에 따른 추진실적의 평가 등에 필요한 사항은 대통령령(국민건강보험법 시행령 제2조의2)으로 정함

[본조신설 2016.2.3.]

영 제2조의2 (국민건강보험종합계획의 수립 등)

1) 보건복지부장관은 국민건강보험종합계획("종합계획") 및 연도별 시행계획("시행계획")을 수립하는 경우의 수립 시기 :
   1. 종합계획: 시행 연도 전년도의 9월 30일까지
   2. 시행계획: 시행 연도 전년도의 12월 31일까지
2) 종합계획 및 시행계획을 수립하거나 변경한 경우 공표 방법 : 보건복지부장관
   1. 종합계획: 관보에 고시
   2. 시행계획: 보건복지부 인터넷 홈페이지에 게시
3) 보건복지부장관은 종합계획 및 시행계획을 수립하거나 변경한 경우에는 관계 중앙행정기관의 장, 공단의 이사장 및 법 요양급여비용을 심사하고 요양급여의 적정성 평가를 위해 설립한 건강보험심사평가원("심사평가원")의 원장에게 그 내용을 알려야 함
4) 보건복지부장관은 시행계획에 따른 추진실적을 평가한 경우에는 그 평가결과를 다음에 수립하는 종합계획 및 시행계획에 각각 반영하여야 함

[본조신설 2016.8.2.]

법 제4조 (건강보험정책심의위원회)

1) 건강보험정책심의위원회 소속 : 보건복지부장관
2) 건강보험정책에 관한 심의·의결하기 위한 사항 : 〈개정 2016.2.3.〉
   1. 종합계획 및 시행계획에 관한 사항(심의에 한정)
   2. 요양급여의 방법·절차·범위·상한 등의 기준에 따른 요양급여의 기준(국민건강보험 요양급여의 기준에 관한 규칙 제2조)

◎ 국민건강보험 요양급여의 기준에 관한 규칙 제2조 (요양급여의 절차)

1) 요양급여는 1단계 요양급여와 2단계 요양급여로 구분하며, 가입자 또는 피부양자(이하 "가입자등"이라 한다)는 1단계 요양급여를 받은 후 2단계 요양급여를 받아야 함
2) 1단계 요양급여는 상급종합병원을 제외한 요양기관에서 받는 요양급여(건강진단 또는 건강검진을 포함)를 말하며, 2단계 요양급여는 상급종합병원에서 받는 요양급여를 말함
3) 가입자등이 상급종합병원에서 1단계 요양급여를 받을 수 있는 경우 :
   1. 응급환자인 경우

2. 분만의 경우
3. 치과에서 요양급여를 받는 경우
4. 등록 장애인 또는 단순 물리치료가 아닌 작업치료·운동치료 등의 재활치료가 필요하다고 인정되는 자가 재활의학과에서 요양급여를 받는 경우
5. 가정의학과에서 요양급여를 받는 경우
6. 당해 요양기관에서 근무하는 가입자가 요양급여를 받는 경우
7. 혈우병환자가 요양급여를 받는 경우

4) 가입자등이 상급종합병원에서 2단계 요양급여를 받고자 하는 때에는 상급종합병원에서의 요양급여가 필요하다는 의사소견이 기재된 건강진단·건강검진결과서 또는 요양급여의뢰서를 건강보험증 또는 신분증명서(주민등록증, 운전면허증 및 여권)와 함께 제출

---

3. 요양급여비용의 계약은 그 직전 계약기간 만료일이 속하는 연도의 5월 31일까지 체결하여야 하며, 그 기한까지 계약이 체결되지 아니하는 경우 보건복지부장관이 그 직전 계약기간 만료일이 속하는 연도의 6월 30일까지 심의위원회의 의결을 거쳐 요양급여비용을 정함(제45조제3항) 및 약제·치료재료에 대한 요양급여비용의 산정(제46조)에 따른 요양급여비용에 관한 사항
4. 직장가입자의 보험료율(1천분의 80의 범위에서 심의위원회의 의결을 거쳐 결정 → 1만분의 624)
5. 지역가입자의 보험료부과점수당 금액(심의위원회의 의결을 거쳐 결정 → 183.3원)
6. 그 밖에 건강보험에 관한 주요 사항으로서 대통령령(국민건강보험법 시행령 제3조)으로 정하는 사항(요양급여 각 항목에 대한 상대가치점수, 약제·치료재료별 요양급여비용의 상한, 그 밖에 부가급여에 관한 사항 등 건강보험에 관한 주요사항으로서 건강보험정책심의위원회의 위원장이 회의에 부치는 사항)

3) **심의위원회의 구성 :**

1. 위원장 1명과 부위원장 1명을 포함하여 25명의 위원으로 구성
2. **심의위원회의 위원장** : 보건복지부차관
3. **부위원장** : 위원장이 지명하는 사람(대통령령으로 정하는 중앙행정기관 소속 공무원, 국민건강보험공단의 이사장 및 건강보험심사평가원의 원장이 추천하는 자, 건강보험에 관한 학식과 경험이 풍부한 위원)
4. **심의위원회의 위원 구성** : 보건복지부장관이 임명 또는 위촉
   ① 근로자단체 및 사용자단체가 추천하는 각 2명

② 시민단체(비영리민간단체), 소비자단체, 농어업인단체 및 자영업자단체가 추천하는 각 1명

③ 의료계를 대표하는 단체 및 약업계를 대표하는 단체가 추천하는 8명

④ 대통령령(기획재정부와 보건복지부 소속의 3급 공무원 또는 고위공무원단에 속하는 일반직 공무원 중에서 그 소속 기관의 장이 1명씩 지명하는 사람)으로 정하는 중앙행정기관 소속 공무원 2명

⑤ 국민건강보험공단의 이사장 및 건강보험심사평가원의 원장이 추천하는 각 1명

⑥ 건강보험에 관한 학식과 경험이 풍부한 4명

5. 심의위원회 위원(대통령령으로 정하는 중앙행정기관 소속 공무원, 국민건강보험공단의 이사장 및 건강보험심사평가원의 원장이 추천하는 위원, 건강보험에 관한 학식과 경험이 풍부한 위원은 제외)의 임기 : 3년

6. 위원의 사임 등으로 새로 위촉된 위원의 임기 : 전임위원 임기의 남은 기간

제2장 가입자

법 제5조 (적용 대상 등)

1) 국내에 거주하는 국민이 건강보험의 가입자 또는 피부양자에서 제외되는 경우 : 〈개정 2016.2.3.〉

  1. 의료급여를 받는 사람("수급권자")

  2. 의료보호를 받는 사람("유공자등 의료보호대상자")

2) **가입자 또는 피부양자에서 제외되지 않는 경우 :**

  1. 유공자등 의료보호대상자 중 건강보험의 적용을 보험자에게 신청한 사람

  2. 건강보험을 적용받고 있던 사람이 유공자등 의료보호대상자로 되었으나 건강보험의 적용배제신청을 보험자에게 하지 아니한 사람

3) **피부양자에 속하는 경우** : 직장가입자에게 주로 생계를 의존하는 사람으로서 소득 및 재산이 보건복지부령으로 정하는 기준 이하에 해당하는 사람

  1. 직장가입자의 배우자

  2. 직장가입자의 직계존속(배우자의 직계존속을 포함)

  3. 직장가입자의 직계비속(배우자의 직계비속을 포함)과 그 배우자

  4. 직장가입자의 형제·자매

4) 피부양자 자격의 인정 기준, 취득·상실시기 및 그 밖에 필요한 사항은 보건복지부령(국민건강보험법 시행규칙 제2조)

규칙 제2조 (피부양자 자격의 인정기준 등)

1) 피부양자 자격의 인정기준을 모두 충족하는 조건 :

1. 부양요건에 해당할 것(국민건강보험법 시행규칙 별표 1)

[별표 1] 피부양자 자격의 인정기준 중 부양요건

가입자와의 관계	부양요건	
	동거 시	비동거 시
1. 배우자	• 부양 인정	• 부양 인정
2. 부모인 직계존속 가. 부모(아버지 또는 어머니와 재혼한 배우자 포함)	• 부양 인정	• 부모(아버지 또는 어머니와 재혼한 배우자 포함)와 동거하고 있는 형제자매가 없거나, 있어도 보수 또는 소득이 없는 경우 부양 인정
나. 법률상의 부모가 아닌 친생부모(이하 "친생부모"라 한다)	• 부양 인정	• 친생부모의 배우자 또는 동거하고 있는 직계비속이 없거나, 있어도 보수 또는 소득이 없는 경우 부양 인정
3. 자녀(법률상의 자녀가 아닌 친생자녀 포함)인 직계비속	• 부양 인정	• 미혼(이혼·사별한 경우 포함)인 경우 부양 인정. 다만, 이혼·사별한 경우 자녀인 직계비속이 없거나, 있어도 보수 또는 소득이 없는 경우 부양 인정
4. 조부모·외조부모 이상인 직계존속	• 부양 인정	• 조부모·외조부모 이상인 직계존속과 동거하고 있는 직계비속이 없거나, 있어도 보수 또는 소득이 없는 경우 부양 인정
5. 손·외손 이하인 직계비속	• 부모가 없거나, 아버지 또는 어머니가 있어도 보수 또는 소득이 없는 경우 부양 인정	• 미혼(이혼·사별한 경우 포함)으로서 부모가 없는 경우 부양 인정. 다만, 이혼·사별한 경우 자녀인 직계비속이 없거나, 있어도 보수 또는 소득이 없는 경우 부양 인정
6. 직계비속의 배우자	• 부양 인정	• 부양 불인정
7. 배우자의 부모인 직계존속(배우자의 아버지 또는 어머니와 재혼한 배우자 포함)	• 부양 인정	• 배우자의 부모(아버지 또는 어머니와 재혼한 배우자 포함)와 동거하고 있는 배우자의 형제자매가 없거나, 있어도 보수 또는 소득이 없는 경우 부양 인정

8. 배우자의 조부모·외조부모 이상인 직계존속	• 부양 인정	• 배우자의 조부모·외조부모 이상인 직계존속과 동거하고 있는 직계비속이 없거나, 있어도 보수 또는 소득이 없는 경우 부양 인정
9. 배우자의 직계비속	• 미혼(이혼·사별한 경우 포함)인 경우 부양 인정. 다만, 이혼·사별한 경우 자녀인 직계비속이 없거나, 있어도 보수 또는 소득이 없는 경우 부양 인정	• 부양 불인정
10. 다음 각 목의 어느 하나에 해당하는 형제·자매 가. 30세 미만 나. 65세 이상 다. 「장애인복지법」 제32조에 따라 등록한 장애인 라. 「국가유공자 등 예우 및 지원에 관한 법률」 제4조·제73조 및 제74조에 따른 국가유공자 등(법률 제11041호로 개정되기 전의 「국가유공자 등 예우 및 지원에 관한 법률」 제73조의2에 따른 국가유공자 등을 포함한다)으로서 같은 법 제6조의4에 따른 상이등급 판정을 받은 사람 마. 「보훈보상대상자 지원에 관한 법률」 제2조에 따른 보훈보상대상자로서 같은 법 제6조에 따른 상이등급 판정을 받은 사람	• 미혼(이혼·사별한 경우 포함)으로 부모가 없거나, 있어도 부모가 보수 또는 소득이 없는 경우 부양 인정. 다만, 이혼·사별한 경우 자녀인 직계비속이 없거나, 있어도 보수 또는 소득이 없는 경우 부양 인정	• 미혼(이혼·사별한 경우 포함)으로 부모 및 직장가입자 외의 다른 형제·자매가 없거나, 있어도 부모 및 동거하고 있는 형제·자매가 보수 또는 소득이 없는 경우 부양 인정. 다만, 이혼·사별한 경우 자녀인 직계비속이 없거나, 있어도 보수 또는 소득이 없는 경우 부양 인정

2. 소득 및 재산요건에 해당할 것(국민건강보험법 시행규칙 별표 1의2)

[별표 1의2] 피부양자 자격의 인정기준 중 소득 및 재산요건

1. 직장가입자의 피부양자가 되려는 사람은 다음 각 목에서 정하는 소득요건을 모두 충족하여야 한다.
   가. 영 제41조제1항 각 호에 따른 소득의 합계액이 연간 3,400만원 이하일 것
   나. 영 제41조제1항제3호의 사업소득(이하 이 표에서 "사업소득"이라 한다)이 없을 것. 다만, 피부양자가 되려는 사람이 다음의 어느 하나에 해당하는 경우 해당되는 사업소득 요건을 충족하면 사업소득이 없는 것으로 본다.

1) 사업자등록이 되어 있지 않은 경우: 사업소득의 합계액이 연간 500만원 이하일 것
2) 「장애인복지법」 제32조에 따라 장애인으로 등록한 사람, 「국가유공자 등 예우 및 지원에 관한 법률」 제4조·제73조 및 제74조에 따른 국가유공자 등(법률 제11041호로 개정되기 전의 「국가유공자 등 예우 및 지원에 관한 법률」 제73조의2에 따른 국가유공자 등을 포함한다)으로서 같은 법 제6조의4에 따른 상이등급 판정을 받은 사람과 「보훈보상대상자 지원에 관한 법률」 제2조에 따른 보훈보상대상자로서 같은 법 제6조에 따른 상이등급 판정을 받은 사람인 경우: 사업소득의 합계액이 연간 500만원 이하일 것

다. 피부양자가 되려는 사람이 폐업 등에 따른 사업중단 등의 사유로 소득이 발생하지 않게 된 경우, 「도시 및 주거환경정비법」에 따른 주택재건축사업으로 발생한 사업소득을 제외하면 가목 및 나목의 요건을 충족하는 경우 등 관계 자료에 의하여 공단이 인정한 경우에는 가목 및 나목의 요건을 충족하는 것으로 본다.

라. 피부양자가 되려는 사람이 기혼자인 경우에는 부부 모두 가목부터 다목까지의 요건을 충족하여야 한다.

2. 직장가입자의 피부양자가 되려는 사람은 각 목에서 정하는 재산요건 중 어느 하나에 해당하여야 한다.

가. 별표 1의 제1호부터 제9호까지에 해당하는 경우: 다음의 어느 하나에 해당할 것
1) 영 제42조제3항제1호에 따른 재산에 대한 「지방세법」 제110조에 따른 재산세 과세표준의 합이 5억 4천만원을 초과하면서 9억원 이하이고, 영 제41조제1항 각 호에 따른 소득의 합계액이 연간 1천만원 이하일 것
2) 영 제42조제3항제1호에 따른 재산에 대한 「지방세법」 제110조에 따른 재산세 과세표준의 합이 5억4천만원 이하일 것

나. 별표 1의 제10호에 해당하는 경우: 영 제42조제3항제1호에 따른 재산에 대한 「지방세법」 제110조에 따른 재산세 과세표준의 합이 1억8천만원 이하일 것

2) 피부양자의 자격을 취득 시작 날 :
1. 신생아의 경우: 출생한 날
2. 직장가입자의 자격 취득일 또는 가입자의 자격 변동일부터 90일 이내에 피부양자의 자격취득 신고를 한 경우: 직장가입자의 자격 취득일 또는 해당 가입자의 자격 변동일
3. 직장가입자의 자격 취득일 또는 가입자의 자격 변동일부터 90일을 넘겨 피부양자 자격취득 신고를 한 경우: 국민건강보험공단("공단")에 피부양자 자격(취득·상실) 신고서를 제출한 날. 다만, 천재지변, 질병·사고 등 공단이 정하는 본인의 책임이 없는 부득이한 사유로 90일을 넘겨 피부양자 자격취득 신고를 한 경우에는 직장가입자의 자격 취득일 또는 가입자의 자격 변동일로 함

3) 피부양자의 자격 상실하는 날 :
1. 사망한 날의 다음 날
2. 대한민국의 국적을 잃은 날의 다음 날
3. 국내에 거주하지 아니하게 된 날의 다음 날
4. 직장가입자가 자격을 상실한 날
5. 수급권자가 된 날
6. 유공자등 의료보호대상자인 피부양자가 공단에 건강보험의 적용배제 신청을 한 날의 다음 날

7. 직장가입자 또는 다른 직장가입자의 피부양자 자격을 취득한 경우에는 그 자격을 취득한 날
8. 피부양자 자격을 취득한 사람이 본인의 신고에 따라 피부양자 자격 상실 신고를 한 경우에는 신고한 날의 다음 날
9. 피부양자 자격의 인정기준 요건을 충족하지 아니하는 경우에는 공단이 그 요건을 충족하지 아니한다고 확인한 날의 다음 날

4) 직장가입자가 피부양자 자격 취득 또는 상실 신고를 하거나 피부양자가 본인의 신고에 따라 자격 상실 신고를 하려면 별지 피부양자 자격(취득・상실) 신고서에 다음의 서류(자격 취득 신고의 경우만 해당)를 첨부하여 공단에 제출하여야 하고 공단이 국가 등으로부터 제공받은 자료로 피부양자 자격 취득 또는 상실 대상자를 확인할 수 있는 경우에는 신고서를 제출하지 아니함
1. 가족관계등록부의 증명서 1부(주민등록표 등본으로 제1항 각호의 요건 충족 여부를 확인할 수 없는 경우만 해당)
2. 등록된 장애인, 국가유공자 등(법률 제11041호로 개정되기 전의 「국가유공자 등 예우 및 지원에 관한 법률」 제73조의2에 따른 국가유공자 등을 포함)으로서 상이등급 판정을 받은 사람과 보훈보상대상자로서 상이등급 판정을 받은 사람임을 증명할 수 있는 서류 1부(장애인, 국가유공자 등 또는 보훈보상대상자의 경우만 해당)
3. 폐업 사실을 입증할 수 있는 서류, 주택재건축사업의 사업자등록증 사본 등 별표 1의2 제1호 다목에 해당하는 사실을 확인하기 위하여 공단이 요구하는 서류(피부양자가 별표 1의2 제1호 다목에 따른 인정을 받으려는 경우만 해당)

법 제6조 (가입자의 종류)

1) **가입자의 분류** : 직장가입자와 지역가입자로 구분
2) **직장가입자의 자격** : 모든 사업장의 근로자 및 사용자와 공무원 및 교직원
3) **직장가입자 자격에서 제외되는 경우** 〈개정 2016.5.29.〉
1. 고용 기간이 1개월 미만인 일용근로자
2. 현역병(지원에 의하지 아니하고 임용된 하사를 포함), 전환복무된 사람 및 군간부후보생
3. 선거에 당선되어 취임하는 공무원으로서 매월 보수 또는 보수에 준하는 급료를 받지 아니하는 사람
4. 그 밖에 사업장의 특성, 고용 형태 및 사업의 종류 등을 고려하여 대통령령(국민건강보험법 시행령 제9조)으로 정하는 사업장의 근로자 및 사용자와 공무원 및 교직원

령 제9조 (직장가입자에서 제외되는 사람)

1) "대통령령으로 정하는 사업장의 근로자 및 사용자와 공무원 및 교직원"이란

1. 비상근 근로자 또는 1개월 동안의 소정(所定)근로시간이 60시간 미만인 단시간근로자
2. 비상근 교직원 또는 1개월 동안의 소정근로시간이 60시간 미만인 시간제공무원 및 교직원
3. 소재지가 일정하지 아니한 사업장의 근로자 및 사용자
4. 근로자가 없거나비상근 근로자 또는 1개월 동안의 소정(所定)근로시간이 60시간 미만인 단시간근로자만을 고용하고 있는 사업장의 사업주

4) **지역가입자의 자격** : 직장가입자와 그 피부양자를 제외한 가입자

법 제7조 (사업장의 신고)

1) 사업장의 사용자는 다음의 어느 하나에 해당하게 되면 그 때부터 14일 이내에 보건복지부령(국민건강보험법 시행규칙 제3조)으로 정하는 바에 따라 보험자에게 신고하여야 하고 제1호에 해당되어 보험자에게 신고한 내용이 변경된 경우에도 또한 같음
   1. 직장가입자가 되는 근로자·공무원 및 교직원을 사용하는 사업장("적용대상사업장")이 된 경우
   2. 휴업·폐업 등 보건복지부령으로 정하는 사유가 발생한 경우

규칙 제3조 (사업장의 적용·변경·탈퇴 신고)

1) 사용자는 해당 사업장이 직장가입자가 되는 근로자·공무원 및 교직원을 사용하는 사업장이 된 경우에는 그 때부터 14일 이내에 사업장(기관) 적용신고서에 통장 사본 1부(자동이체를 신청하는 경우만 해당)를 첨부하여 공단에 제출하여야 하고 공단은 행정정보의 공동이용을 통하여 사업자등록증 및 법인 등기사항증명서를 확인하여야 하며, 신고인이 사업자등록증을 확인하는 것에 동의하지 아니하는 경우에는 그 사본을 첨부하도록 하여야 함
2) 사용자는 공단에 신고한 내용이 변경된 경우에는 변경된 날부터 14일 이내에 사업장(기관)변경신고서를 공단에 제출하여야 하고 공단은 행정정보의 공동이용을 통하여 사업자등록증 및 법인 등기사항증명서를 확인하여야 하며, 신고인이 사업자등록증을 확인하는 것에 동의하지 아니하는 경우에는 그 사본을 첨부하도록 하여야 함
3) 사용자는 사업장이 다음의 어느 하나에 해당하게 된 경우에는 그 날부터 14일 이내에 사업장 탈퇴신고서에 사업장 탈퇴 사실을 증명할 수 있는 서류를 첨부하여 공단에 제출하여야 하고 공단은 행정정보의 공동이용을 통하여 휴업·폐업 사실 증명원(사업장이 휴업·폐업한 경우만 해당) 및 법인 등기사항증명서를 확인하여야 하며, 신고인이 휴업·폐업 사실 증명원을 확인하는 것에 동의하지 아니하는 경우에는 이를 첨부하도록 하여야 함
   1. 사업장이 휴업·폐업되는 경우
   2. 사업장이 합병되는 경우
   3. 사업장이 폐쇄되는 경우

4. 사업장에 근로자가 없게 되거나, 비상근 근로자 또는 1개월 동안의 소정(所定)근로시간이 60시간 미만인 단시간근로자만을 고용하게 되는 경우

법 제8조 (자격의 취득 시기 등)

1) **가입자**(직장가입자 또는 지역가입자)**가 자격을 얻는 날** : 국내에 거주하게 된 날
   1. 수급권자이었던 사람은 그 대상자에서 제외된 날
   2. 직장가입자의 피부양자이었던 사람은 그 자격을 잃은 날
   3. 유공자등 의료보호대상자이었던 사람은 그 대상자에서 제외된 날
   4. 유공자등 의료보호대상자 중 건강보험의 적용을 보험자에게 신청한 사람에 따라 보험자에게 건강보험의 적용을 신청한 유공자등 의료보호대상자는 그 신청한 날

2) 자격을 얻은 경우 그 직장가입자의 사용자 및 지역가입자의 세대주는 그 명세를 보건복지부령(국민건강보험법 시행규칙 제4조)으로 정하는 바에 따라 자격을 취득한 날부터 14일 이내에 보험자에게 신고

규칙 제4조 (가입자 자격의 취득·변동·상실의 신고)

1) 세대주는 그 세대의 구성원이 지역가입자의 자격을 취득한 경우 또는 지역가입자로 자격이 변동된 경우에는 지역가입자 자격 취득·변동 신고서에 보험료 감면 증명자료를 첨부(보험료가 면제되거나 일부를 경감받는 사람만 해당, 공단이 국가 등으로부터 제공받은 자료로 보험료 감면 대상자임을 확인할 수 있는 경우에는 첨부하지 아니함)하여 공단에 제출하여야 하고 사용자가 직장가입자 자격상실 신고서를 공단에 제출한 경우에는 지역가입자자격취득·변동신고서를 제출한 것으로 봄

2) 사용자는 근로자·공무원 및 교직원이 다음의 어느 하나에 해당하는 경우에는 직장가입자 자격취득 신고서를 공단에 제출하여야 하고 피부양자와 해당 직장가입자의 관계를 주민등록표 등본으로 확인할 수 없을 때에는 가족관계등록부의 증명서 1부를 첨부하여야 함
   1. 직장가입자가 아닌 사람이 직장가입자인 근로자·사용자·공무원 및 교직원이 된 경우
   2. 직장가입자인 근로자·사용자가 다른 사업장의 직장가입자가 되거나 직장가입자인 공무원·교직원이 된 경우
   3. 직장가입자인 공무원·교직원이 직장가입자인 근로자·사용자가 되거나 소속 기관장을 달리하는 기관으로 전출된 경우

3) 국방부장관 또는 법무부장관이 공단에 통지하여야 할 사항 :
   1. 국방부장관 : 현역병(지원에 의하지 아니하고 임용된 하사 포함), 전환복무된 사람 및 군간부후보생에 해당하는 사람의 성명·주민등록번호·입대일·전역일 및 전환복무일
   2. 법무부장관 : 교도소, 그 밖에 이에 준하는 시설에 수용되어 있는 경우에 해당하는 사람의 성명·주민등록번호·입소일·출소일·수용기관명칭·코드 및 신분 구분

4) 가입자가 자격을 잃은 경우에 따른 자격상실의 신고 :
   1. 지역가입자: 세대주가 지역가입자 자격상실 신고서를 공단에 제출
   2. 직장가입자: 사용자가 직장가입자 자격상실 신고서를 공단에 제출
5) 사용자는 근로자·공무원 및 교직원이 공단에 신고한 직장가입자의 내용이 변경된 경우에는 변경된 날부터 14일 이내에 직장가입자 내용변경 신고서를 공단에 제출

법 제9조 (자격의 변동 시기 등)

1) 가입자의 자격 변동되는 날 :
   1. 지역가입자가 적용대상사업장의 사용자로 되거나, 근로자·공무원 또는 교직원("근로자등")으로 사용된 날
   2. 직장가입자가 다른 적용대상사업장의 사용자로 되거나 근로자등으로 사용된 날
   3. 직장가입자인 근로자등이 그 사용관계가 끝난 날의 다음 날
   4. 적용대상사업장에 제7조제2호(휴업·폐업 등)에 따른 사유가 발생한 날의 다음 날
   5. 지역가입자가 다른 세대로 전입한 날
2) 자격이 변동된 경우 직장가입자의 사용자와 지역가입자의 세대주는 자격이 변동된 날부터 14일 이내에 보험자에게 신고하여야 하는 경우 :
   1. 지역가입자가 적용대상사업장의 사용자로 되거나, 근로자등으로 사용된 날 및 직장가입자가 다른 적용대상사업장의 사용자로 되거나 근로자등으로 사용된 날에 따라 자격이 변동된 경우: 직장가입자의 사용자
   2. 직장가입자인 근로자등이 그 사용관계가 끝난 날의 다음 날, 적용대상사업장에 휴업·폐업 등 사유가 발생한 경우에 따른 사유가 발생한 날의 다음 날, 지역가입자가 다른 세대로 전입한 날의 규정에 따라 자격이 변동된 경우: 지역가입자의 세대주
3) 법무부장관 및 국방부장관은 직장가입자나 지역가입자가 현역병(지원에 의하지 아니하고 임용된 하사 포함), 전환복무된 사람 및 군간부후보생 또는 교도소, 그 밖에 이에 준하는 시설에 수용되어 있는 경우에 해당하는 사람에 해당하면 보건복지부령(국민건강보험법 시행규칙 제4조 참조)으로 정하는 바에 따라 그 사유에 해당된 날부터 1개월 이내에 보험자에게 알려야 함

법 제10조 (자격의 상실 시기 등)

1) 가입자가 자격을 잃는 날 :
   1. 사망한 날의 다음 날

2. 국적을 잃은 날의 다음 날
3. 국내에 거주하지 아니하게 된 날의 다음 날
4. 직장가입자의 피부양자가 된 날
5. 수급권자가 된 날
6. 건강보험을 적용받고 있던 사람이 유공자등 의료보호대상자가 되어 건강보험의 적용배제신청을 한 날

2) 가입자가 자격을 잃은 경우 직장가입자의 사용자와 지역가입자의 세대주는 그 명세를 보건복지부령(국민건강보험법 시행규칙 제4조 참조)으로 정하는 바에 따라 자격을 잃은 날부터 14일 이내에 보험자에게 신고

법 제11조 (자격취득 등의 확인)

1) 가입자 자격의 취득·변동 및 상실은 자격의 취득·변동 및 상실의 시기로 소급하여 효력을 발생하고 보험자는 그 사실을 확인할 수 있음
2) 가입자나 가입자이었던 사람 또는 피부양자나 피부양자이었던 사람은 확인 청구 가능

법 제12조 (건강보험증)

1) 가입자에게 건강보험증 발급 : 국민건강보험공단
2) 가입자 또는 피부양자가 요양급여를 받을 건강보험증을 요양기관(의료기관, 약국, 한국희귀의약품센터, 보건소·보건의료원 및 보건지소, 보건진료소)에 제출하여야 하고, 천재지변이나 그 밖의 부득이한 사유가 있으면 그러하지 아니함
3) 가입자 또는 피부양자는 주민등록증, 운전면허증, 여권, 그 밖에 보건복지부령(국민건강보험법 시행규칙 제7조)으로 정하는 본인 여부를 확인할 수 있는 신분증명서로 요양기관이 그 자격을 확인할 수 있으면 건강보험증을 제출하지 아니할 수 있음

규칙 제7조 (건강보험증을 대체하는 신분증명서)

1) 보건복지부령으로 정하는 본인 여부를 확인할 수 있는 신분증명서 :
   1. 행정기관이나 공공기관이 발행한 증명서로서 사진이 붙어 있어 본인임을 확인할 수 있는 공무원증, 국가유공자증, 장애인 등록증, 외국인 등록증, 국가기술자격증, 그 밖에 신분을 확인할 수 있는 증명서
   2. 행정기관이나 공공기관이 기록·관리하는 것으로서 사진이 붙어 있어 본인을 확인할 수 있는 서류
2) 그 증명서 또는 서류에 유효기간이 적혀 있는 경우에는 그 유효기간이 지나지 아니하여야 함

4) 가입자・피부양자는 자격을 잃은 날 이후 자격을 증명하던 서류를 사용하여 보험급여를 받아서는 아니 됨
5) 누구든지 건강보험증이나 신분증명서를 다른 사람에게 양도(讓渡)하거나 대여하여 보험급여를 받게 하여서는 아니 됨
6) 누구든지 건강보험증이나 신분증명서를 양도 또는 대여를 받거나 그 밖에 이를 부정하게 사용하여 보험급여를 받아서는 아니 됨
7) 건강보험증의 서식과 그 교부 및 사용 등에 필요한 사항은 보건복지부령(국민건강보험법 시행규칙 제5~6조)으로 정함

규칙 제5조 (건강보험증의 발급)

1) 공단은 가입자・피부양자의 자격 취득 또는 변경 신고를 접수한 경우에는 지체 없이 건강보험증을 가입자・사용자 또는 세대주에게 발급하여야 함 〈개정 2016.7.27〉
2) 가입자・피부양자 또는 세대주가 건강보험증을 추가로 발급받으려면 건강보험증 기재사항 변경(추가 발급) 신청서에 추가 발급 신청 사유를 증명하는 서류를 첨부하여 공단에 제출하여야 하며, 공단은 건강보험증을 추가로 발급하여야 함
3) 공단은 가입자가 자격 취득・변동 신고를 하지 아니하는 경우에는 국가 등으로부터 제공받은 자료를 이용하여 건강보험증을 발급할 수 있음

규칙 제6조 (건강보험증의 재발급 등)

1) 가입자나 피부양자는 공단에 건강보험증 재발급을 신청하는 경우 :
   1. 건강보험증을 잃어버린 경우
   2. 건강보험증이 낡거나 훼손되어 사용하지 못하게 된 경우
2) 가입자나 피부양자는 건강보험증에 기재된 내용이 변경된 경우에는 변경된 날부터 30일 이내에 건강보험증 기재사항 변경(추가 발급) 신청서를 공단에 제출하여야 함
3) 공단은 건강보험증의 재발급 신청을 받으면 지체 없이 새로 작성한 건강보험증을 가입자・사용자・세대주 또는 피부양자에게 발급하여야 함
4) 공단은 가입자나 피부양자가 변경신청을 하지 아니하는 경우 국가 등으로부터 제공받은 자료를 이용하여 건강보험증에 기재된 내용을 변경하고, 건강보험증을 새로 발급

제3장 국민건강보험공단

법 제13조 (보험자)

1) 건강보험의 보험자 : 국민건강보험공단("공단")

법 제14조 (업무 등) 〈개정 2017.2.8.〉

1) 공단의 업무 :

1. 가입자 및 피부양자의 자격 관리
2. 보험료와 그 밖에 이 법에 따른 징수금의 부과·징수
3. 보험급여의 관리
4. 가입자 및 피부양자의 질병의 조기발견·예방 및 건강관리를 위하여 요양급여 실시 현황과 건강검진 결과 등을 활용하여 실시하는 예방사업으로서 대통령령(국민건강보험법 시행령 제9조의2)으로 정하는 사업

영 제9조의2 (공단의 업무)

대통령령으로 정하는 예방사업 :

1. 가입자 및 피부양자의 건강관리를 위한 전자적 건강정보시스템의 구축·운영
2. 생애주기별·사업장별·직능별 건강관리 프로그램 또는 서비스의 개발 및 제공
3. 연령별·성별·직업별 주요 질환에 대한 정보 수집, 분석·연구 및 관리방안 제공
4. 고혈압·당뇨 등 주요 만성질환에 대한 정보 제공 및 건강관리 지원
5. 지역보건의료기관과(지역주민의 건강을 증진하고 질병을 예방·관리하기 위하여 이 법에 따라 설치·운영하는 보건소, 보건의료원, 보건지소 및 건강생활지원센터)의 연계·협력을 통한 지역별 건강관리 사업 지원
6. 그 밖에 1.부터 5.까지에 준하는 사업으로서 가입자 및 피부양자의 건강관리를 위하여 보건복지부장관이 특히 필요하다고 인정하는 사업

[본조신설 2017.8.1.]

5. 보험급여 비용의 지급
6. 자산의 관리·운영 및 증식사업
7. 의료시설의 운영
8. 건강보험에 관한 교육훈련 및 홍보
9. 건강보험에 관한 조사연구 및 국제협력

10. 이 법에서 공단의 업무로 정하고 있는 사항
11. 「국민연금법」, 「고용보험 및 산업재해보상보험의 보험료징수 등에 관한 법률」, 「임금채권보장법」 및 「석면피해구제법」(“징수위탁근거법”)에 따라 위탁받은 업무
12. 그 밖에 이 법 또는 다른 법령에 따라 위탁받은 업무
13. 그 밖에 건강보험과 관련하여 보건복지부장관이 필요하다고 인정한 업무

2) 자산의 관리·운영 및 증식사업에 따른 자산의 관리·운영 및 증식사업은 안정성과 수익성을 고려하여 다음의 방법에 따라야 함
1. 체신관서 또는 은행에의 예입 또는 신탁
2. 국가·지방자치단체 또는 은행이 직접 발행하거나 채무이행을 보증하는 유가증권의 매입
3. 특별법에 따라 설립된 법인이 발행하는 유가증권의 매입
4. 신탁업자가 발행하거나 같은 법에 따른 집합투자업자가 발행하는 수익증권의 매입
5. 공단의 업무에 사용되는 부동산의 취득 및 일부 임대
6. 그 밖에 공단 자산의 증식을 위하여 대통령령으로 정하는 사업

3) 공단은 특정인을 위하여 업무를 제공하거나 공단 시설을 이용하게 할 경우 공단의 정관으로 정하는 바에 따라 그 업무의 제공 또는 시설의 이용에 대한 수수료와 사용료를 징수
4) 공단은 건강보험과 관련하여 보유·관리하고 있는 정보를 공개(공공기관의 정보공개에 관한 법률 참조)

법 제15~19조 (공단)

1) 공단은 법인으로 하며 주된 사무소의 소재지에서 설립등기를 함으로써 성립
2) **사무소 :**
1. 소재지 : 정관으로 정함
2. 분사무소 설치 : 필요시 정관으로 정함

3) **정관의 내용 :**
1. 목적
2. 명칭
3. 사무소의 소재지
4. 임직원에 관한 사항
5. 이사회의 운영
6. 재정운영위원회에 관한 사항

7. 보험료 및 보험급여에 관한 사항
8. 예산 및 결산에 관한 사항
9. 자산 및 회계에 관한 사항
10. 업무와 그 집행
11. 정관의 변경에 관한 사항
12. 공고에 관한 사항

4) **정관 변경** : 보건복지부장관의 인가

5) **설립등기 내용** :
1. 목적
2. 명칭
3. 주된 사무소 및 분사무소의 소재지
4. 이사장의 성명·주소 및 주민등록번호

6) **해산** : 법률로 정함

법 제20~25조 (임원)

1) **임원의 구성** : 이사장 1명, 이사 14명 및 감사 1명(이사장, 이사 중 5명 및 감사는 상임)

2) **이사장 임명** : 임원추천위원회("임원추천위원회")가 복수로 추천한 사람 중에서 보건복지부장관의 제청으로 대통령이 임명
1. 직원 임면
2. **대리인 선임** : 공단 업무에 관한 모든 재판상의 행위 또는 재판 외의 행위를 대행하게 하기 위하여 공단의 이사 또는 직원 중에서 대리인을 선임
3. **대표권 제한** : 공단의 이익과 자기의 이익이 상반되는 사항에 대하여는 공단을 대표하지 못하고 감사가 공단을 대표
4. **권한 위임** : 급여의 제한, 보험료의 납입고지 등 대통령령(국민건강보험법 시행령 제13조)으로 정하는 사항은 정관으로 정하는 바에 따라 분사무소의 장에게 위임

영 제13조 (이사장 권한의 위임)

1) 이사장 권한의 위임 중 대통령령으로 정하는 사항 :
1. 법 제5조 및 제8조부터 제10조까지의 규정에 따른 자격 관리에 관한 권한
2. 법 제7조에 따른 사업장 관리에 관한 권한
3. 법 제53조에 따른 보험급여의 제한에 관한 권한
4. 법 제57조·제69조·제79조 및 제81조에 따른 보험료 등의 부과·징수, 납입 고지, 독촉 및

국세체납 처분의 예에 따른 징수에 관한 권한
5. 법 제58조에 따른 손해배상을 청구할 권리의 행사에 관한 권한
6. 법 제75조에 따른 보험료의 경감에 관한 권한
7. 법 제82조에 따른 분할납부 승인 및 승인취소에 관한 권한
8. 법 제109조 및 제110조에 따른 가입자 및 피부양자의 자격관리, 보험급여 제한 및 보험료의 부과·징수에 관한 권한
9. 「국민연금법」, 「고용보험 및 산업재해보상보험의 보험료징수 등에 관한 법률」, 「임금채권보장법」 및 「석면피해구제법」(이하 "징수위탁근거법"이라 한다)에 따라 위탁받은 연금보험료, 고용보험료, 산업재해보상보험료, 부담금 및 분담금 등(이하 "징수위탁보험료등"이라 한다)의 납입 고지 및 독촉·체납처분 등 징수에 관한 권한
10. 그 밖에 법에 따른 공단 업무의 효율적인 수행을 위하여 공단의 정관으로 정하는 권한

3) **상임이사 임명** : 보건복지부령(국민건강보험법 시행규칙 제8조)으로 정하는 추천 절차를 거쳐 이사장이 임명

규칙 **제8조 (상임이사 후보 추천 절차 등)**

1) 상임이사 후보를 추천하기 위하여 공단에 상임이사추천위원회를 둠
2) 상임이사추천위원회는 위원장을 포함한 5명의 위원으로 구성하고 위원장은 공단의 인사업무를 담당하는 상임이사(인사업무를 담당하는 상임이사 후보를 추천하는 경우에는 이사장이 지명하는 이사)로 함
3) 위원의 자격 : 이사장이 위촉
   1. 공단의 비상임이사 2명
   2. 공단의 업무에 관한 전문지식과 경험이 풍부한 사람으로서 공단의 임직원이 아닌 사람 2명
4) 위에서 규정한 사항 외에 후보자 심사 및 추천 방법, 위원의 제척(除斥)·기피·회피 등 상임이사추천위원회 운영 등에 필요한 사항은 공단의 정관 또는 내규(內規)로 정함

4) **비상임이사의 자격 및 임명** : 보건복지부장관
   1. 노동조합·사용자단체·시민단체·소비자단체·농어업인단체 및 노인단체가 추천하는 각 1명
   2. 대통령령으로 정하는 바에 따라 추천하는 관계 공무원 3명
5) **감사** : 임원추천위원회가 복수로 추천한 사람 중에서 기획재정부장관의 제청으로 대통령이 임명

6) 비상임이사는 정관으로 정하는 바에 따라 실비변상(實費辨償)을 받을 수 있음

7) 위원의 임기

1. 이사장 : 3년
2. 이사(공무원인 이사는 제외)와 감사 : 2년

8) 징수이사 :

1. 자격 : 보험료와 그 밖에 이 법에 따른 징수금의 부과・징수 및 징수위탁근거법에 따라 위탁받은 업무를 담당하는 이사("징수이사")는 경영, 경제 및 사회보험에 관한 학식과 경험이 풍부한 사람으로서 보건복지부령(국민건강보험법 시행규칙 제9조)으로 정하는 자격을 갖춘 사람 중에서 선임

규칙 제9조 (징수이사 후보의 자격기준 및 심사기준 등)

1) 징수이사추천위원회가 정하는 단위 부서장 이상의 경력이 있는 사람으로서 보험료와 그 밖에 이 법에 따른 징수금의 부과・징수 및 징수위탁근거법에 따라 위탁받은 업무에 관한 전문지식 및 경험을 갖추고 경영혁신을 추진할 수 있는 사람

2) 징수이사 후보 심사는 징수이사추천위원회가 징수이사 후보가 다음의 요소를 갖추고 있는지를 평가하여 이를 점수로 환산하는 방법으로 하고 각 호의 요소별 배점이나 그 밖에 심사에 필요한 사항은 징수이사추천위원회가 정함

1. 경영, 경제 및 사회보험에 관한 학식
2. 문제에 대한 예측 및 예방조치 능력
3. 조직관리 능력
4. 그 밖에 징수이사로서의 자질과 능력을 평가할 수 있는 것으로서 징수이사추천위원회가 정하는 요소

3) 징수이사추천위원회는 징수이사 후보로 추천될 사람과의 계약 조건 협의 내용 :

1. 법에 따라 징수하는 보험료, 「국민연금법」, 「고용보험 및 산업재해보상보험의 보험료징수 등에 관한 법률」, 「임금채권보장법」, 「석면피해구제법」의 위탁에 따라 징수하는 연금보험료, 고용보험료, 산업재해보상보험료, 부담금 및 분담금 등의 징수 목표 및 민원관리에 관한 사항
2. 보수와 상벌 등 근로 조건에 관한 사항
3. 해임 사유에 관한 사항
4. 그 밖에 고용관계의 성립・소멸 등에 필요한 사항

4) 징수이사추천위원회의 회의 의결 방법 : 재적위원 과반수의 출석으로 개의(開議)하고, 출석위원 과반수의 찬성

---

2. **후보 추천 방법** :
   ① 공단에 이사를 위원으로 하는 징수이사추천위원회("추천위원회")를 두고 추천위원회의 위원장은 이사장이 지명하는 이사로 함
   ② 징수이사 후부 모집 공고 : 추천위원회는 주요 일간신문에 공고(이와 별도로 적임자로 판단되는 징수이사 후보를 조사하거나 전문단체에 조사를 의뢰 가능)
   ③ 추천위원회는 모집한 사람을 보건복지부령(국민건강보험법 시행규칙 제9조 참조)으로 정하는 징수이사 후보 심사기준에 따라 심사하여야 하며, 징수이사 후보로 추천될 사람과 계약 조건에 관하여 협의하여야 함
   ④ 심사 결과에 따른 징수이사 후보와 계약 체결 : 이사장은 심사와 협의 결과에 따라 징수이사 후보와 계약을 체결하고 상임이사의 임명으로 봄

9) **임원의 직무**
   1. **이사장** : 공단을 대표하고 업무를 총괄하며, 임기 중 공단의 경영성과에 대하여 책임짐
   2. **상임이사** : 이사장의 명을 받아 공단의 업무를 집행
   3. 이사장이 부득이한 사유로 그 직무를 수행할 수 없을 때 : 정관으로 정하는 바에 따라 상임이사 중 1명이 그 직무를 대행하고, 상임이사가 없거나 그 직무를 대행할 수 없을 때에는 정관으로 정하는 임원이 그 직무를 대행
   4. **감사** : 공단의 업무, 회계 및 재산 상황을 감사

10) **임원의 결격사유** :
   1. 대한민국 국민이 아닌 사람
   2. 「공공기관의 운영에 관한 법률」 제34조제1항 각 호의 어느 하나에 해당하는 사람

공공기관의 운영에 관한 법률 제34조 (결격사유)

1) 공기업·준정부기관의 임원이 될 수 없는 사람 :
   1. 「국가공무원법」 제33조(결격사유) 각 호의 어느 하나에 해당하는 사람

> • 국가공무원법 제33조 (결격사유)
> 1) 공무원 결격사유 :
>   1. 피성년후견인 또는 피한정후견인
>   2. 파산선고를 받고 복권되지 아니한 자
>   3. 금고 이상의 실형을 선고받고 그 집행이 종료되거나 집행을 받지 아니하기로 확정된 후 5년이 지나지 아니한 자
>   4. 금고 이상의 형을 선고받고 그 집행유예 기간이 끝난 날부터 2년이 지나지 아니한 자
>   5. 금고 이상의 형의 선고유예를 받은 경우에 그 선고유예 기간 중에 있는 자

6. 법원의 판결 또는 다른 법률에 따라 자격이 상실되거나 정지된 자
6의2. 공무원으로 재직기간 중 직무와 관련하여 「형법」 제355조(횡령, 배임) 및 제356조(업무상의 횡령과 배임)에 규정된 죄를 범한 자로서 300만원 이상의 벌금형을 선고받고 그 형이 확정된 후 2년이 지나지 아니한 자
6의3. 「형법」 제303조(업무상위력 등에 의한 간음) 또는 「성폭력범죄의 처벌 등에 관한 특례법」 제10조(업무상 위력 등에 의한 추행)에 규정된 죄를 범한 사람으로서 300만원 이상의 벌금형을 선고받고 그 형이 확정된 후 2년이 지나지 아니한 사람
7. 징계로 파면처분을 받은 때부터 5년이 지나지 아니한 자
8. 징계로 해임처분을 받은 때부터 3년이 지나지 아니한 자

2. 이사회는 기관장이 법령이나 정관을 위반하는 행위를 하거나 그 직무를 게을리하는 등 기관장으로서의 직무수행에 현저한 지장이 있다고 판단되는 경우 이사회의 의결을 거쳐 주무기관의 장에게 그 기관장을 해임하거나 해임을 건의하도록 요청할 수 있음, 기관장은 해당 기관의 상임이사(상임감사위원은 제외한다)와 성과계약을 체결하고, 그 이행실적을 평가할 수 있으며, 이행실적을 평가한 결과 그 실적이 저조한 경우 상임이사를 해임, 기획재정부장관은 비상임이사(준정부기관의 비상임이사는 제외한다) 및 감사(상임감사위원을 포함한다)가 제1항에 따른 의무와 책임 및 제32조에 따른 직무를 이행하지 아니하거나 게을리한 경우 운영위원회의 심의・의결을 거쳐 비상임이사 및 감사를 해임하거나 그 임명권자에게 해임을 건의・주무기관의 장은 기관장, 상임이사(상임감사위원은 제외한다) 및 준정부기관의 비상임이사가 제1항에 따른 의무와 책임 및 제32조에 따른 직무를 이행하지 아니하거나 이를 게을리한 경우 기관장, 상임이사 및 준정부기관의 비상임이사를 해임하거나 그 임명권자에게 해임을 건의・요구, 기획재정부장관은 제1항의 규정에 따른 직무수행실적 평가 결과 그 실적이 저조한 비상임이사와 감사 또는 감사위원회 감사위원에 대하여 운영위원회의 심의・의결을 거쳐 해임하거나 그 임명권자에게 해임을 건의 및 기획재정부장관은 감사 또는 감사위원회 감사위원이 관련 직무를 이행하지 아니하거나 게을리 하였다면 운영위원회의 심의・의결을 거쳐 해당 감사 또는 감사위원회 감사위원을 해임하거나 그 임명권자에게 해임을 건의・기획재정부장관은 제7항에 따른 경영실적 평가 결과 경영실적이 부진한 공기업・준정부기관에 대하여 운영위원회의 심의・의결을 거쳐 기관장・상임이사의 임명권자에게 그 해임을 건의하거나 요구에 따라 해임된 날부터 3년이 지나지 아니한 사람

11) 임원의 당연퇴임 및 해임 조건 :

1. **임원의 당연퇴임** : 결격사유(국민건강보험법 제23조 참조)
2. **임원 해임 조건** :
   ① 신체장애나 정신장애로 직무를 수행할 수 없다고 인정되는 경우
   ② 직무상 의무를 위반한 경우
   ③ 고의나 중대한 과실로 공단에 손실이 생기게 한 경우

④ 직무 여부와 관계없이 품위를 손상하는 행위를 한 경우

⑤ 이 법에 따른 보건복지부장관의 명령을 위반한 경우

12) **임원의 겸직 금지**

1. 공단의 상임임원과 직원은 그 직무 외에 영리를 목적으로 하는 사업에 종사하지 못함
2. 공단의 상임임원이 임명권자 또는 제청권자의 허가를 받거나 공단의 직원이 이사장의 허가를 받은 경우에는 비영리 목적의 업무를 겸할 수 있음

법 제26조 (이사회)

1) **이사회 목적** : 공단의 주요 사항(공공기관의 운영에 관한 법률 제17조제1항)을 심의·의결

공공기관의 운영에 관한 법률 제17조 (이사회의 설치와 기능)

1) 공기업·준정부기관에 다음의 사항을 심의·의결하기 위하여 이사회를 둠

1. 경영목표, 예산, 운영계획 및 중장기재무관리계획
2. 예비비의 사용과 예산의 이월
3. 결산
4. 기본재산의 취득과 처분
5. 장기차입금의 차입 및 사채의 발행과 그 상환 계획
6. 생산 제품과 서비스의 판매가격
7. 잉여금의 처분
8. 다른 기업체 등에 대한 출자·출연
9. 다른 기업체 등에 대한 채무보증. 다만, 다른 법률에 따라 보증업무를 수행하는 공기업·준정부기관의 경우 그 사업 수행을 위한 채무보증은 제외
10. 정관의 변경
11. 내규의 제정과 변경
12. 임원의 보수
13. 공기업·준정부기관의 장("기관장")이 필요하다고 인정하여 이사회의 심의·의결을 요청하는 사항
14. 그 밖에 이사회가 특히 필요하다고 인정하는 사항

---

2) **이사회의 구성** : 이사장과 이사

3) 감사는 이사회에 출석하여 발언 가능

4) 이사회의 의결 사항 및 운영 등에 필요한 사항은 대통령령(국민건강보험법 시행령 제 11~12조)으로 정함

영 제11조 (이사회의 심의 · 의결사항)

1) 공단의 이사회("이사회")의 심의 · 의결을 거쳐야 하는 내용 : 다만, 심의위원회의 심의 · 의결사항 및 재정운영위원회("재정운영위원회")의 심의 · 의결사항은 제외
   1. 사업운영계획 등 공단 운영의 기본방침에 관한 사항
   2. 예산 및 결산에 관한 사항
   3. 정관 변경에 관한 사항
   4. 규정의 제정 · 개정 및 폐지에 관한 사항
   5. 보험료와 그 밖의 법에 따른 징수금(이하 "보험료등"이라 한다) 및 보험급여에 관한 사항
   6. 법 제37조에 따른 차입금에 관한 사항
   7. 법 제38조에 따른 준비금, 그 밖에 중요재산의 취득 · 관리 및 처분에 관한 사항
   8. 그 밖에 공단 운영에 관한 중요 사항

영 제12조 (이사회의 회의)

1) 이사회의 회의 구분 : 정기회의와 임시회의
2) 정기회의는 매년 2회 정관으로 정하는 시기에 이사회의 의장이 소집
3) 임시회의는 재적이사(이사장을 포함) 3분의 1 이상이 요구할 때 또는 이사장이 필요하다고 인정할 때에 이사회의 의장이 소집
4) 이사회의 회의는 재적이사 과반수의 출석으로 개의하고, 재적이사 과반수의 찬성으로 의결
5) 이사회의 의장 : 이사장
6) 이사회의 회의 소집 절차 등 이사회 운영에 필요한 그 밖의 사항은 공단의 정관으로 정함

법 제33~34조 (재정운영위원회)

1) **재정운영위원회 역할** : 요양급여비용은 공단의 이사장과 대통령령으로 정하는 의약계를 대표하는 사람들의 계약으로 정함에 따른 요양급여비용의 계약 및 결손처분 등 보험재정에 관련된 사항을 심의 · 의결
2) **재정운영위원회의 위원장** : 공익을 대표하는 위원 10명 중에서 호선(互選)
3) **재정운영위원회의 위원 구성** :
   1. 직장가입자를 대표하는 위원 10명
   2. 지역가입자를 대표하는 위원 10명
   3. 공익을 대표하는 위원 10명

4) **위원의 자격 및 임명자** : 보건복지부장관이 임명하거나 위촉
   1. 직장가입자를 대표하는 위원은 노동조합과 사용자단체에서 추천하는 각 5명
   2. 지역가입자를 대표하는 위원은 대통령령으로 정하는 바에 따라 농어업인 단체・도시자영업자단체 및 시민단체에서 추천하는 사람
   3. 공익을 대표하는 위원은 대통령령으로 정하는 관계 공무원 및 건강보험에 관한 학식과 경험이 풍부한 사람

5) **재정운영위원회 위원**(공무원인 위원은 제외)**의 임기** : 2년(위원의 사임 등으로 새로 위촉된 위원의 임기는 전임위원 임기의 남은 기간)

법 제35~39조 (회계 등)

1) **공단의 회계연도** : 정부의 회계연도
2) 공단은 직장가입자와 지역가입자의 재정을 통합 운영
3) 공단은 건강보험사업 및 징수위탁근거법의 위탁에 따른 국민연금사업・고용보험사업・산업재해보상보험사업・임금채권보장사업에 관한 회계를 공단의 다른 회계와 구분하여 각각 회계처리 〈개정 2018.1.16.〉
4) **예산안 편성 및 예산 변경** : 이사회의 의결을 거친 후 보건복지부장관의 승인
5) **차입금** : 1년 이상 장기로 차입하려면 보건복지부장관의 승인
6) **준비금** : 회계연도마다 결산상의 잉여금 중에서 그 연도의 보험급여에 든 비용의 100분의 5 이상에 상당하는 금액을 그 연도에 든 비용의 100분의 50에 이를 때까지 준비금으로 적립
7) **결산** : 회계연도마다 결산보고서와 사업보고서를 작성하여 다음해 2월 말일까지 보건복지부장관에게 보고 및 공고(1개 이상의 일반일간신문에 공고)

제4장 보험급여

법 제41조 (요양급여)

1) **요양급여 내용** : 가입자와 피부양자의 질병, 부상, 출산 등
   1. 진찰・검사
   2. 약제(藥劑)・치료재료의 지급
   3. 처치・수술 및 그 밖의 치료

4. 예방・재활
5. 입원
6. 간호
7. 이송(移送)

2) **요양급여의 범위**("요양급여대상") : 〈신설 2016.2.3.〉
   1. **요양급여**(약제 제외) : 제4항에 따라 보건복지부장관이 비급여대상으로 정한 것을 제외한 일체의 것
   2. **약제** : 행위・치료재료 및 약제에 대한 요양급여대상 여부의 결정(제41조의3 참조)에 따라 요양급여대상으로 보건복지부장관이 결정하여 고시한 것

3) 요양급여의 방법・절차・범위・상한 등의 기준은 보건복지부령(국민건강보험 요양급여의 기준에 관한 규칙 제2조, 별표 1)으로 정함 〈개정 2016.2.3.〉

국민건강보험 요양급여의 기준에 관한 규칙 제2조 (요양급여의 절차)

1) 요양급여의 구분 : 1단계 요양급여와 2단계 요양급여
   가입자 또는 피부양자("가입자등")는 1단계 요양급여를 받은 후 2단계 요양급여를 받아야 함
2) 정의 :
   1. 1단계 요양급여 : 상급종합병원을 제외한 요양기관에서 받는 요양급여(건강진단 또는 건강검진을 포함)
   2. 2단계 요양급여는 상급종합병원에서 받는 요양급여
3) 가입자등이 상급종합병원에서 1단계 요양급여를 받을 수 있는 경우 :
   1. 응급환자(질병, 분만, 각종 사고 및 재해로 인한 부상이나 그 밖의 위급한 상태로 인하여 즉시 필요한 응급처치를 받지 아니하면 생명을 보존할 수 없거나 심신에 중대한 위해(危害)가 발생할 가능성이 있는 환자 또는 이에 준하는 사람)인 경우
   2. 분만의 경우
   3. 치과에서 요양급여를 받는 경우
   4. 등록 장애인 또는 단순 물리치료가 아닌 작업치료・운동치료 등의 재활치료가 필요하다고 인정되는 자가 재활의학과에서 요양급여를 받는 경우
   5. 가정의학과에서 요양급여를 받는 경우
   6. 당해 요양기관에서 근무하는 가입자가 요양급여를 받는 경우
   7. 혈우병환자가 요양급여를 받는 경우
4) 가입자등이 상급종합병원에서 2단계 요양급여를 받고자 하는 때 : 상급종합병원에서의 요양급여가 필요하다는 의사소견이 기재된 건강진단・건강검진결과서 또는 요양급여의뢰서를 건강보험증 또는 신분증명서(주민등록증, 운전면허증 및 여권)와 함께 제출

국민건강보험 요양급여의 기준에 관한 규칙 [별표 1] 요양급여의 적용기준 및 방법

〈개정 2017. 6. 29.〉

1. 요양급여의 일반원칙

가. 요양급여는 가입자 등의 연령·성별·직업 및 심신상태 등의 특성을 고려하여 진료의 필요가 있다고 인정되는 경우에 정확한 진단을 토대로 하여 환자의 건강증진을 위하여 의학적으로 인정되는 범위 안에서 최적의 방법으로 실시하여야 한다.

나. 요양급여를 담당하는 의료인은 의학적 윤리를 견지하여 환자에게 심리적 건강효과를 주도록 노력하여야 하며, 요양상 필요한 사항이나 예방의학 및 공중보건에 관한 지식을 환자 또는 보호자에게 이해하기 쉽도록 적절하게 설명하고 지도하여야 한다.

다. 요양급여는 경제적으로 비용효과적인 방법으로 행하여야 한다.

라. 요양기관은 가입자 등의 요양급여에 필요한 적정한 인력·시설 및 장비를 유지하여야 한다. 이 경우 보건복지부장관은 인력·시설 및 장비의 적정기준을 정하여 고시할 수 있다.

마. 라목의 규정에 불구하고 가입자 등에 대한 최적의 요양급여를 실시하기 위하여 필요한 경우, 보건복지부장관이 정하여 고시하는 바에 따라 다른 기관에 검사를 위탁하거나, 당해 요양기관에 소속되지 아니한 전문성이 뛰어난 의료인을 초빙하거나, 다른 요양기관에서 보유하고 있는 양질의 시설·인력 및 장비를 공동 활용할 수 있다.

바. 요양기관은 요양급여에 필요한 약제·치료재료를 직접 구입하여 가입자 등에게 지급하여야 한다. 다만, 다음의 1에 해당하는 경우에는 그러하지 아니하다.

(1) 「약사법」 제23조제1항 본문에 따라 의사 또는 치과의사가 직접 약제를 조제할 수 없는 경우

(2) 「약사법」 제23조제4항에 따라 의사 또는 치과의사가 직접 약제를 조제할 수 있는 경우 중 보건복지부장관이 정하는 경우

사. 개설자가 동일한 요양기관은 동일가입자 등의 동일상병에 대하여 같은 날 외래로 요양급여를 중복하여 실시하여서는 아니된다. 이 경우 요양급여 중복의 범위는 보건복지부장관이 정하여 고시한다.

아. 「의료급여법」에 따라 의료급여를 받는 자가 건강보험의 가입자 또는 피부양자로 자격이 변동된 경우 제5조제2항에 따라 요양급여의 기간 또는 인정개수 등을 정하고 있는 행위·약제 및 치료재료에 대하여는 건강보험의 요양급여 내용과 의료급여의 수급 내용을 연계하여 적용한다.

자. 요양급여는 연구 또는 시험(제8조의2에 따른 임상연구는 제외한다)의 목적으로 이루어지는 의료행위 등에는 실시해서는 아니된다. 다만, 보건복지부장관이 정하여 고시하는 기준 및 절차 등에 따라 이루어지는 임상연구 또는 임상시험과 관련하여 해당 연구 또는 시험에 참여하는 환자의 질병이나 부상 등을 위한 진료 및 치료 등의 통상적 요양급여로서 보건복지부장관이 정하는 요양급여는 그렇지 않다.

2. 진찰·검사, 처치·수술 기타의 치료

가. 각종 검사를 포함한 진단 및 치료행위는 진료상 필요하다고 인정되는 경우에 한하여야 한다.

나. 영 제21조제3항제2호에 따라 보건복지부장관이 정하여 고시하는 질병군에 대한 입원진료의 경우 그 입원진료 기간동안 행하는 것이 의학적으로 타당한 검사·처치 등의 진료행위는 당해 입원진료에 포함하여 행하여야 한다.

3. 약제의 지급

가. 처방·조제

(1) 영양공급·안정·운동 그 밖에 요양상 주의를 함으로써 치료효과를 얻을 수 있다고 인정되는 경우에는 의약품을 처방·투여하여서는 아니되며, 이에 관하여 적절하게 설명하고 지도하여야 한다.

(2) 의약품은 약사법령에 의하여 허가 또는 신고된 사항(효능·효과 및 용법·용량 등)의 범위 안에서 환자의 증상 등에 따라 필요·적절하게 처방·투여하여야 한다. 다만, 안전성·유효성 등에 관한 사항이 정하여져 있는 의약품 중 진료상 반드시 필요하다고 보건복지부장관이 정하여 고시하는 의약품의 경우에는 허가 또는 신고된 사항의 범위를 초과하여 처방·투여할 수 있으며, 중증환자에게 처방·투여하는 약제로서 보건복지부장관이 정하여 고시하는 약제의 경우에는 건강보험심사평가원장이 공고한 범위 안에서 처방·투여할 수 있다.

(3) 요양기관은 중증환자에 대한 약제의 처방·투여시 해당약제 및 처방·투여의 범위가 (2)의 허용범위에는 해당하지 아니하나 해당환자의 치료를 위하여 특히 필요한 경우에는 건강보험심사평가원장에게 해당약제의 품목명 및 처방·투여의 범위 등에 관한 자료를 제출한 후 건강보험심사평가원장이 중증질환심의위원회의 심의를 거쳐 인정하는 범위 안에서 처방·투여할 수 있다.

(4) 제10조의2제2항에 따라 식품의약품안전처장이 긴급한 도입이 필요하다고 인정한 품목의 경우에는 식품의약품안전처장이 인정한 범위 안에서 처방·투여하여야 한다.

(5) 항생제·스테로이드제제 등 오남용의 폐해가 우려되는 의약품은 환자의 병력·투약력 등을 고려하여 신중하게 처방·투여하여야 한다.

(6) 진료상 2품목 이상의 의약품을 병용하여 처방·투여하는 경우에는 1품목의 처방·투여로는 치료효과를 기대하기 어렵다고 의학적으로 인정되는 경우에 한한다.

나. 주사

(1) 주사는 경구투약을 할 수 없는 경우, 경구투약시 위장장애 등의 부작용을 일으킬 염려가 있는 경우, 경구투약으로 치료효과를 기대할 수 없는 경우 또는 응급환자에게 신속한 치료효과를 기대할 필요가 있는 경우에 한한다.

(2) 동일 효능의 먹는 약과 주사제는 병용하여 처방·투여하여서는 아니된다. 다만, 경구투약만으로는 치료효과를 기대할 수 없는 불가피한 경우에 한하여 병용하여 처방·투여할 수 있다.

(3) 혼합주사는 치료효과를 높일 수 있다고 의학적으로 인정되는 경우에 한한다.

(4) 당류제제·전해질제제·복합아미노산제제·혈액대용제·혈액 및 혈액성분제제의 주사는

의학적으로 특히 필요하다고 인정되는 경우에 한한다.

4. 치료재료의 지급

치료재료는 약사법 기타 다른 관계법령에 의하여 허가·신고 또는 인정된 사항(효능·효과 및 사용방법)의 범위 안에서 환자의 증상에 따라 의학적 판단에 의하여 필요·적절하게 사용한다. 다만, 안전성·유효성 등에 관한 사항이 정하여져 있는 치료재료 중 진료에 반드시 필요하다고 보건복지부장관이 정하여 고시하는 치료재료의 경우에는 허가·신고 또는 인정된 사항(효능·효과 및 사용방법)의 범위를 초과하여 사용할 수 있다.

5. 예방·재활

재활 및 물리치료(이학요법)는 약물투여 또는 처치 및 수술 등에 의하여 치료효과를 얻기 곤란한 경우로서 재활 및 물리치료(이학요법)가 보다 효과가 있다고 인정되는 경우에 행한다.

6. 입원

가. 입원은 진료상 필요하다고 인정되는 경우에 한하며 단순한 피로회복·통원불편 등을 이유로 입원지시를 하여서는 아니된다.
나. 퇴원은 의학적 타당성과 퇴원계획의 충분성 등을 신중하게 고려하여 적절한 시기에 행하여져야 한다.
다. 입원환자에 대한 식사는 환자의 치료에 적합한 수준에서 의료법령 및 식품위생법령에서 정하는 기준에 맞게 위생적인 방법으로 제공하여야 한다.

7. 가정간호

가정간호는 진료상 퇴원 후 계속적인 치료와 관리가 필요한 경우에 의사 또는 한의사의 진단과 처방에 의하여 가정전문간호사가 실시하여야 한다.

8. 의료장비

가. 요양기관은 「의료기기법」 제2조제1항에 따른 의료기기를 사용할 경우 같은 법 제6조 및 제15조에 따라 식품의약품안전처장의 제조 또는 수입 허가를 받거나 신고한 것에 한하여 그 허가 또는 신고된 범위에서 사용하여야 한다.
나. 요양기관은 진단용 방사선 발생장치를 사용할 경우 「의료법」 제37조제1항과 「진단용 방사선 발생장치의 안전관리에 관한 규칙」 제3조에 따라 시장·군수·구청장(자치구의 구청장을 말한다)에게 신고한 것에 한하여 사용하여야 하며, 「의료법」 제37조제2항과 「진단용 방사선 발생장치의 안전관리에 관한 규칙」 제4조 및 제8조에 따라 검사를 받지 아니하거나 검사결과 부적합 판정을 받은 진단용 방사선 발생장치를 사용하여서는 아니 된다.
다. 요양기관은 치료용 방사선 발생장치를 사용할 경우 「원자력안전법」 제53조에 따라 원자력안전위원회의 사용허가를 받거나 신고 후 사용하여야 하며, 같은 법 제56조 및 제61조에 따른 검사를 받지 아니하거나 검사결과 부적합 판정을 받은 치료용 방사선 발생장치를 사용하여서는 아니 된다.

라. 요양기관은 특수의료장비를 사용할 경우 「의료법」 제38조제1항과 「특수의료장비의 설치 및 운영에 관한 규칙」 제2조에 따라 시장・군수・구청장(자치구의 구청장을 말한다)에게 등록한 것만을 사용하여야 하며, 「의료법」 제38조제2항・제3항과 「특수의료장비의 설치 및 운영에 관한 규칙」 제5조 및 제7조에 따라 검사를 받지 아니하거나 검사결과 부적합 판정을 받은 특수의료장비를 사용하여서는 아니 된다.

마. 요양기관은 그 밖에 다른 법령에서 정하고 있는 의료장비를 사용할 경우 해당 법령에서 정하고 있는 의료장비의 사용기준에 맞게 사용하여야 한다.

바. 가목부터 라목까지의 규정에도 불구하고 안전성・유효성 등에 관한 사항이 정하여져 있는 의료장비 중 진료에 반드시 필요하다고 보건복지부장관이 정하여 고시하는 의료장비의 경우에는 관계 법령상의 허가 또는 신고된 범위를 초과하여 사용할 수 있다.

사. 「국민건강보험법 시행규칙」 제12조제1항 및 제2항에 따라 의료장비의 현황을 신고받은 건강보험심사평가원장은 해당 의료장비의 제조・수입업체, 품목, 제조연월 등 의료장비의 품질관리 및 이력 관리에 필요한 사항을 식별부호화하여 관리할 수 있다. 이 경우 식별부호화의 방법 및 절차에 필요한 사항은 보건복지부장관이 정하여 고시한다.

4) 보건복지부장관은 요양급여의 기준을 정할 때 업무나 일상생활에 지장이 없는 질환에 대한 치료 등 보건복지부령(국민건강보험 요양급여의 기준에 관한 규칙 별표 2)으로 정하는 사항은 요양급여대상에서 제외되는 사항("비급여대상")으로 정함 〈개정 2016.2.3.〉

국민건강보험 요양급여의 기준에 관한 규칙 [별표 2] 비급여대상 〈개정 2018.6.29.〉

1. 다음 각목의 질환으로서 업무 또는 일상생활에 지장이 없는 경우에 실시 또는 사용되는 행위・약제 및 치료재료
   가. 단순한 피로 또는 권태
   나. 주근깨・다모(多毛)・무모(無毛)・백모증(白毛症)・딸기코(주사비)・점(모반)・사마귀・여드름・노화현상으로 인한 탈모 등 피부질환
   다. 발기부전(impotence)・불감증 또는 생식기 선천성기형 등의 비뇨생식기 질환
   라. 단순 코골음
   마. 질병을 동반하지 아니한 단순포경(phimosis)
   바. 검열반 등 안과질환
   사. 기타 가목 내지 바목에 상당하는 질환으로서 보건복지부장관이 정하여 고시하는 질환
2. 다음 각목의 진료로서 신체의 필수 기능개선 목적이 아닌 경우에 실시 또는 사용되는 행위・약제 및 치료재료
   가. 쌍꺼풀수술(이중검수술), 코성형수술(융비술), 유방확대・축소술, 지방흡인술, 주름살제거술

등 미용목적의 성형수술과 그로 인한 후유증치료

나. 사시교정, 안와격리증의 교정 등 시각계 수술로써 시력개선의 목적이 아닌 외모개선 목적의 수술

다. 〈삭제〉

라. 저작 또는 발음기능개선의 목적이 아닌 외모개선 목적의 악안면 교정술 및 교정치료

마. 관절운동 제한이 없는 반흔구축성형술 등 외모개선 목적의 반흔제거술

바. 안경, 콘텍트렌즈 등을 대체하기 위한 시력교정술

사. 질병치료가 아닌 단순히 키 성장을 목적으로 하는 진료

아. 그 밖에 가목부터 사목까지에 상당하는 외모개선 목적의 진료로서 보건복지부장관이 정하여 고시하는 진료

3. 다음 각목의 예방진료로서 질병·부상의 진료를 직접목적으로 하지 아니하는 경우에 실시 또는 사용되는 행위·약제 및 치료재료

가. 본인의 희망에 의한 건강검진(법 제52조의 규정에 의하여 공단이 가입자등에게 실시하는 건강검진 제외)

나. 예방접종(파상풍 혈청주사 등 치료목적으로 사용하는 예방주사 제외)

다. 구취제거, 치아 착색물질 제거, 치아 교정 및 보철을 위한 치석제거 및 구강보건증진 차원에서 정기적으로 실시하는 치석제거. 다만, 치석제거만으로 치료가 종료되는 전악(全顎) 치석제거로서 보건복지부장관이 정하여 고시하는 경우는 제외한다.

라. 불소국소도포, 치면열구전색(치아홈메우기) 등 치아우식증 예방을 위한 진료. 다만, 18세 이하의 치아우식증에 이환되지 않은 순수 건전치아인 제1큰어금니 또는 제2큰어금니에 대한 치면열구전색(치아홈메우기)은 제외한다.

마. 멀미 예방, 금연 등을 위한 진료

바. 유전성질환 등 태아 또는 배아의 이상유무를 진단하기 위한 유전학적 검사

사. 장애인 진단서 등 각종 증명서 발급을 목적으로 하는 진료

아. 기타 가목 내지 마목에 상당하는 예방진료로서 보건복지부장관이 정하여 고시하는 예방진료

4. 보험급여시책상 요양급여로 인정하기 어려운 경우 및 그 밖에 건강보험급여원리에 부합하지 아니하는 경우로서 다음 각목에서 정하는 비용·행위·약제 및 치료재료

가. 가입자 등이 다음 각 항목 중 어느 하나의 요건을 갖춘 요양기관에서 1개의 입원실에 3인(상급종합병원, 종합병원의 경우 1인) 이하가 입원할 수 있는 병상(이하 "상급병상"이라 한다)을 이용함에 따라 제8조에 따라 고시한 요양급여대상인 입원료(이하 "입원료"라 한다) 외에 추가로 부담하는 입원실 이용 비용. 다만, 상급종합병원의 상급병상을 이용하는 경우에는 입원료를 포함한 입원실 이용비용 전액(다만, 격리치료 대상인 환자가 1인실에 입원하는 경우 등 보건복지부장관이 정하여 고시하는 불가피한 경우는 제외한다)

(1) 의료법령에 따라 허가를 받거나 신고한 병상 중 입원실 이용비용을 입원료만으로 산정하는 일반병상(이하 "일반병상"이라 한다)을 다음의 구분에 따라 운영하는 경우. 다만, 규칙 제12조제1항 또는 제2항에 따라 제출한 요양기관 현황신고서 또는 요양기관 현황 변경신고서 상의 격리병실, 무균치료실, 특수진료실 및 중환자실과 「의료법」 제27조제3항제2호

에 따른 외국인환자를 위한 전용 병실 및 병동의 병상은 일반병상 및 상급병상의 계산에서 제외한다.

(가) 의료법령에 따라 신고한 병상이 10병상을 초과하는 「의료법」 제3조제2항제1호에 따른 의원급 의료기관과 같은 항 제3호에 따른 병원급 의료기관(종합병원 및 상급종합병원은 제외하되, 「의료법」 제3조의5에 따라 지정된 산부인과 전문병원은 포함한다): 일반병상을 총 병상의 50퍼센트 이상 확보할 것

(나) 「의료법」 제3조제2항제3호마목에 따른 종합병원(상급종합병원을 포함하되, 「의료법」 제3조의5에 따라 지정된 산부인과 전문병원은 제외한다): 일반병상을 총 병상의 80퍼센트 이상 확보할 것

(2) 의료법령에 의하여 신고한 병상이 10병상 이하인 경우

나. 가목에도 불구하고 다음 각 항목에 해당하는 경우에는 다음의 구분에 따른 비용

(1) 가입자등이 「의료법」 제3조제2항제3호라목에 따른 요양병원(「정신보건법」 제3조제3호에 따른 정신의료기관 중 정신병원, 「장애인복지법」 제58조제1항제4호에 따른 장애인 의료재활시설로서 「의료법」 제3조의2의 요건을 갖춘 의료기관은 제외한다) 중 입원실 이용비용을 입원료만으로 산정하는 일반병상(규칙 제12조제1항 또는 제2항에 따라 제출한 요양기관 현황신고서 또는 요양기관 현황 변경신고서 상의 격리병실, 무균치료실, 특수진료실 및 중환자실과 「의료법」 제27조제3항제2호에 따른 외국인환자를 위한 전용 병실 및 병동의 병상은 제외한다)을 50퍼센트 이상 확보하여 운영하는 요양병원에서 1개의 입원실에 5인 이하가 입원할 수 있는 병상을 이용하는 경우: 제8조제4항 전단에 따라 고시한 입원료 외에 추가로 부담하는 입원실 이용 비용

(2) 가입자등이 가목(1)에서 정한 요건을 갖춘 상급종합병원, 종합병원, 병원 중 「호스피스・완화의료 및 임종과정에 있는 환자의 연명의료결정에 관한 법률」 제25조 따라 호스피스 전문기관으로 지정된 요양기관에서 1인실 병상을 이용하여 같은 법 제28조에 따른 호스피스・완화의료를 받는 경우(격리치료 대상인 환자가 1인실에 입원하는 경우, 임종실을 이용하는 경우 등 보건복지부장관이 정하여 고시하는 불가피한 경우는 제외한다): 제8조제4항 전단에 따라 고시한 호스피스・완화의료 입원실의 입원료 중 4인실 입원료 외에 추가로 부담하는 입원실 이용 비용

다. 법 제51조에 따라 장애인에게 보험급여를 실시하는 보장구를 제외한 보조기・보청기・안경 또는 콘택트렌즈 등 보장구. 다만, 보청기 중 보험급여의 적용을 받게 될 수술과 관련된 치료재료인 보건복지부장관이 정하여 고시하는 보청기는 제외한다.

라. 삭제 〈2017.9.1.〉

마. 친자확인을 위한 진단

바. 치과의 보철(보철재료 및 기공료 등을 포함한다) 및 치과임플란트를 목적으로 실시한 부가수술(골이식수술 등을 포함한다). 다만, 보건복지부장관이 정하여 고시하는 65세 이상인 사람의 틀니 및 치과임플란트는 제외한다.

사. 및 아. 삭제 〈2002.10.24〉

자. 이 규칙 제8조의 규정에 의하여 보건복지부장관이 고시한 약제에 관한 급여목록표에서 정한

일반의약품으로서 「약사법」 제23조에 따른 조제에 의하지 아니하고 지급하는 약제

차. 삭제 〈2006.12.29〉

카. 「의료법」 제46조에 따른 선택진료를 받는 경우에 선택진료에 관한 규칙에 따라 추가되는 비용

타. 「장기등 이식에 관한 법률」에 따른 장기이식을 위하여 다른 의료기관에서 채취한 골수 등 장기의 운반에 소요되는 비용

파. 「마약류 관리에 관한 법률」 제40조에 따른 마약류중독자의 치료보호에 소요되는 비용

하. 이 규칙 제11조제1항 또는 제13조제1항의 규정에 따라 요양급여대상 또는 비급여대상으로 결정・고시되기 전까지의 행위・치료재료(「신의료기술평가에 관한 규칙」 제2조제2항에 따른 평가 유예 신의료기술을 포함하되, 같은 규칙 제3조의4에 따른 신의료기술평가 결과 안전성・유효성을 인정받지 못한 경우에는 제외한다). 다만, 제11조제8항 또는 제13조제1항 후단의 규정에 따라 소급하여 요양급여대상으로 적용되는 행위・치료재료(「신의료기술평가에 관한 규칙」 제2조제2항에 따른 평가 유예 신의료기술을 포함한다)는 제외한다.

거. 「신의료기술평가에 관한 규칙」 제3조제8항제2호에 따른 제한적 의료기술

너. 「의료기기법 시행규칙」 제32조제1항제6호에 따른 의료기기를 장기이식 또는 조직이식에 사용하는 의료행위

더. 그 밖에 요양급여를 함에 있어서 비용효과성 등 진료상의 경제성이 불분명하여 보건복지부장관이 정하여 고시하는 검사・처치・수술 기타의 치료 또는 치료재료

5. 삭제 〈2006.12.29〉

6. 영 제21조제3항제2호에 따라 보건복지부장관이 정하여 고시하는 질병군에 대한 입원진료의 경우에는 제1호 내지 제4호(제4호 하목을 제외한다), 제7호에 해당되는 행위・약제 및 치료재료. 다만, 제2호 사목, 제3호 아목, 제4호더목은 다음 각목에서 정하는 경우에 한한다.

가. 보건복지부장관이 정하여 고시하는 행위 및 치료재료

나. 질병군 진료 외의 목적으로 투여된 약제

6의2. 영 제21조제3항제3호에 따른 호스피스・완화의료 입원진료의 경우에는 제1호부터 제3호까지, 제4호나목(2)・더목에 해당되는 행위・약제 및 치료재료. 다만, 제2호사목, 제3호아목 및 제4호더목은 보건복지부장관이 정하여 고시하는 행위 및 치료재료에 한정한다.

7. 건강보험제도의 여건상 요양급여로 인정하기 어려운 경우

가. 보건복지부장관이 정하여 고시하는 한방물리요법

나. 한약첩약 및 기상한의서의 처방 등을 근거로 한 한방생약제제

8. 약사법령에 따라 허가를 받거나 신고한 범위를 벗어나 약제를 처방・투여하려는 자가 보건복지부장관이 정하여 고시하는 절차에 따라 의학적 근거 등을 입증하여 비급여로 사용할 수 있는 경우. 다만, 제5조제3항에 따라 중증환자에게 처방・투여하는 약제 중 보건복지부장관이 정하여 고시하는 약제는 건강보험심사평가원장의 공고에 따른다.

법 제41조의2 (약제에 대한 요양급여비용 상한금액의 감액 등)

1) 보건복지부장관은 「약사법」 위반과 관련된 약제에 대하여는 요양급여비용 상한금액(약제별 요양급여비용의 상한으로 정한 금액)의 100분의 20을 넘지 아니하는 범위에서 그 금액의 일부를 감액할 수 있음 〈신설 2018.3.27.〉
2) 보건복지부장관은 요양급여비용의 상한금액이 감액된 약제가 감액된 날부터 5년의 범위에서 대통령령으로 정하는 기간 내에 다시 감액의 대상이 된 경우에는 요양급여비용 상한금액의 100분의 40을 넘지 아니하는 범위에서 요양급여비용 상한금액의 일부를 감액할 수 있음 〈신설 2018.3.27.〉
3) 보건복지부장관은 요양급여비용의 상한금액이 감액된 약제가 감액된 날부터 5년의 범위에서 대통령령으로 정하는 기간 내에 다시 「약사법」 위반과 관련된 경우에는 해당 약제에 대하여 1년의 범위에서 기간을 정하여 요양급여의 적용을 정지할 수 있음 〈개정 2018.3.27.〉
4) 요양급여비용 상한금액의 감액 및 요양급여 적용 정지의 기준, 절차, 그 밖에 필요한 사항은 대통령령(국민건강보험법 시행령 별표 4의2, 제18조의3)으로 정함 〈개정 2018.3.27.〉

영 [별표 4의2] 약제의 요양급여 적용 정지·제외 및 과징금 부과 기준

1. 일반기준

가. 「약사법」 제31조제2항에 따라 의약품의 제조판매품목허가를 받거나 제조판매품목신고를 한 자(이하 "품목허가를 받은 자"라 한다), 같은 법 제42조제1항에 따라 의약품등의 수입허가를 받거나 수입신고를 한 자(이하 "수입자"라 한다) 또는 같은 법 제45조제1항에 따라 의약품 도매상 허가를 받은 자(이하 "의약품 도매상"이라 한다)가 같은 법 제76조제1항제5호의2에 따라 행정처분을 받았거나, 같은 법 제94조의2에 따라 벌금 이상의 형(집행유예를 포함한다)을 선고 받은 경우에 적용한다. 다만, 의약품 도매상은 품목허가를 받은 자 또는 수입자와 공동으로 「약사법」 제47조제2항을 위반한 경우로 한정한다.

나. 위반행위의 횟수에 따른 약제의 요양급여 적용 정지 및 제외 기준은 최근 5년간 동일한 약제에 대한 위반행위로 약제의 요양급여 적용 정지처분이나 그에 갈음하는 과징금을 부과받은 경우에 적용한다. 이 경우 기준 적용은 약제의 요양급여 적용 정지 처분일 또는 과징금 부과일과 그 처분 후 다시 동일한 약제에 대한 위반행위(처분 후의 위반행위만 해당한다)가 적발된 날을 기준으로 한다.

다. 동일한 약제에 대한 위반행위가 둘 이상인 경우에는 각각의 위반행위에 대한 처분기준에 따른 정지기간을 합산하여 처분한다. 이 경우 정지 기간을 합한 기간이 12개월을 초과하는 경우에는 약제의 요양급여 적용 제외처분을 한다.

2. 약제의 요양급여 적용 정지 및 제외 기준

부당금액	1차 위반	2차 위반	3차 위반
500만원 미만	경고	2개월	적용 제외
500만원 이상 2,000만원 미만	1개월	3개월	적용 제외
2,000만원 이상 3,500만원 미만	2개월	4개월	적용 제외
3,500만원 이상 5,500만원 미만	4개월	6개월	적용 제외
5,500만원 이상 7,500만원 미만	6개월	8개월	적용 제외
7,500만원 이상 1억원 미만	9개월	11개월	적용 제외
1억원 이상	12개월	적용 제외	

비고

1. "부당금액"이란 「약사법」 제47조제2항을 위반하여 해당 품목의 판매촉진을 목적으로 제공된 경제적 이익 등을 보건복지부장관이 정하는 방법에 따라 환산한 금액을 말한다.
2. 「약사법」 제47조제2항의 위반과 관련된 약제에 대한 부당금액이 품목별로 구분되지 않고 총부당금액만 확인되는 경우 부당금액은 다음 각 목의 구분에 따라 계산한다.
   가. 위반 약제가 모두 요양급여 대상인 경우: 총부당금액을 위반 약제의 품목 수로 나눈 금액
   나. 위반 약제가 비급여대상 약제(법 제41조제1항제2호에 따른 요양급여 대상이 아닌 약제를 말한다. 이하 같다)가 포함되어 있는 경우: 총부당금액에서 전체 품목 수에 대한 비급여대상 약제 품목의 비율에 해당하는 금액을 빼고 요양급여 대상 약제의 품목 수로 나눈 금액
3. 1차 위반에 대한 요양급여 적용 정지 및 제외처분 이후 1차 위반의 경우와 부당금액을 달리하는 위반행위가 있는 경우에는 해당 부당금액에 대한 2차 위반으로 본다. 2차 위반 후의 위반행위에 대한 경우에도 같다.

3. 과징금 부과기준

가. 과징금은 약제의 요양급여 적용 정지 또는 제외 처분을 결정한 날의 전년도 1년간 해당 약제로 인해 발생한 요양급여비용의 총액에 다음 표에 따른 적용 정지 기간별 과징금 부과 비율을 곱한 금액으로 한다. 이 경우 해당 약제에 대한 요양급여의 적용 기간이 1년 미만인 경우에는 해당 약제를 법 제41조제2항에 따라 요양급여의 대상으로 고시한 날(고시한 날이 2개 이상인 경우에는 최근 고시한 날을 말한다)부터 약제의 요양급여 적용 정지 또는 제외 처분을 결정한 날까지 요양급여로 제공하여 발생한 요양급여비용을 연 요양급여비용으로 환산한 금액을 요양급여비용의 총액으로 한다.

적용정지기간	1개월	2개월 또는 3개월	4개월 또는 5개월	6개월 또는 7개월	8개월·9개월 또는 10개월	11개월 또는 12개월
부과 비율(%)	15	20	25	30	35	38

나. 요양급여의 적용 제외를 갈음하는 과징금은 가목에 따른 요양급여비용의 총액에 40%를 곱한 금액으로 한다.

영 제18조의3 (청문)

1) 보건복지부장관은 약제의 요양급여 적용 제외처분을 하려면 청문을 하여야 함

법 제41조의3 (행위 · 치료재료 및 약제에 대한 요양급여대상 여부의 결정)

1) 요양기관(제42조 참조), 치료재료의 제조업자・수입업자 등 보건복지부령(국민건강보험 요양급여의 기준에 관한 규칙 제10조)으로 정하는 자는 요양급여대상 또는 비급여대상으로 결정되지 아니한 진찰・검사・처치・수술 및 그 밖의 치료・예방・재활의 요양급여에 관한 행위 및 치료재료("행위・치료재료")에 대하여 요양급여대상 여부의 결정을 보건복지부장관에게 신청

국민건강보험 요양급여의 기준에 관한 제10조 (행위 · 치료재료의 요양급여 결정신청)

1) 요양기관, 의약관련 단체 또는 치료재료의 제조업자・수입업자는 행위・치료재료에 대한 요양급여대상 여부의 결정신청을 하려는 경우 : 부분에 따른 날부터 30일 이내에 보건복지부장관에게 신청 〈개정 2016.8.4〉
   1. 행위의 경우에는 신의료기술평가 결과 안전성・유효성 등을 고시한 이후 가입자등에게 최초로 실시한 날(다만, 평가 유예 신의료기술의 경우 평가 유예 고시를 한 이후 가입자등에게 최초로 실시한 날)
   2. 치료재료의 경우에는 다음 각 목에서 정한 날
      가. 「약사법」 또는 「의료기기법」에 따른 품목허가・인증 또는 품목신고 대상인 치료재료인 경우에는 식품의약품안전처장으로부터 품목허가・인증을 받거나 품목신고를 한 날. 다만, 품목허가・인증 또는 품목신고 대상이 아닌 치료재료의 경우에는 해당 치료재료를 가입자등에게 최초로 사용한 날
      나. 「인체조직안전 및 관리 등에 관한 법률」 제3조제1호에 따른 인체조직의 경우에는 식품의약품안전처장으로부터 조직은행 설립허가를 받은 날(다만, 다음의 어느 하나의 경우에는 그 해당하는 날)
         1) 수입인체조직의 경우에는 식품의약품안전처장이 정하는 바에 따라 안전성에 문제가 없다는 통지를 받은 날
         2) 조직은행 설립허가 당시의 취급품목이 변경된 경우에는 식품의약품안전처장이 그 변경사실을 확인한 날
      다. 가목 및 나목에도 불구하고 신의료기술평가 대상이 되는 치료재료의 경우에는 신의료기술평가 결과 안전성・유효성 등을 고시한 이후 또는 평가 유예 신의료기술의 경우 평가 유예 고시를 한 이후 해당 치료재료를 가입자등에게 최초로 사용한 날
      라. 가목 및 나목에도 불구하고 제9조의2에 따른 요양급여대상・비급여대상 여부 확인 신청을 한 경우에는 그 결과를 통보받은 날
2) 결정신청은 그 결정을 신청하려는 자가 평가신청서에 서류를 첨부하여 건강보험심사평가원장에게 요양급여대상여부의 평가신청을 함으로써 이를 갈음 〈개정 2016.8.4〉

---

2) 약제의 제조업자 · 수입업자 등 보건복지부령(국민건강보험 요양급여의 기준에 관한 규칙 제10조 참조)으로 정하는 자는 요양급여대상에 포함되지 아니한 약제에 대하여 보건복지부장관에게 요양급여대상 여부의 결정을 신청

3) 신청을 받은 보건복지부장관은 정당한 사유가 없으면 보건복지부령(국민건강보험 요양급여의 기준에 관한 규칙 제11조, 제11조의2)으로 정하는 기간 이내에 요양급여대상 또는 비급여대상의 여부를 결정하여 신청인에게 통보

◉ 국민건강보험 요양급여의 기준에 관한 규칙 제11조 (행위 · 치료재료에 대한 요양급여의 결정)

1) 요양급여대상 여부의 결정신청을 받은 보건복지부장관은 정당한 사유가 없는 한 결정신청일부터 100일 이내에 건강보험정책심의위원회("심의위원회")의 심의를 거쳐 요양급여대상 또는 비급여대상에의 해당여부를 결정하여 고시하여야 하고 요양급여대상으로 결정한 행위 · 치료재료에 대하여는 영 제21조제1항부터 제3항까지의 규정에 따른 요양급여의 상대가치 점수 또는 영 제22조제1항에 따른 치료재료의 상한금액을 함께 정하여 고시 〈개정 2017.1.9.〉

• 국민건강보험법 시행령 제21조 (계약의 내용 등) 제1~3항

1) 계약은 공단의 이사장과 요양급여비용계약의 당사자인 의약계를 대표하는 사람(국민건강보험법 시행령 20조)이 유형별 요양기관을 대표하여 체결하며, 계약의 내용은 요양급여의 각 항목에 대한 상대가치점수의 점수당 단가를 정함

– 국민건강보험법 시행령 제20조 (요양급여비용계약의 당사자)

1) 요양급여비용의 계약 당사자인 의약계를 대표하는 사람은 다음 각 호와 같다.
   1. 의원에 대한 요양급여비용: 의사회의 장
   2. 치과의원 및 치과병원에 대한 요양급여비용: 치과의사회의 장
   3. 한의원 및 한방병원에 대한 요양급여비용: 한의사회의 장
   4. 조산원에 대한 요양급여비용: 조산사회 또는 간호사회의 장 중 1명
   5. 병원 · 요양병원 및 종합병원에 대한 요양급여비용: 단체의 장
   6. 약국 및 한국희귀 · 필수의약품센터에 대한 요양급여비용: 대한약사회의 장
   7. 보건소 · 보건의료원 및 보건지소와 보건진료소에 대한 요양급여비용: 보건복지부장관이 지정하는 사람

2) 요양급여 각 항목에 대한 상대가치점수는 요양급여에 드는 시간 · 노력 등 업무량, 인력 · 시설 · 장비 등 자원의 양, 요양급여의 위험도 및 요양급여에 따른 사회적 편익 등을 고려하여 산정한 요양급여의 가치를 각 항목 사이에 상대적인 점수로 나타낸 것으로 하며, 보건복지부장관이 심의위원회의 심의 · 의결을 거쳐 보건복지부령(국민건강보험 요양급여의 기준에 관한 규칙 제8조)으로 정하는 바에 따라 고시 〈개정 2017.3.20.〉

– 국민건강보험 요양급여의 기준에 관한 규칙 제8조 (요양급여대상의 고시)

1) 보건복지부장관은 요양급여대상을 급여목록표로 정하여 고시하되, 요양급여행위("행위"), 약제 및 치료재료(지급되는 약제 및 치료재료)로 구분하여 고시하고 보건복지부장관이 정하여 고시하는 요양기관의 진료에 대하여는 행위 · 약제 및 치료재료를 묶어 1회 방문에 따른 행위로 정하여 고시 〈개정 2016.8.4〉

2) 보건복지부장관은 보건복지부장관이 정하여 고시하는 질병군에 대한 입원진료의 경우에는 해당 질병군별로 별표 2 제6호(참조)에 따른 비급여대상, 규칙 별표 6 제1호다목(보건복지부장관이 정하여 고시하는 고가의 의료장비 또는 의료용품 등을 사용하는 보험급여 항목으로서 해당 항목의 요양급여 비용이 보험재정에 상당한 부담을 준다고 인정되는 경우, 대체가능한 다른 요양급여 항목에 비하여 상대적으로 보험급여 비용이 높아 보험재정에 상당한 부담을 준다고 인정되는 경우)에 따른 요양급여비용의 본인부담 항목 및 같은 표 제1호사목(요양기관의 구급차를 이용하여 이송되었을 경우의 이송처치료 및 응급의료수가(應急醫療酬價) 기준에서 정한 응급의료관리료 산정 대상이 아닌 환자의 응급의료관리료. 다만, 본문에 따른 응급의료관리료 산정 대상이 아닌 환자가 보건복지부장관이 정하여 고시하는 의료취약지에 위치한 지역응급의료기관에 내원하는 경우에는 요양급여비용 중 본인일부부담금(시행령 제19조 참조)에 따른 이송처치료를 제외한 모든 행위・약제 및 치료재료를 묶어 하나의 포괄적인 행위로 정하여 고시할 수 있고 하나의 포괄적인 행위에서 제외되는 항목은 보건복지부장관이 정하여 고시 〈개정 2017.6.29〉

3) 보건복지부장관은 요양병원의 입원진료나 호스피스・완화의료의 입원진료의 경우에는 행위・약제 및 치료재료를 묶어 1일당 행위로 정하여 고시할 수 있고 1일당 행위에서 제외되는 항목은 보건복지부장관이 정하여 고시 〈개정 2017.8.4.〉

4) 보건복지부장관은 요양급여대상을 고시함에 있어 행위 또는 하나의 포괄적인 행위의 경우에는 요양급여의 상대가치점수(건강보험 행위 급여・비급여 목록표 및 급여 상대가치점수 참조)를 함께 정하여 고시

3) 다음의 경우에는 다음 각 호의 구분에 따른 방법으로 요양급여의 상대가치점수를 산정 〈개정 2017.7.24.〉

1. 요양병원에서 입원진료를 받는 경우: 해당 진료에 필요한 요양급여 각 항목의 점수와 약제・치료재료의 비용을 합산하여 증세의 경중도(輕重度)의 구분에 따른 1일당 상대가치점수로 산정
2. 의원, 병원, 요양병원, 종합병원, 상급종합병원 또는 보건의료원에서 보건복지부장관이 정하여 고시하는 질병군(진단명, 시술명, 중증도, 나이 등을 기준으로 분류한 환자집단)에 대하여 입원진료를 받는 경우: 해당 진료에 필요한 요양급여 각 항목의 점수와 약제・치료재료의 비용을 포괄하여 입원 건당 하나의 상대가치점수로 산정
3. 「호스피스・완화의료 및 임종과정에 있는 환자의 연명의료결정에 관한 법률」 제28조에 따라 호스피스・완화의료를 받는 경우: 해당 진료에 필요한 요양급여 각 항목의 점수와 약제・치료재료의 비용을 합산하여 1일당 상대가치점수로 산정

• 국민건강보험법 시행령 제22조 (약제・치료재료의 요양급여비용) 제1항

1) 약제・치료재료(제21조제2항 및 제3항에 따른 상대가치점수가 적용되는 약제・치료재료는 제외)에 대한 요양급여비용은 다음의 구분에 따라 결정하고 구입금액(요양기관이 해당 약제 및 치료재료를 구입한 금액을 말함)이 상한금액(보건복지부장관이 심의위원회의 심의를 거쳐 해당 약제 및 치료재료별 요양급여비용의 상한으로 고시하는 금액)보다 많을 때에는 구입금액은 상한금액과 같은 금액으로 함

1. 한약제: 상한금액
2. 한약제 외의 약제: 구입금액
3. 치료재료: 구입금액

2) 보건복지부장관은 행위・치료재료의 경제성 및 급여의 적정성에 대하여 전문평가위원회의 평가를 거쳐, 행위・치료재료의 요양급여대상 여부를 결정하고 보건복지부장관은 해당 행위・치료재

료를 선별급여로 지정하려는 때에는 전문평가위원회의 평가 외에 급여평가위원회의 평가를 거치도록 할 수 있음 〈개정 2017.3.23〉

3) 건강보험심사평가원장은 전문평가위원회에서 치료재료(인체조직 제외)에 대하여 평가한 경우에 평가가 끝난 날부터 15일 이내에 다음호의 사항을 신청인에게 서면 또는 전자문서로 통보
   1. 평가결과(평가 시 원용된 전문가 의견, 학술연구 내용 등 평가근거에 관한 정보 포함)
   2. 평가결과에 이견이 있으면 30일 이내에 제13조의3에 따른 검토("독립적 검토")를 거친 재평가를 신청할 수 있다는 내용
4) 통보를 받은 신청인은 통보받은 날부터 30일 이내에 독립적 검토를 거친 재평가를 건강보험심사평가원장에게 신청
5) 신청을 받은 건강보험심사평가원장은 독립적 검토에 따른 보고서와 신청인의 의견(신청인이 의견을 제출한 경우만 해당)을 제출받아 전문평가위원회의 재평가를 거쳐야 함
6) 제2항 후단 및 제3항부터 제5항까지의 절차에 걸리는 기간은 제1항 전단에 따른 처리기한의 산정에 포함하지 아니함
7) 행위・치료재료에 대한 평가를 효율적으로 수행하기 위하여 건강보험심사평가원에 행위 및 치료재료별로 전문평가위원회를 둠 〈개정 2016.8.4〉
8) 행위・치료재료가 요양급여대상으로 결정되어 고시된 경우에 신청기간 내에 신청하지 아니한 요양기관에 대하여는 제10조제1항 각호의 1(국민건강보험 요양급여의 기준에 관한 규칙 참조)에 해당하는 날부터 소급하여 요양급여대상으로 적용 〈개정 2016.8.4〉
9) 평가 유예 신의료기술의 경우에는 신의료기술평가 결과 안전성・유효성을 고시한 이후 행위・치료재료에 대한 요양급여의 결정 절차를 진행 〈신설 2016.8.4〉

국민건강보험 요양급여의 기준에 관한 규칙 제11조의2 (약제에 대한 요양급여의 결정)

1) 약제에 대한 평가를 신청 받은 건강보험심사평가원장은 150일(후단에 따른 급여평가위원회의 평가에 걸린 기간은 제외) 이내에 약제급여평가위원회의 심의를 거쳐 평가(보건복지부장관이 정하고 고시하는 약제 산정기준에 따라 상한금액이 정하여지는 약제는 약제급여평가위원회의 심의를 거치지 아니하고 평가)하고 평가가 끝난 날부터 15일 이내에 다음의 사항을 신청인에게 서면 또는 전자문서로 통보하여야 하고 보건복지부장관은 해당 약제를 선별급여 대상으로 지정하려는 때에는 약제급여평가위원회 평가 외에 급여평가위원회의 평가를 거치도록 할 수 있음 〈개정 2017.9.1.〉
   1. 평가결과(평가 시 원용된 전문가 의견, 학술연구 내용 등 평가근거에 관한 정보를 포함)
   2. 평가결과에 이견이 있으면 30일 이내에 재평가 또는 독립적 검토를 거친 재평가를 신청할 수 있다는 내용
   3. 약제급여평가위원회가 평가한 금액 이하를 경제성 있는 가격으로 하여 공단 이사장과의 협상절차를 진행할 수 있다는 내용(임상적 유용성은 있으나 판매예정가의 비용효과성을 입증하지 못한 경우만 해당)
   4. 보건복지부장관이 정하여 고시하는 약가 협상의 생략을 위한 기준 금액("약가협상생략기준금액")을 상한금액으로 하는 것에 동의하는 경우 상한금액 협상절차를 생략하여 진행할 수 있

다는 내용(임상적 유용성은 있으나 판매예정가가 약가협상생략기준금액 보다 높은 경우만 해당)

2) 통보를 받은 신청인은 통보받은 날부터 30일 이내에 건강보험심사평가원장에게 재평가 또는 독립적 검토를 거친 재평가를 신청하거나 다음의 어느 하나에 해당하는 통지를 할 수 있음
   1. 약제급여평가위원회가 평가한 금액 이하를 경제성 있는 가격으로 하여 공단 이사장과의 협상절차를 진행하는 것에 동의한다는 내용의 통지
   2. 약가협상생략기준금액을 상한금액으로 하여 상한금액 협상절차를 생략하여 진행하는 것에 동의한다는 내용의 통지

3) 재평가신청을 받은 건강보험심사평가원장은 120일 이내에 약제급여평가위원회의 재심의를 거쳐 재평가(보건복지부장관이 정하여 고시하는 약제 산정기준에 따라 상한금액이 정하여지는 약제는 약제급여평가위원회의 재심의를 거치지 아니하고 재평가)하고 재평가가 끝난 날부터 15일 이내에 다음의 사항을 신청인에게 통보 〈개정 2017.9.1.〉
   1. 재평가결과
   2. 약제급여평가위원회가 평가한 금액 이하를 경제성 있는 가격으로 하여 공단 이사장과의 협상절차를 진행할 수 있다는 내용(임상적 유용성은 있으나 판매예정가의 비용효과성을 입증하지 못한 경우만 해당)
   3. 약가협상생략기준금액을 상한금액으로 하는 것에 동의하는 경우 상한금액 협상절차를 생략할 수 있다는 내용(임상적 유용성은 있으나 판매예정가가 약가협상생략기준금액 보다 높은 경우만 해당)

4) 독립적 검토를 거친 재평가의 신청을 받은 건강보험심사평가원장은 독립적 검토에 따른 보고서와 신청인의 의견(신청인이 의견을 제출한 경우만 해당)을 제출받아 약제급여평가위원회의 재심의를 거쳐 재평가하고 재평가가 끝난 날부터 15일 이내에 다음의 사항을 신청인에게 통보
   1. 재평가결과
   2. 약제급여평가위원회가 평가한 금액 이하를 경제성 있는 가격으로 하여 공단 이사장과의 협상절차를 진행할 수 있다는 내용(임상적 유용성은 있으나 판매예정가의 비용효과성을 입증하지 못한 경우만 해당)
   3. 약가협상생략기준금액을 상한금액으로 하는 것에 동의하는 경우 상한금액 협상절차를 생략할 수 있다는 내용(임상적 유용성은 있으나 판매예정가가 약가협상생략기준금액 보다 높은 경우만 해당)

5) 통보를 받은 신청인은 통보받은 날부터 7일 이내에 건강보험심사평가원장에게 다음의 어느 하나에 해당하는 통지를 할 수 있음
   1. 약제급여평가위원회가 평가한 금액 이하를 경제성 있는 가격으로 하여 공단 이사장과의 협상절차를 진행할 수 있다는 내용 또는 약제급여평가위원회가 평가한 금액 이하를 경제성 있는 가격으로 하여 공단 이사장과의 협상절차를 진행할 수 있다는 내용에 따라 약제급여평가위원회가 평가한 금액 이하를 경제성 있는 가격으로 하여 공단 이사장과의 협상절차를 진행하는 것에 동의한다는 내용의 통지
   2. 약가협상생략기준금액을 상한금액으로 하는 것에 동의하는 경우 상한금액 협상절차를 생략할

수 있다는 내용 또는 약가협상생략기준금액을 상한금액으로 하는 것에 동의하는 경우 상한금액 협상절차를 생략할 수 있다는 내용에 따라 약가협상생략기준금액을 상한금액으로 하여 상한금액 협상절차를 생략하여 진행하는 것에 동의한다는 내용의 통지

6) 건강보험심사평가원장은 평가결과, 재평가결과 또는 재평가결과 및 통지 사실을 보건복지부장관에게 보고하고 공단 이사장에게 통보하여야 하고, 요양급여 적정성이 없다고 평가 또는 재평가된 약제(신청인이 통지를 한 약제는 제외) 및 보건복지부장관이 정하여 고시한 약제 산정기준에 따라 상한금액이 정하여지는 약제 또는 한국희귀의약품센터의 장이 요양급여대상여부의 결정을 신청한 약제는 공단 이사장에게 통보하지 아니할 수 있음

7) 보건복지부장관은 보고받은 사항에 대하여 다음에 정하는 바에 따라 조치 〈개정 2016.8.4〉

1. 평가결과(평가 시 원용된 전문가 의견, 학술연구 내용 등 평가근거에 관한 정보를 포함)에 따른 평가결과나 재평가신청을 받은 건강보험심사평가원장은 120일 이내에 약제급여평가위원회의 재심의를 거쳐 재평가 또는 독립적 검토를 거친 재평가의 신청을 받은 건강보험심사평가원장은 독립적 검토에 따른 보고서와 신청인의 의견(신청인이 의견을 제출한 경우만 해당)을 제출받아 약제급여평가위원회의 재심의를 거쳐 재평가에 따른 재평가결과에 따라 요양급여대상으로 하는 것이 적정하다고 평가된 약제(신청인이 제2항 또는 제5항에 따른 통지를 한 약제 포함) 중 다음의 어느 하나에 해당하는 약제를 제외한 약제에 대하여는 지체 없이 공단 이사장에게 해당 약제의 제조업자·위탁제조판매업자·수입자와 해당 약제의 상한금액에 대한 협상을 하도록 명하여야 함

   가. 보건복지부장관이 정하여 고시한 약제 산정기준에 따라 상한금액이 정하여지는 약제

   나. 한국희귀·필수의약품센터의 장이 요양급여대상여부의 결정을 신청한 약제

   다. 신청인이 약가협상생략기준금액을 상한금액으로 하여 상한금액 협상절차를 생략하는 것에 동의한다는 내용의 통지를 한 약제

   라. 신청인의 판매예정가가 약가협상생략기준금액 이하인 약제

2. 위의 1호의 약제에 대하여는 30일 이내에 심의위원회의 심의를 거쳐 요양급여대상 여부와 상한금액(요양급여대상으로 할 경우에 한정)을 결정하여 고시하여야 함

3. 위의 제1호다목이나 라목의 약제로서 제2호에 따라 고시된 약제에 대해서는 제2호에 따라 고시한 후 30일 이내에 공단 이사장에게 해당 약제의 제조업자·위탁제조판매업자·수입자와 해당 약제의 요양급여비용의 예상 청구금액에 대한 협상을 하도록 명하여야 함

8) 협상을 명받은 공단 이사장은 60일 이내에 다음의 구분에 따른 약제의 상한금액안이나 요양급여비용 예상 청구금액안을 해당 약제의 제조업자·위탁제조판매업자·수입자와 협상하고 그 협상결과를 보건복지부장관에게 보고 〈개정 2016.8.4〉

1. 7) 1호에 따라 협상을 명받은 경우: 약제의 예상 사용량, 요양급여비용의 예상 청구금액, 요양급여의 범위, 보험재정에 미치는 영향, 해당 약제의 제조업자·위탁제조판매업자·수입자가 이행할 조건 및 약제급여평가위원회의 평가결과·재평가결과 등을 고려하여 정한 약제의 상한금액안

2. 7) 3호에 따라 협상을 명받은 경우: 약제의 상한금액, 예상 사용량, 요양급여의 범위, 보험재정에 미치는 영향, 약제급여평가위원회의 평가결과·재평가결과 등을 고려하여 정한 약제의

요양급여비용 예상 청구금액안

9) 보건복지부장관은 보고받은 사항에 대하여 다음에 정하는 바에 따라 조치하여야 함

1. 8) 1호에 따른 협상 결과 합의가 이루어진 약제는 30일 이내에 심의위원회의 심의를 거쳐 요양급여대상여부 및 약제의 상한금액을 결정하여 고시
2. 8) 1호에 따른 협상 결과 합의가 이루어지지 아니한 약제 중 환자의 진료에 반드시 필요하다고 인정되는 약제는 협상결과를 보고받은 날부터 60일 이내에 약제급여조정위원회의 조정을 거친 후 심의위원회의 심의를 거쳐 요양급여대상 여부 및 약제의 상한금액을 결정하여 고시
3. 8) 2호에 따른 협상 결과 합의가 이루어지지 아니한 약제의 요양급여비용 예상 청구금액은 약제의 등재일부터 1년 이내의 요양급여비용 청구금액 등을 고려하여 보건복지부장관이 정하는 기준에 따라 산정

10) 보건복지부장관은 약제급여조정위원회에서 조정한 경우에 조정이 끝난 날부터 15일 이내에 다음의 사항을 신청인에게 서면 또는 전자문서로 통보

1. 조정결과 및 그 근거
2. 조정결과에 이견이 있으면 30일 이내에 독립적 검토를 거친 재조정을 신청할 수 있다는 내용

11) 위의 통보를 받은 신청인은 통보받은 날부터 30일 이내에 독립적 검토를 거친 재조정을 보건복지부장관에게 신청 가능

12) 신청을 받은 보건복지부장관은 독립적 검토에 따른 보고서와 신청인의 의견(신청인이 의견을 제출한 경우만 해당)을 제출받아 약제급여조정위원회의 재조정을 거쳐야 함

13) 위의 10)~12)까지의 절차에 걸리는 기간은 9) 2호에 따른 처리기한의 산정에 포함하지 아니함

14) 약제에 대한 요양급여의 적정성 등을 효율적으로 평가하기 위하여 건강보험심사평가원에 약제급여평가위원회를 두며 약제급여평가위원회의 구성, 운영, 평가기준 및 절차 등에 관하여 필요한 사항은 건강보험심사평가원장이 정함

15) 약제에 대한 요양급여의 결정, 상한금액의 조정에 관한 사항을 심의하기 위하여 보건복지부에 약제급여조정위원회를 둔다. 이 경우 약제급여조정위원회의 구성, 운영 그 밖에 필요한 사항은 보건복지부장관이 정함

---

4) 보건복지부장관은 신청이 없는 경우에도 환자의 진료상 반드시 필요하다고 보건복지부령으로 정하는 경우에는 직권으로 행위·치료재료 및 약제의 요양급여대상의 여부를 결정

5) 요양급여대상 여부의 결정 신청의 시기, 절차, 방법 및 업무의 위탁 등에 필요한 사항과 요양급여대상 여부의 결정 절차 및 방법 등에 관한 사항은 보건복지부령으로 정함

[본조신설 2016.2.3.]

법 제41조의4 (선별급여)

1) 요양급여를 결정함에 있어 경제성 또는 치료효과성 등이 불확실하여 그 검증을 위하여

추가적인 근거가 필요하거나, 경제성이 낮아도 가입자와 피부양자의 건강회복에 잠재적 이득이 있는 등 대통령령(국민건강보험법 시행령 제18조의4)으로 정하는 경우에는 예비적인 요양급여인 선별급여로 지정하여 실시

영 제18조의4 (선별급여)

1) 선별급여를 실시할 수 있는 경우 :
   1. 경제성 또는 치료효과성 등이 불확실하여 그 검증을 위하여 추가적인 근거가 필요한 경우
   2. 경제성이 낮아도 가입자와 피부양자의 건강회복에 잠재적 이득이 있는 경우
   3. 제1호 또는 제2호에 준하는 경우로서 요양급여에 대한 사회적 요구가 있거나 국민건강 증진의 강화를 위하여 보건복지부장관이 특히 필요하다고 인정하는 경우
2) 선별급여의 적합성평가의 내용 :
   1. 평가주기: 선별급여를 실시한 날부터 5년마다 평가(다만, 보건복지부장관은 해당 선별급여의 내용·성격 또는 효과 등을 고려하여 신속한 평가가 필요하다고 인정하는 경우에는 그 평가주기를 달리 정함)
   2. 평가항목:
      가. 치료 효과 및 치료 과정의 개선에 관한 사항
      나. 비용 효과에 관한 사항
      다. 다른 요양급여와의 대체가능성에 관한 사항
      라. 국민건강에 대한 잠재적 이득에 관한 사항
      마. 그 밖에 가목부터 라목까지의 규정에 준하는 사항으로서 보건복지부장관이 적합성평가를 위하여 특히 필요하다고 인정하는 사항
   3. 평가방법: 서면평가의 방법으로 실시(다만, 보건복지부장관이 필요하다고 인정하는 경우에는 현장조사·문헌조사 또는 설문조사 등의 방법을 추가 실시)
3) 보건복지부장관은 적합성평가와 관련하여 전문적·심층적 검토가 필요하다고 인정하는 경우에는 보건의료 관련 연구기관·단체 또는 전문가 등에게 그 평가를 의뢰
4) 보건복지부장관은 적합성평가를 위하여 필요하다고 인정하는 경우에는 관계 중앙행정기관, 지방자치단체, 공공기관 또는 보건의료 관련 법인·단체·전문가 등에게 필요한 자료 또는 의견의 제출 요청 가능
5) 위에서 규정한 사항 외에 적합성평가의 절차 및 방법 등에 필요한 사항은 보건복지부장관이 정하여 고시

[본조신설 2017.3.20.]

---

2) 보건복지부장관은 대통령령으로 정하는 절차와 방법에 따라 선별급여에 대하여 주기적으로 요양급여의 적합성을 평가하여 요양급여 여부를 다시 결정하고, 요양급여의 기준

을 조정

[본조신설 2016.3.22.]

법 제42조 (요양기관)

1) **요양급여**(간호와 이송 제외)**의 실시 요양기관** : 보건복지부장관은 공익이나 국가정책에 비추어 요양기관으로 적합하지 아니한 대통령령(국민건강보험법 시행령 제18조)으로 정하는 의료기관 등은 요양기관에서 제외 〈개정 2018.3.27.〉

1. 의료기관
2. 약국
3. 한국희귀·필수의약품센터
4. 보건소·보건의료원 및 보건지소
5. 보건진료소

령 제18조 (요양기관에서 제외되는 의료기관 등)

1) 대통령령으로 정하는 요양기관에서 제외되는 의료기관 또는 약국 : 〈개정 2017.3.20〉

1. 부속 의료기관
2. 사회복지시설에 수용된 사람의 진료를 주된 목적으로 개설된 의료기관
3. 본인일부부담금을 받지 아니하거나 경감하여 받는 등의 방법으로 가입자나 피부양자를 유인(誘引)하는 행위 또는 이와 관련하여 과잉 진료행위를 하거나 부당하게 많은 진료비를 요구하는 행위를 하여 다음의 어느 하나에 해당하는 업무정지 처분 등을 받은 의료기관
   가. 업무정지 또는 과징금 처분을 5년 동안 2회 이상 받은 의료기관
   나. 면허자격정지 처분을 5년 동안 2회 이상 받은 의료인이 개설·운영하는 의료기관
4. 업무정지 처분 절차가 진행 중이거나 업무정지 처분을 받은 요양기관의 개설자가 개설한 의료기관 또는 약국

2) 부속 의료기관 및 사회복지시설에 수용된 사람의 진료를 주된 목적으로 개설된 의료기관은 요양기관에서 제외되려면 보건복지부장관이 정하는 바에 따라 요양기관 제외신청을 하여야 함

3) 의료기관 등이 요양기관에서 제외되는 기간은 1)의 3호의 경우에는 1년 이하로 하고, 1)의 4호의 경우에는 해당 업무정지기간이 끝나는 날까지

---

2) 보건복지부장관은 효율적인 요양급여를 위하여 필요하면 보건복지부령(국민건강보험법 시행규칙 별표 2)으로 정하는 바에 따라 시설·장비·인력 및 진료과목 등 보건복지부령으로 정하는 기준에 해당하는 요양기관을 전문요양기관으로 인정(해당 전문요양기관

에 인정서를 발급)

규칙 [별표 2] 전문요양기관의 인정기준

전문요양기관은 다음 각 호의 어느 하나에 해당하는 요건을 갖추어야 한다.

1. 「의료법」 제3조 · 제36조에 따른 병원급 이상의 시설 · 장비 · 인력 등을 갖추고 결핵, 한센병, 정신질환, 심장질환, 재활치료, 그 밖에 보건복지부장관이 정하는 감염성 질환 및 만성질환 중 1개의 질환을 전문적으로 진료하는 의료기관으로서 해당 특정질환의 진료실적이 총 진료실적의 100분의 80 이상(심장질환을 전문적으로 진료하는 의료기관의 경우에는 심장수술 실적이 연간 300건 이상)이어야 한다.
2. 「전문의의 수련 및 자격 인정 등에 관한 규정 시행규칙」 제7조제1항 · 제2항 및 제4항에 따른 인턴 수련병원 지정기준 또는 레지던트 수련병원 지정기준을 충족하는 의료기관으로서 해당 과목의 진료실적이 총 진료실적의 100분의 50 이상이어야 한다.

3) **요양기관 취소되는 경우** : 보건복지부장관
   1. 제2항 전단에 따른 인정기준에 미달하게 된 경우
   2. 제2항 후단에 따라 발급받은 인정서를 반납한 경우
4) 전문요양기관으로 인정된 요양기관 또는 상급종합병원에 대하여는 요양급여의 절차 및 요양급여비용을 다른 요양기관과 달리 할 수 있음 〈개정 2016.2.3.〉
5) 요양기관은 정당한 이유 없이 요양급여를 거부하지 못함

법 제42조의2 (요양기관의 선별급여 실시에 대한 관리)

1) 선별급여 중 자료의 축적 또는 의료 이용의 관리가 필요한 경우에는 보건복지부장관이 해당 선별급여의 실시 조건(진료과목의 범위 및 종류 등에 관한 사항, 의료인의 정원 및 자격 등에 관한 사항, 의료시설 및 의료장비 등에 관한 사항, 환자의 요건 및 기준 등에 관한 사항, 선별급여의 실시에 따른 요양기관의 준수사항 및 보건복지부장관이 특히 필요하다고 인정하는 사항)을 사전에 정하여 이를 충족하는 요양기관만이 해당 선별급여를 실시
2) 선별급여를 실시하는 요양기관은 해당 선별급여의 평가를 위하여 필요한 자료를 제출
3) 보건복지부장관은 요양기관이 선별급여의 실시 조건을 충족하지 못하거나 자료를 제출하지 아니할 경우에는 해당 선별급여의 실시를 제한

[본조신설 2016.3.22.]

법 제43조 (요양기관 현황에 대한 신고)

1) 요양기관은 요양급여비용을 최초로 청구하는 때에 요양기관의 시설·장비 및 인력 등에 대한 현황을 건강보험심사평가원("심사평가원", 요양급여비용을 심사하고 요양급여의 적정성을 평가하기 위하여 설립)에 신고

2) 요양기관은 신고한 내용(요양급여비용의 증감에 관련된 사항만 해당)이 변경된 경우에는 그 변경된 날부터 15일 이내에 심사평가원에 신고

법 제44조 (비용의 일부부담)

1) 요양급여를 받는 자는 대통령령(국민건강보험법 시행령 별표 2)으로 정하는 바에 따라 비용의 일부("본인일부부담금")를 본인이 부담(선별급여에 대해서는 다른 요양급여에 비하여 본인일부부담금을 상향 조정 가능) 〈개정 2016.3.22.〉

영 [별표 2] 본인일부부담금의 부담률 및 부담액 〈개정 2018.6.26.〉

1. 가입자 또는 피부양자는 요양급여비용 중 다음 각 목의 어느 하나에 해당하는 금액(100원 미만은 제외한다)을 부담한다. 다만, 입원진료의 경우에는 100원 미만의 금액도 부담한다.
   가. 입원진료(나목의 표 중 보건복지부장관이 정하는 의료장비를 이용한 진료의 경우는 제외한다) 및 보건복지부장관이 정하는 요양급여를 받은 경우(약국 또는 한국희귀·필수의약품센터인 요양기관에서 처방전에 따라 의약품을 조제받는 경우를 포함한다)는 다음의 구분에 따라 계산한 금액
      1) 요양급여비용 총액(보건복지부장관이 정하여 고시하는 식대와 장애인 치과진료에 대한 가산금액은 제외한다)의 100분의 20에 입원기간 중 식대[입원환자의 식사의 질과 서비스에 영향을 미치는 부가적 요소에 드는 비용에 해당하는 가산금액(이하 "식대가산금액"이라 한다)을 포함한다. 이하 이 호, 제2호 및 제3호가목·나목·아목에서 같다]의 100분의 50을 더한 금액. 다만, 상급종합병원에서 법 제43조에 따라 신고한 입원병실 중 일반입원실의 2인실·3인실·4인실 및 정신과 폐쇄병실의 2인실·3인실·4인실을 이용한 경우에는 그 입원료에 한정하여 각각 100분의 50·100분의 40·100분의 30으로 하고, 종합병원에서 법 제43조에 따라 신고한 입원병실 중 일반입원실의 2인실·3인실 및 정신과 폐쇄병실의 2인실·3인실을 이용한 경우에는 그 입원료에 한정하여 각각 100분의 40·100분의 30으로 하며, 보건복지부장관이 정하여 고시하는 격리 입원에 대해서는 그 입원료에 한정하여 100분의 10으로 한다.
      2) 「의료법」 제3조제2항제3호라목에 따른 요양병원에서 입원진료를 받는 사람 중 입원치료보다는 요양시설이나 외래진료를 받는 것이 적합한 환자로서 보건복지부장관이 정하여 고시하는 환자군에 해당하는 경우에는 요양급여비용 총액의 100분의 40에 입원기간 중 식대

의 100분의 50을 더한 금액

나. 외래진료의 경우 및 보건복지부장관이 정하는 의료장비·치료재료를 이용한 진료의 경우에는 다음 표의 구분에 따라 계산한 금액

기관 종류	소재지	환자 구분	본인일부부담금
상급 종합병원	모든 지역	일반환자	진찰료 총액 + (요양급여비용 총액 − 진찰료총액) × 60/100. 다만, 임신부 외래진료의 경우에는 요양급여비용 총액의 40/100으로 한다.
상급 종합병원	모든 지역	의약분업 예외환자	진찰료 총액 + (요양급여비용 총액 − 약값 총액 − 진찰료 총액) × 60/100 + 약값 총액×30/100. 다만, 임신부 외래진료의 경우에는 (요양급여비용 총액 − 약값 총액) × 40/100 + 약값 총액×30/100으로 한다.
종합병원	동 지역	일반환자	요양급여비용 총액 × 50/100(임신부 외래진료의 경우에는 30/100)
종합병원	동 지역	의약분업 예외환자	(요양급여비용 총액 − 약값 총액) × 50/100(임신부 외래진료의 경우에는 30/100) + 약값 총액×30/100
종합병원	읍·면 지역	일반환자	요양급여비용 총액 × 45/100(임신부 외래진료의 경우에는 30/100)
종합병원	읍·면 지역	의약분업 예외환자	(요양급여비용 총액 − 약값 총액) × 45/100(임신부 외래진료의 경우에는 30/100) + 약값 총액 × 30/100
병원, 치과병원, 한방병원, 요양병원	동 지역	일반환자	요양급여비용 총액 × 40/100(임신부 외래진료의 경우에는 20/100)
병원, 치과병원, 한방병원, 요양병원	동 지역	의약분업 예외환자	(요양급여비용 총액 − 약값 총액) × 40/100(임신부 외래진료의 경우에는 20/100) + 약값 총액 × 30/100
병원, 치과병원, 한방병원, 요양병원	읍·면 지역	일반환자	요양급여비용 총액 × 35/100(임신부 외래진료의 경우에는 20/100)
병원, 치과병원, 한방병원, 요양병원	읍·면 지역	의약분업 예외환자	(요양급여비용 총액 − 약값 총액) × 35/100(임신부 외래진료의 경우에는 20/100) + 약값 총액 × 30/100
의원, 치과의원, 한의원, 보건의료원	모든 지역	일반환자	요양급여비용 총액 × 30/100(임신부의 외래진료의 경우에는 10/100). 다만, 요양급여를 받는 사람이 65세 이상이면서 해당 요양급여비용 총액이 보건복지부령으로 정하는 금액을 넘지 않으면 보건복지부령으로 정하는 금액을 본인일부부담금으로 한다.
의원, 치과의원, 한의원, 보건의료원	모든 지역	의약분업 예외환자	(요양급여비용 총액 − 약값 총액) × 30/100(임신부의 외래진료의 경우에는 10/100) + 약값 총액 × 30/100. 다만, 요양급여를 받는 사람이 65세 이상이면서 해당 요양급여비용 총액이 보건복지부령으로 정하는 금액을 넘지 않으면 보건복지부령으로 정하는 금액을 본인일부부담금으로 한다.
보건소, 보건지소, 보건진료소	모든 지역		요양급여비용 총액 × 30/100. 다만, 요양급여비용 총액이 보건복지부령으로 정하는 금액을 넘지 않으면 보건복지부령으로 정하는 금액을 본인일부부담금으로 한다.

비고

1. 위 표에서 "의약분업 예외환자"란 「약사법」 제23조제4항제3호 중 조현병(調絃病) 또는 조울증 등으로 자신 또는 타인을 해칠 우려가 있는 정신질환자, 같은 항 제4호 중 「감염병의 예방 및 관리에 관한 법률」에 따른 제1군감염병환자 및 같은 항 제8호·제9호에 해당하는 환자를 말한다. 다만, 제1호가목에 따라 요양급여비용 총액의 100분의 20을 적용받는 사람은 제외한다.

2. 위 표에서 "약값 총액"이란 요양기관이 해당 약제를 구입한 금액의 총액을 말한다.
3. 보건복지부장관이 정하는 의료장비를 이용한 입원진료인 경우의 요양급여비용 총액은 의료장비를 이용한 비용의 총액으로 한정한다.
4. 요양기관의 외래진료를 통하여 주기적으로 의사의 처방에 따라 구입(사용)하여야 하는 치료재료 중 보건복지부장관이 정하여 고시하는 치료재료의 경우에는 해당 치료재료 비용 및 관련 행위(교체를 위한 직접적 행위에 한정한다. 이하 같다) 비용을 제외한 요양급여비용 총액을 위 표의 요양급여비용 총액으로 하여 위 표에 따라 산정한 금액에 해당 치료재료 비용 및 관련 행위 비용의 100분의 20을 더한 금액을 본인일부부담금으로 한다. 다만, 제3호마목이 적용되는 중증질환자는 제외한다.
5. 보건복지부장관이 정하는 질병의 환자가 요양기관(의원으로 한정한다)에 보건복지부장관이 정하는 절차 또는 방법에 따라 외래진료를 지속적으로 받겠다는 의사를 표시한 경우에는 해당 질병에 대하여 그 다음 진료부터 (진찰료 총액 × 20/100) + [(요양급여비용 총액 − 진찰료 총액) × 30/100]에 해당하는 금액을 본인일부부담금으로 한다. 다만, 요양급여를 받는 사람이 65세 이상인 경우에는 요양급여비용 총액이 보건복지부령으로 정하는 금액을 넘지 않으면 보건복지부령으로 정하는 금액을 본인일부부담금으로 한다.
6. 임신부가 유산 또는 사산을 한 경우 해당 유산 또는 사산에 따른 외래진료는 위 표에 따른 임신부 외래진료에 포함한다.

다. 약국 또는 한국희귀·필수의약품센터의 경우

1) 진료를 담당한 의사 또는 치과의사가 발행한 처방전에 따라 의약품을 조제받은 경우에는 요양급여비용 총액의 100분의 30(요양급여를 받는 사람이 65세 이상인 경우 요양급여비용 총액이 보건복지부령으로 정하는 금액을 넘지 않으면 보건복지부령으로 정하는 금액). 다만, 제1호가목 중 보건복지부장관이 정하는 요양급여를 받은 경우(약국 또는 한국희귀·필수의약품센터인 요양기관에서 처방전에 따라 의약품을 조제받는 경우를 포함한다)는 제외한다.

2) 「약사법」 제23조제3항제1호에 따라 의료기관이 없는 지역에서 조제하는 경우로서 진료를 담당한 의사 또는 치과의사가 발행한 처방전에 따르지 않고 의약품을 조제받은 경우에는 다음의 구분에 따라 산정한 금액

   가) 요양급여비용 총액이 보건복지부령으로 정하는 금액을 넘는 경우에는 요양급여비용 총액의 100분의 40

   나) 요양급여비용 총액이 보건복지부령으로 정하는 금액을 넘지 않는 경우에는 보건복지부령으로 정하는 금액

3) 1)에도 불구하고 상급종합병원 또는 종합병원의 의사가 발행한 처방전에 따라 질병의 중증도를 고려하여 보건복지부장관이 정하여 고시하는 질병에 대한 의약품을 조제받은 경우[읍·면 지역 소재 종합병원의 의사가 발행한 처방전에 따라 의약품을 조제받거나 「한국보훈복지의료공단법」에 따른 보훈병원의 의사나 「독립유공자예우에 관한 법률」, 「국가유공자 등 예우 및 지원에 관한 법률」, 「보훈보상대상자 지원에 관한 법률」, 「5·18민주유공자예우에 관한 법률」, 「참전유공자예우 및 단체설립에 관한 법률」, 「고엽제후유의증 등 환자지원 및 단체설립에 관한 법률」, 「특수임무유공자 예우 및 단체설립에 관한 법률」 및 「제대군인지원에 관한 법률」에 따라 국가보훈처장이 진료를 위탁한 상급종합병원 또는 종합병원의 의사가 해당 법률에서 정한 의료지원대상자에게 발행한 처방전에 따라 의약품을 조제받은 경우는 제외한다]에는 다음의 금액

가) 상급종합병원의 의사가 발행한 처방전에 따라 의약품을 조제받은 경우: 요양급여비용 총액의 100분의 50

나) 종합병원의 의사가 발행한 처방전에 따라 의약품을 조제받은 경우: 요양급여비용 총액의 100분의 40

2. 제1호에도 불구하고 제21조제3항제2호에 따라 보건복지부장관이 정하여 고시하는 질병군에 대하여 입원진료를 받는 경우에는 다음 각 목의 구분에 따라 계산한 금액에 입원기간 중 식대의 100분의 50을 더한 금액을 부담한다. 이 경우 질병군 분류번호 결정 요령, 고정비율, 평균 입원 일수, 입원실 이용 비용 등 해당 질병군의 본인일부부담금 산정에 필요한 사항은 보건복지부장관이 정하여 고시한다.

가. 다음 계산식에 따라 계산한 금액의 100분의 20

[{질병군별 상대가치점수 × 고정비율} + {질병군별 상대가치점수 × (1 − 고정비율) × 입원 일수 ÷ 질병군별 평균 입원 일수}] × 제21조제1항에 따라 정해진 상대가치점수의 점수당 단가

비고: 위 표에서 "고정비율"이란 요양급여비용 총액 중 입원 일수와는 관계없이 평균적으로 발생하는 비용이 차지하는 비율을 말한다.

나. 가목에도 불구하고 보건복지부장관이 정하여 고시하는 입원실을 이용한 경우에는 가목에 따라 계산한 금액에 보건복지부장관이 정하여 고시하는 입원료 계산식에 따라 계산한 금액을 더한 금액

다. 가목과 나목에도 불구하고 그 질병군이 보건복지부장관이 정하여 고시하는 요양급여비용 열외군인 경우에는 가목 또는 나목에 따라 계산한 금액에 그 고시에서 정한 금액의 100분의 20에 해당하는 금액을 더한 금액

3. 제1호와 제2호에도 불구하고 다음 각 목의 어느 하나에 해당하는 경우에는 그 각 목에서 정하는 금액을 부담한다. 다만, 상급종합병원과 종합병원에서 법 제43조에 따라 신고한 입원병실 중 일반입원실의 2인실·3인실 및 정신과 폐쇄병실의 2인실·3인실을 이용한 경우는 그 입원료에 한정하여 제1호가목1) 단서에서 정하는 금액을 부담한다.

가. 다음의 경우에는 입원기간 중 식대의 100분의 50

1) 자연분만에 대한 요양급여

2) 「모자보건법」 제2조제4호에 따른 신생아 및 보건복지부장관이 정하는 기준에 해당하는 영유아에 대한 입원진료로서 보건복지부장관이 정하는 요양급여

3) 보건복지부장관이 정하여 고시하는 결핵 질환을 가진 사람에 대하여 보건복지부장관이 정하는 요양급여

4) 「장기등 이식에 관한 법률」 제4조제2호에 따른 장기등기증자(뇌사자 또는 사망한 사람만 해당한다)의 장기등(같은 법 제4조제1호에 따른 장기등을 말한다) 적출에 대하여 보건복지부장관이 정하는 요양급여

나. 다음의 경우(라목에 해당하는 사람에 대한 요양급여는 제외한다)에는 요양급여비용 총액의

100분의 10에 입원기간 중 식대의 100분의 50을 더한 금액

1) 삭제 〈2017.9.29.〉

2) 보건복지부장관이 정하여 고시하는 희귀난치성 질환을 가진 사람에 대하여 보건복지부장관이 정하는 요양급여

3) 보건복지부장관이 정하여 고시하는 고위험 임신부에 대한 입원진료로서 보건복지부장관이 정하는 요양급여

4) 보건복지부장관이 정하여 고시하는 조산아(早産兒)와 저체중 출생아에 대한 외래진료(출생일부터 3년이 되는 날까지의 외래진료를 말한다)로서 보건복지부장관이 정하는 요양급여

다. 6세 미만인 사람이 외래진료(보건소, 보건지소 및 보건진료소에서의 외래진료로서 제1호나목의 표에 따라 본인일부부담금을 정하는 경우 중 요양급여비용 총액이 보건복지부령으로 정하는 금액을 넘지 않는 경우는 제외한다)를 받거나 약국 또는 한국희귀·필수의약품센터에서 처방전에 따라 의약품을 조제받는 경우에는 본인이 부담할 비용의 부담률의 100분의 70에 해당하는 금액

라. 보건복지부장관이 정하여 고시하는 희귀난치성질환 또는 중증질환(이하 "희귀난치성질환등"이라 한다)을 가진 사람, 희귀난치성질환등 외의 질환으로 6개월 이상 치료를 받고 있거나 6개월 이상 치료가 필요한 사람 또는 18세 미만의 아동(이하 "희귀난치성질환자등"이라 한다) 중 희귀난치성질환자등이 속한 세대(배우자를 포함한다)의 소득 및 재산을 더하여 계산한 가액(이하 "소득인정액"이라 한다)이 「국민기초생활 보장법」 제2조제11호에 따른 기준 중위소득의 100분의 50 이하이고, 희귀난치성질환자등의 1촌의 직계혈족 및 그 배우자(이하 "부양의무자"라 한다)가 없거나 부양의무자가 있어도 부양능력이 없거나 부양을 받을 수 없는 사람으로서 보건복지부령으로 정하는 바에 따라 공단의 본인일부부담금 경감 인정 신청을 하여 그 경감 인정을 받은 사람에 대한 요양급여의 경우에는 다음의 구분에 따라 계산한 금액. 이 경우 소득인정액 산정의 기준이 되는 세대의 범위, 소득 및 재산의 범위, 소득인정액 산정방법 등 소득인정액의 산정에 필요한 사항 및 부양의무자가 부양능력이 없거나 부양을 받을 수 없는 경우의 구체적인 기준은 보건복지부령으로 정한다.

1) 희귀난치성질환등을 가진 사람인 경우에는 입원기간 중 식대(식대가산금액은 제외한다. 이하 이 목에서 같다)의 100분의 20

2) 희귀난치성질환등 외의 질환으로 6개월 이상 치료를 받고 있거나 6개월 이상 치료가 필요한 사람 또는 18세 미만의 아동인 경우에는 다음 표에 해당하는 금액에 입원기간 중 식대의 100분의 20을 더한 금액. 다만, 가목에 해당하거나 6세 미만 아동의 입원진료 또는 보건복지부장관이 정하여 고시하는 중증질환으로 요양급여를 받는 경우에는 입원기간 중 식대의 100분의 20만을 부담한다.

기관 종류	구분	본인일부부담금
상급 종합병원	외래진료 및 입원진료	요양급여비용 총액의 100분의 14에 해당하는 금액. 다만, 다음의 어느 하나에 해당하는 경우에는 그 다음의 구분에 따라 계산한 금액을 부담한다.

<table>
<tr><th>기관 종류</th><th colspan="2">구분</th><th>본인일부부담금</th></tr>
<tr><td>상급
종합병원</td><td colspan="2">외래진료 및 입원진료</td><td>가) 정신건강의학과 입원진료 또는 나목2)(치매는 제외한다)에 따라 보건복지부장관이 정하는 요양급여를 받는 경우에는 해당 요양급여비용 총액의 100분의 10
나) 제1호나목(임신부 외래진료만 해당한다), 이 호 나목2)(치매만 해당한다)·3)·4), 마목 또는 차목에 따라 보건복지부장관이 정하는 요양급여를 받는 경우에는 해당 요양급여비용 총액의 100분의 5
다) 자목(6세 이상 15세 이하 아동의 입원진료만 해당한다)에 따라 보건복지부장관이 정하는 요양급여를 받는 경우에는 해당 요양급여비용 총액의 100분의 3</td></tr>
<tr><td rowspan="3">종합병원,
병원,
치과병원,
한방병원,
요양병원</td><td rowspan="2">「의료급여법 시행령」 별표 1 제2호가목2)가)에 따른 만성질환자에 해당하는 사람이 그 만성질환에 대하여 외래진료를 받거나 해당 만성질환자가 나목2)(치매를 제외한다) 또는 마목에 따른 외래진료에 대하여 보건복지부장관이 정하는 요양급여를 받는 경우</td><td>「약사법」 제23조제4항에 따라 의사 또는 치과의사가 의약품을 직접 조제하는 경우와 법률 제8365호 약사법 전부개정법률 부칙 제8조에 따라 한의사가 한약 및 한약제제를 직접 조제하는 경우</td><td>1,500원</td></tr>
<tr><td>그 밖의 외래진료</td><td>1,000원</td></tr>
<tr><td colspan="2">그 밖의 외래진료 및 입원진료</td><td>요양급여비용 총액의 100분의 14에 해당하는 금액. 다만, 다음의 어느 하나에 해당하는 경우에는 그 다음의 구분에 따라 계산한 금액을 부담한다.
가) 정신건강의학과 입원진료 또는 나목2)(치매는 제외한다)에 따라 보건복지부장관이 정하는 요양급여를 받는 경우에는 해당 요양급여비용 총액의 100분의 10
나) 제1호나목(임신부 외래진료만 해당한다), 이 호 나목2)(치매만 해당한다)·3)·4), 마목 및 차목에 따라 보건복지부장관이 정하는 요양급여를 받는 경우에는 해당 요양급여비용 총액의 100분의 5</td></tr>
</table>

<table>
<tr><td></td><td colspan="2"></td><td>다) 자목(6세 이상 15세 이하 아동의 입원진료만 해당한다)에 따라 보건복지부장관이 정하는 요양급여를 받는 경우에는 해당 요양급여비용 총액의 100분의 3</td></tr>
<tr><td rowspan="3">의원,
치과의원,
한의원,
보건의료원</td><td rowspan="2">외래진료</td><td>「약사법」 제23조제4항에 따라 의사 또는 치과의사가 의약품을 직접 조제하는 경우와 법률 제8365호 약사법 전부개정법률 부칙 제8조에 따라 한의사가 한약 및 한약제제를 직접 조제하는 경우</td><td>1,500원</td></tr>
<tr><td>그 밖의 외래진료</td><td>1,000원</td></tr>
<tr><td colspan="2">입원진료</td><td>요양급여비용 총액의 100분의 14에 해당하는 금액. 다만, 다음의 어느 하나에 해당하는 경우에는 그 다음의 구분에 따라 계산한 금액을 부담한다.
가) 정신건강의학과 입원진료 또는 나목2)(치매는 제외한다)에 따라 보건복지부장관이 정하는 요양급여를 받는 경우에는 해당 요양급여비용 총액의 100분의 10
나) 나목2)(치매만 해당한다)・3), 마목 또는 차목(입원진료만 해당한다)에 따라 보건복지부장관이 정하는 요양급여를 받는 경우에는 해당 요양급여비용 총액의 100분의 5
다) 자목(6세 이상 15세 이하 아동의 입원진료만 해당한다)에 따라 보건복지부장관이 정하는 요양급여를 받는 경우에는 해당 요양급여비용 총액의 100분의 3</td></tr>
<tr><td>보건소,
보건지소,
보건진료소</td><td colspan="2">외래진료 및 입원진료</td><td>없음</td></tr>
<tr><td rowspan="3">약국,
한국희귀・필수의약품센터</td><td colspan="2">「약사법」 제23조제3항 단서에 따라 처방전에 따르지 않고 직접 조제한 경우</td><td>900원</td></tr>
<tr><td colspan="2">보건소, 보건지소 및 보건진료소를 제외한 요양기관에서 발급한 처방전에 따라 조제한 경우</td><td>500원</td></tr>
<tr><td colspan="2">보건소, 보건지소 및 보건진료소에서 발급한 처방전에 따라 조제한 경우</td><td>없음</td></tr>
</table>

비고
1. 「약사법」 제23조제4항에 따라 의사 또는 치과의사가 의약품을 직접 조제하거나 법률 제8365호 약사법 전부개정법률 부칙 제8조에 따라 한의사가 한약 및 한약제제를 직접 조제하고 처방전을 함께 발급하는 경우에는 1,000원을 부담한다.
2. 외래진료로서 전산화단층촬영(CT), 자기공명영상진단(MRI) 등 보건복지부장관이 정하여 고시하는 장비를 이용한 진료에 대해서는 그 의료장비를 이용한 비용 총액의 100분의 14[나목2)(치매는 제외한다)에 따른 환자의 경우에는 100분의 10, 나목2)(치매만 해당한다)・4), 마목 또는 제1호나목(임신부 외래진료만 해당한다)에 따른 환자의 경우에는 100분의 5]를 부담한다.
3. 제21조제3항제2호에 따른 질병군에 대한 입원 진료의 경우 본인일부부담금은 제2호가목 또는 나목에 따라 계산한 금액에 위 표의 해당 기관 종류별 입원진료에 해당하는 본인부담률을 곱한 금액으로 한다. 다만, 같은 호 다목에 따른 요양급여비용 열외군인 경우 본인일부부담금은 같은 호 가목 또는 나목에 따라 계산한 금액에 다목에 따른 고시에서 정한 금액을 더한 금액에 위 표의 해당 기관 종류별 입원진료에 해당하는 본인부담률을 곱한 금액으로 한다.
4. 보건복지부장관이 정하여 고시하는 격리 입원에 대해서는 그 입원료에 한정하여 해당 입원료의 100분의 5를 부담한다.
5. 임신부가 유산 또는 사산을 한 경우 해당 유산 또는 사산에 따른 외래진료는 위 표에 따른 임신부 외래진료에 포함한다.

3) 희귀난치성질환등을 가진 사람 중 65세 이상인 사람이 틀니 요양급여를 받는 경우에는 해당 요양급여비용 총액의 100분의 5
4) 희귀난치성질환등 외의 질환으로 6개월 이상 치료를 받고 있거나 6개월 이상 치료가 필요한 사람 중 65세 이상인 사람이 틀니 요양급여를 받는 경우에는 해당 요양급여비용 총액의 100분의 15
5) 희귀난치성질환등을 가진 사람 중 65세 이상인 사람이 치과임플란트 요양급여를 받는 경우에는 해당 요양급여비용 총액의 100분의 10
6) 희귀난치성질환등 외의 질환으로 6개월 이상 치료를 받고 있거나 6개월 이상 치료가 필요한 사람 중 65세 이상인 사람이 치과임플란트 요양급여를 받는 경우에는 해당 요양급여비용 총액의 100분의 20
7) 2)에도 불구하고 희귀난치성질환등 외의 질환으로 6개월 이상 치료를 받고 있거나 6개월 이상 치료가 필요한 사람 또는 18세 미만의 아동이 상급종합병원 또는 종합병원의 의사가 발행한 처방전에 따라 질병의 중증도를 고려하여 보건복지부장관이 정하여 고시하는 질병에 대한 의약품을 조제받은 경우[읍・면 지역 소재 종합병원의 의사가 발행한 처방전에 따라 의약품을 조제받거나 「한국보훈복지의료공단법」에 따른 보훈병원의 의사나 「독립유공자예우에 관한 법률」, 「국가유공자 등 예우 및 지원에 관한 법률」, 「보훈보상대상자 지원에 관한 법률」, 「5・18민주유공자예우에 관한 법률」, 「참전유공자예우 및 단체설립에 관한 법률」, 「고엽제후유의증 등 환자지원 및 단체설립에 관한 법률」, 「특수임무유공자 예우 및 단체설립에 관한 법률」 및 「제대군인지원에 관한 법률」에 따라 국가보훈처장이 진료를 위탁한 상급종합병원 또는 종합병원의 의사가 해당 법률에서 정한 의료지원대상자에게 발행한 처방전에 따라 의약품을 조제받은 경우는 제외한다]에는 요양급여비용 총액의 100분의 3. 다만, 본인일부부담금이 500원 미만이 되는 경우에는 500원을 본인일부부담금으로 한다.

8) 2)에도 불구하고 희귀난치성질환등 외의 질환으로 6개월 이상 치료를 받고 있거나 6개월 이상 치료가 필요한 사람 또는 18세 미만 아동의 입원진료로서 제왕절개분만에 대한 요양급여를 받는 경우에는 입원기간 중 식대의 100분의 20

마. 보건복지부장관이 정하여 고시하는 중증질환자에 대하여 보건복지부장관이 정하는 요양급여(라목에 해당하는 사람에 대한 요양급여는 제외한다)의 경우에는 요양급여비용 총액의 100분의 5에 입원기간 중 식대의 100분의 50을 더한 금액

바. 65세 이상인 사람이 틀니 요양급여(라목에 해당하는 사람에 대한 요양급여는 제외한다)를 받는 경우에는 그 요양급여비용 총액의 100분의 30

사. 65세 이상인 사람이 치과임플란트 요양급여(라목에 해당하는 사람에 대한 요양급여는 제외한다)를 받는 경우에는 해당 요양급여비용 총액의 100분의 30

아. 제왕절개분만을 위한 입원진료에 대하여 요양급여[라목8)에 해당하는 사람에 대한 요양급여는 제외한다]를 받는 경우에는 요양급여비용 총액의 100분의 5에 입원기간 중 식대의 100분의 50을 더한 금액

자. 15세 이하 아동의 입원진료에 대하여 보건복지부장관이 정하는 요양급여[가목2) 및 라목에 해당하는 사람에 대한 요양급여는 제외한다]를 받는 경우에는 해당 요양급여비용 총액의 100분의 5에 입원기간 중 식대의 100분의 50을 더한 금액

차. 18세 이하 아동의 치아홈메우기 외래진료 또는 16세 이상 18세 이하 아동의 치아홈메우기 입원진료에 대하여 보건복지부장관이 정하는 요양급여(라목에 해당하는 사람에 대한 요양급여는 제외한다)를 받는 경우에는 해당 요양급여비용 총액의 100분의 10

카. 보건복지부장관이 정하여 고시하는 난임진료(인공수정 및 체외수정시술을 포함한다)에 대하여 보건복지부장관이 정하는 요양급여(라목에 해당하는 사람에 대한 요양급여는 제외한다)를 받는 경우에는 해당 요양급여비용 총액의 100분의 30

타. 제25조제2항제1호에 따른 일반건강검진 결과에 따라 보건복지부장관이 정하여 고시하는 질환이나 질병에 대하여 추가적인 진료 또는 검사의 필요성이 인정되는 사람이 그 질환이나 질병에 대하여 일반건강검진을 받은 날이 속하는 연도의 다음 연도 1월 31일까지 보건복지부장관이 정하여 고시하는 요양급여(의원 및 병원만 해당한다)를 받은 경우에는 본인일부부담금액은 없는 것으로 한다.

파. 보건복지부장관이 정하여 고시하는 항목에 대해 정신건강의학과 외래진료를 받은 경우(라목에 해당하는 사람에 대한 요양급여는 제외한다)에는 다음 표에 따라 계산한 금액에 제1호나목에 따라 계산한 금액(다음 표에 따라 보건복지부장관이 정하여 고시하는 항목에 대한 요양급여비용을 계산한 금액은 제외한다)을 더한 금액. 다만, 6세 미만의 경우에는 본인이 부담할 비용의 부담률(제1호나목 및 다음 표에 따른 부담률을 말한다)의 100분의 70에 해당하는 금액으로 하고, 65세 이상인 경우에는 요양급여비용 총액이 보건복지부령으로 정하는 금액을 넘지 않으면 보건복지부령으로 정하는 금액으로 한다.

기관 종류	본인일부부담금
상급종합병원	보건복지부장관이 정하여 고시하는 항목에 대한 요양급여비용 × 40/100
종합병원	보건복지부장관이 정하여 고시하는 항목에 대한 요양급여비용 × 30/100
병원, 치과병원, 한방병원, 요양병원	보건복지부장관이 정하여 고시하는 항목에 대한 요양급여비용 × 20/100
의원, 치과의원, 한의원, 보건의료원	보건복지부장관이 정하여 고시하는 항목에 대한 요양급여비용 × 10/100

4. 제1호부터 제3호까지의 규정에도 불구하고 법 제41조의4 및 이 영 제18조의4에 따른 선별급여 항목의 경우에는 요양급여비용의 100분의 100의 범위에서 보건복지부장관이 정하여 고시하는 금액을 부담한다.
5. 제1호 및 제3호에도 불구하고 「의료법」 제3조제2항제3호라목에 따른 요양병원 외의 요양기관에서 입원진료를 받는 경우로서, 법 제43조에 따라 신고한 입원병실 중 일반입원실에 16일 이상 연속하여 입원하는 환자의 경우에는 요양급여비용 총액 중 입원료에 한정하여 입원일수가 16일 이상 30일 이하인 경우 16일부터 30일까지 입원료의 100분의 25를, 31일 이상인 경우 31일부터 입원료의 100분의 30을 부담한다. 다만, 상급종합병원의 2인실·3인실·4인실을 이용한 경우, 종합병원의 2인실·3인실을 이용한 경우, 제21조제3항제2호에 따라 보건복지부장관이 정하여 고시하는 질병군에 대하여 입원진료를 받는 경우 및 질병 또는 환자 특성상 16일 이상 장기입원이 불가피한 경우로 보건복지부장관이 정하여 고시하는 경우는 제외한다.
6. 제1호부터 제5호까지의 규정에도 불구하고 다음 각 목의 어느 하나에 해당하는 경우에는 보건복지부령으로 정하는 항목의 요양급여비용의 100분의 100의 범위에서 보건복지부령으로 정하는 금액을 부담한다.
   가. 법 제53조제3항에 따라 급여가 제한되는 경우
   나. 법 제54조제3호 및 제4호에 따라 급여가 정지되는 경우
   다. 「학교폭력 예방 및 대책에 관한 법률」 제2조제1호에 따른 학교폭력 중 학생 간의 폭행에 의한 경우
   라. 보험재정에 상당한 부담을 준다고 인정되는 경우
   마. 그 밖에 보건복지부령으로 정하는 경우

2) 본인이 연간 부담하는 본인일부부담금의 총액이 대통령령(국민건강보험법 시행령 별표 3)으로 정하는 금액("본인부담상한액")을 초과한 경우에는 공단이 그 초과 금액을 부담하여야 함 〈신설 2016.3.22.〉

영 [별표 3] 본인부담상한액의 산정방법 〈개정 2017.12.29.〉

1. 본인부담상한액은 지역가입자의 세대별 보험료 부담수준 또는 직장가입자의 개인별 보험료 부담수준(이하 "상한액기준보험료"라 한다)에 따라 그 금액을 달리한다. 이 경우 상한액기준보험료의 구체적인 산정 기준·방법 등에 관하여 필요한 사항은 보건복지부장관이 정하여 고시한다.
2. 가입자 또는 피부양자의 본인부담상한액은 나목에 따른 상한액기준보험료의 구간별로 가목의 산정 방법에 따라 산정한다.
   가. 본인부담상한액 산정 방법
      1) 계산식

해당 연도 본인부담상한액 = 전년도 본인부담상한액 × (1 + 전국소비자물가변동률)

      2) 전국소비자물가변동률은 「통계법」 제3조에 따라 통계청장이 매년 고시하는 전전년도와 대비한 전년도 전국소비자물가변동률을 적용하되, 그 전국소비자물가변동률이 100분의 5를 넘는 경우에는 100분의 5를 적용한다.
      3) 1)의 계산식에 따라 해당 연도 본인부담상한액을 산정한 경우에 1만원 미만의 금액은 버린다.
   나. 본인부담상한액 산정 단위 상한액기준보험료의 구간
      1) 지역가입자인 경우
         가) 상한액기준보험료가 전체 지역가입자의 하위 100분의 10에 상당하는 금액으로서 보건복지부장관이 정하여 고시하는 금액을 넘지 않는 경우
         나) 상한액기준보험료가 전체 지역가입자의 하위 100분의 10에 상당하는 금액으로서 보건복지부장관이 정하여 고시하는 금액을 넘고 하위 100분의 30에 상당하는 금액으로서 보건복지부장관이 고시하는 금액을 넘지 않는 경우
         다) 상한액기준보험료가 전체 지역가입자의 하위 100분의 30에 상당하는 금액으로서 보건복지부장관이 정하여 고시하는 금액을 넘고 하위 100분의 50에 상당하는 금액으로서 보건복지부장관이 고시하는 금액을 넘지 않는 경우
         라) 상한액기준보험료가 전체 지역가입자의 하위 100분의 50에 상당하는 금액으로서 보건복지부장관이 정하여 고시하는 금액을 넘고 하위 100분의 70에 상당하는 금액으로서 보건복지부장관이 고시하는 금액을 넘지 않는 경우
         마) 상한액기준보험료가 전체 지역가입자의 하위 100분의 70에 상당하는 금액으로서 보건복지부장관이 정하여 고시하는 금액을 넘고 하위 100분의 80에 상당하는 금액으로서 보건복지부장관이 고시하는 금액을 넘지 않는 경우
         바) 상한액기준보험료가 전체 지역가입자의 하위 100분의 80에 상당하는 금액으로서 보건복지부장관이 정하여 고시하는 금액을 넘고 하위 100분의 90에 상당하는 금액으로서 보건복지부장관이 고시하는 금액을 넘지 않는 경우
         사) 상한액기준보험료가 전체 지역가입자의 하위 100분의 90에 상당하는 금액으로서 보

건복지부장관이 정하여 고시하는 금액을 넘는 경우

2) 직장가입자 또는 피부양자인 경우

가) 상한액기준보험료가 전체 직장가입자의 하위 100분의 10에 상당하는 금액으로서 보건복지부장관이 정하여 고시하는 금액을 넘지 않는 경우

나) 상한액기준보험료가 전체 직장가입자의 하위 100분의 10에 상당하는 금액으로서 보건복지부장관이 정하여 고시하는 금액을 넘고 하위 100분의 30에 상당하는 금액으로서 보건복지부장관이 고시하는 금액을 넘지 않는 경우

다) 상한액기준보험료가 전체 직장가입자의 하위 100분의 30에 상당하는 금액으로서 보건복지부장관이 정하여 고시하는 금액을 넘고 하위 100분의 50에 상당하는 금액으로서 보건복지부장관이 고시하는 금액을 넘지 않는 경우

라) 상한액기준보험료가 전체 직장가입자의 하위 100분의 50에 상당하는 금액으로서 보건복지부장관이 정하여 고시하는 금액을 넘고 하위 100분의 70에 상당하는 금액으로서 보건복지부장관이 고시하는 금액을 넘지 않는 경우

마) 상한액기준보험료가 전체 직장가입자의 하위 100분의 70에 상당하는 금액으로서 보건복지부장관이 정하여 고시하는 금액을 넘고 하위 100분의 80에 상당하는 금액으로서 보건복지부장관이 고시하는 금액을 넘지 않는 경우

바) 상한액기준보험료가 전체 직장가입자의 하위 100분의 80에 상당하는 금액으로서 보건복지부장관이 정하여 고시하는 금액을 넘고 하위 100분의 90에 상당하는 금액으로서 보건복지부장관이 고시하는 금액을 넘지 않는 경우

사) 상한액기준보험료가 전체 직장가입자의 하위 100분의 90에 상당하는 금액으로서 보건복지부장관이 정하여 고시하는 금액을 넘는 경우

3. 제1호 및 제2호에도 불구하고 제2호나목1)가)부터 다)까지 및 같은 목2)가)부터 다)까지에 해당하는 구간의 경우에는 「의료법」 제3조제2항제3호라목에 따른 요양병원에 120일을 초과하여 입원한 경우를 제외하고는 2018년 1월 1일부터 2018년 12월 31일까지 다음 각 목의 구분에 따른 상한액기준보험료별 본인부담상한액을 각각 적용한다.

가. 지역가입자인 경우

구분	본인부담 상한액
1) 상한액기준보험료가 전체 지역가입자의 하위 100분의 10에 상당하는 금액으로서 보건복지부장관이 정하여 고시하는 금액을 넘지 않는 경우	80만원
2) 상한액기준보험료가 전체 지역가입자의 하위 100분의 10에 상당하는 금액으로서 보건복지부장관이 정하여 고시하는 금액을 넘고 하위 100분의 30에 상당하는 금액으로서 보건복지부장관이 고시하는 금액을 넘지 않는 경우	100만원
3) 상한액기준보험료가 전체 지역가입자의 하위 100분의 30에 상당하는 금액으로서 보건복지부장관이 정하여 고시하는 금액을 넘고 하위 100분의 50에 상당하는 금액으로서 보건복지부장관이 고시하는 금액을 넘지 않는 경우	150만원

나. 직장가입자 또는 피부양자인 경우

구분	본인부담 상한액
1) 상한액기준보험료가 전체 직장가입자의 하위 100분의 10에 상당하는 금액으로서 보건복지부장관이 정하여 고시하는 금액을 넘지 않는 경우	80만원
2) 상한액기준보험료가 전체 직장가입자의 하위 100분의 10에 상당하는 금액으로서 보건복지부장관이 정하여 고시하는 금액을 넘고 하위 100분의 30에 상당하는 금액으로서 보건복지부장관이 고시하는 금액을 넘지 않는 경우	100만원
3) 상한액기준보험료가 전체 직장가입자의 하위 100분의 30에 상당하는 금액으로서 보건복지부장관이 정하여 고시하는 금액을 넘고 하위 100분의 50에 상당하는 금액으로서 보건복지부장관이 고시하는 금액을 넘지 않는 경우	150만원

3) **본인부담상한액** : 가입자의 소득수준 등에 따라 정함 〈신설 2016.3.22.〉

법 제45조 (요양급여비용의 산정 등)

1) **요양급여비용** : 공단의 이사장과 의약계를 대표하는 사람들(국민건강보험법 시행령 제20조 참조)의 계약으로 정함
2) 계약이 체결되면 그 계약은 공단과 각 요양기관 사이에 체결된 것으로 봄
3) **계약기간** : 1년
   1. 그 직전 계약기간 만료일이 속하는 연도의 5월 31일까지 체결
   2. 그 기한까지 계약이 체결되지 아니하는 경우 보건복지부장관이 그 직전 계약기간 만료일이 속하는 연도의 6월 30일까지 심의위원회의 의결을 거쳐 요양급여비용을 정함
4) **보건복지부장관** :
   1. 장관이 정하는 요양급여비용은 위의 계약으로 정한 요양급여비용으로 봄
   2. 요양급여비용이 정해지면 요양급여비용의 명세를 지체 없이 고시
5) **공단의 이사장** : 재정운영위원회의 심의·의결을 거쳐 계약을 체결
6) **심사평가원** : 공단의 이사장이 계약을 체결하기 위하여 필요한 자료를 요청하면 그 요청에 성실히 따라야 함
7) 계약의 내용과 그 밖에 필요한 사항은 대통령령(국민건강보험법 시행령 제21조)으로 정함

영 제21조 (계약의 내용 등)

1) 계약자 : 공단의 이사장과 요양급여비용계약의 당사자에 따른 사람(의약계를 대표하는 사람)이 유형별 요양기관을 대표하여 체결
2) 계약의 내용 : 요양급여의 각 항목에 대한 상대가치점수의 점수당 단가를 정하는 것
3) 요양급여 각 항목에 대한 상대가치점수는 요양급여에 드는 시간・노력 등 업무량, 인력・시설・장비 등 자원의 양, 요양급여의 위험도 및 요양급여에 따른 사회적 편익 등을 고려하여 산정한 요양급여의 가치를 각 항목 사이에 상대적인 점수로 나타낸 것으로 하며, 보건복지부장관이 심의위원회의 심의・의결을 거쳐 보건복지부령으로 정하는 바에 따라 고시 〈개정 2017.3.20.〉
4) 의료기관 구분에 따른 요양급여의 상대가치점수를 산정 방법 :
   1. 요양병원에서 입원진료를 받는 경우 : 해당 진료에 필요한 요양급여 각 항목의 점수와 약제・치료재료의 비용을 합산하여 증세의 경중도(輕重度)의 구분에 따른 1일당 상대가치점수로 산정
   2. 의원, 병원, 요양병원, 종합병원, 상급종합병원 또는 보건의료원에서 보건복지부장관이 정하여 고시하는 질병군(진단명, 시술명, 중증도, 나이 등을 기준으로 분류한 환자집단을 말한다)에 대하여 입원진료를 받는 경우 : 해당 진료에 필요한 요양급여 각 항목의 점수와 약제・치료재료의 비용을 포괄하여 입원 건당 하나의 상대가치점수로 산정
   3. 「호스피스・완화의료 및 임종과정에 있는 환자의 연명의료결정에 관한 법률」 제28조에 따라 호스피스・완화의료를 받는 경우 : 해당 진료에 필요한 요양급여 각 항목의 점수와 약제・치료재료의 비용을 합산하여 1일당 상대가치점수로 산정 〈개정 2017.7.24.〉
5) 계약을 체결할 때 상대가치점수가 고시되지 아니한 새로운 요양급여 항목의 비용에 대한 계약은 보건복지부장관이 같은 항목의 상대가치점수를 고시하는 날에 체결된 것으로 보고 그 계약은 그 고시일 이후 최초로 실시된 해당 항목의 요양급여부터 적용

법 제46조 (약제・치료재료에 대한 요양급여비용의 산정)

요양급여 내용에서 약제・치료재료에 대한 요양급여비용은 요양급여비용의 산정 등에도 불구하고 요양기관의 약제・치료재료 구입금액 등을 고려하여 대통령령(국민건강보험법 시행령 제22조)으로 정하는 바에 따라 달리 산정 가능

영 제22조 (약제・치료재료의 요양급여비용)

1) 요양급여 내용에서 약제・치료재료(상대가치점수가 적용되는 약제・치료재료는 제외)에 대한 요양급여비용의 결정 :
   구입금액(요양기관이 해당 약제 및 치료재료를 구입한 금액)이 상한금액(보건복지부장관이 심의

위원회의 심의를 거쳐 해당 약제 및 치료재료별 요양급여비용의 상한으로 고시하는 금액)보다 많을 때에는 구입금액은 상한금액과 같은 금액으로 함

1. 한약제 : 상한금액
2. 한약제 외의 약제 : 구입금액
3. 치료재료 : 구입금액

2) 약제 및 치료재료에 대한 요양급여비용의 결정 기준·절차, 그 밖에 필요한 사항은 보건복지부장관이 정하여 고시

법 제47조 (요양급여비용의 청구와 지급 등)

1) **요양기관의 요양급여비용 지급 청구** : 공단(요양급여비용에 대한 심사청구는 공단에 대한 요양급여비용의 청구로 봄)
2) **요양급여비용의 심사청구** : 심사평가원(심사청구를 받은 심사평가원은 이를 심사한 후 지체 없이 그 내용을 공단과 요양기관에 알려야 함)
3) 심사 내용을 통보받은 공단은 지체 없이 그 내용에 따라 요양급여비용을 요양기관에 지급(이미 낸 본인일부부담금이 통보된 금액보다 더 많으면 요양기관에 지급할 금액에서 더 많이 낸 금액을 공제하여 해당 가입자에게 지급) → 그 공제 내용을 요양기관에 통보
4) 공단은 가입자에게 지급하여야 하는 금액을 그 가입자가 내야 하는 보험료와 그 밖에 이 법에 따른 징수금("보험료등")과 상계(相計)할 수 있음
5) 공단은 심사평가원이 요양급여의 적정성을 평가하여 공단에 통보하면 그 평가 결과에 따라 요양급여비용을 가산하거나 감액 조정하여 지급(평가 결과에 따라 요양급여비용을 가산하거나 감액하여 지급하는 기준은 보건복지부령(국민건강보험법 시행규칙 제18조)으로 정함

규칙 제18조 (요양급여비용의 가감지급 기준)

요양급여의 적정성 평가 결과에 따라 요양급여비용을 가산하거나 감액하여 지급하는 금액은 평가대상 요양기관의 평가연도(평가기간이 2개년 이상인 경우에는 마지막 연도)에 대한 심사결정 공단부담액의 100분의 10 범위에서 보건복지부장관이 정하여 고시한 기준에 따라 산정한 금액으로 함 〈개정 2016.9.23〉

6) **심사청구 대행 단체** :
   1. 의사회·치과의사회·한의사회·조산사회 또는 신고한 각각의 지부 및 분회

2. 의료기관 단체
3. 약사회 또는 신고한 지부 및 분회

7) 1)부터 6)까지의 규정에 따른 요양급여비용의 청구・심사・지급 등의 방법과 절차에 필요한 사항은 보건복지부령(국민건강보험법 시행규칙 제19~22조)으로 정함

규칙 제19조 (요양급여비용의 청구)

1) 요양기관 또는 대행청구단체 : 요양급여비용을 청구 → 요양급여비용 심사청구서에 급여를 받은 사람에 대한 요양급여비용 명세서를 첨부하여 심사평가원에 제출
2) 요양급여비용 명세서 내용 :
   1. 가입자(지역가입자의 경우에는 세대주를 말한다)의 성명 및 건강보험증 번호
   2. 요양급여를 받은 사람의 성명 및 주민등록번호
   3. 질병명 또는 부상명
   4. 요양 개시 연월일 및 요양 일수
   5. 요양급여비용의 내용
   6. 본인부담금 및 비용청구액
   7. 처방전 내용 등
3) 요양급여비용의 청구방법, 요양급여비용 심사청구서 및 요양급여비용 명세서의 서식・작성요령, 그 밖에 요양급여비용의 청구에 필요한 사항은 보건복지부장관이 정하여 고시

규칙 제20조 (요양급여비용의 심사・지급)

1) 심사평가원 : 요양급여비용에 대한 심사청구를 받으면 심사청구 내용 심사
2) 요양급여비용 심사청구 내용 : 법 제41조제3항(요양급여의 방법・절차・범위・상한 등의 기준) 및 제4항(비급여대상)에 따른 요양급여의 기준 및 보건복지부장관이 고시한 요양급여비용의 명세에 적합 여부
3) 심사평가원의 원장 :
   1. 제공받은 자료(요양기관 현황 신고 등, 요양급여비용의 청구 및 자료의 제공)의 사실 여부 확인(확인할 필요가 있는 경우에는 소속 직원으로 하여금 현장 조사를 통하여 해당 사항을 확인하게 할 수 있음) 〈개정 2016.7.27〉
   2. 심사를 하는 경우 : 요양급여비용에 대한 심사청구를 받은 날부터 40일(제22조제1항에 따른 정보통신망을 통하여 통보하는 경우에는 15일) 이내에 심사(그 내용이 기재된 요양급여비용 심사결과통보서를 공단 및 해당 요양기관에 각각 송부)
   3. 요양급여비용 심사결과통보서를 받은 공단은 지체 없이 요양급여비용 지급명세가 기재된 요양급여비용 지급통보서에 따른 요양급여비용을 해당 요양기관에 지급(심사기간을 산정할 때 심사평가원의 원장이 요양급여비용에 대한 심사를 청구한 요양기관에 심사에 필요한 자료를 요청한 경우 등 특별한 사유가 있는 경우에는 그에 걸리는 기간은 제외)

규칙 제21조 (요양급여비용 지급 등의 특례)

1) 공단으로 하여금 요양급여비용의 전부 또는 일부를 요양기관에 우선 지급하는 경우 : 보건복지부장관, 요양기관 또는 대행청구단체의 요양급여비용 청구가 있음에도 불구하고 천재지변·파업 등 특별한 사유로 심사평가원이 기간 내(심사청구를 받은 날부터 40일 이내)에 요양급여비용 심사를 하는 것이 불가능하거나 현저히 곤란하다고 판단하는 경우
2) 심사평가원은 공단이 요양급여비용을 요양기관에 우선 지급한 후 그 요양급여비용에 대하여 심사한 경우 : 요양급여비용 심사결과통보서를 공단 및 해당 요양기관에 각각 송부(공단은 심사평가원의 심사결과에 따라 요양기관에 지급한 요양급여비용을 정산)

규칙 제22조 (정보통신망 등에 의한 통보)

1) 요양기관은 요양급여비용 심사청구서 및 명세서 등의 서류를 전산매체 또는 정보통신망을 통하여 공단 또는 심사평가원에 제출(전산 관리에 관하여 보건복지부장관이 고시한 기준에 따라 적정하다고 결정된 소프트웨어를 사용) 〈개정 2017.9.7.〉
2) 심사평가원은 요양급여비용 심사결과통보서 등을, 공단은 요양급여비용 지급통보서 등을 전산매체 또는 정보통신망을 이용하여 요양기관에 송부

법 제47조의2 (요양급여비용의 지급 보류)

1) 요양기관이 청구한 요양급여비용의 지급을 보류 : 공단은 요양급여비용의 지급을 청구한 요양기관이 의료기관을 개설할 수 없는 자가 의료기관을 개설하였거나(의료법 제33조제2항) 또는 약사 또는 한의사가 아닌 자가 약국을 개설한 경우(약사법 제20조제1항)에 사실을 수사기관의 수사 결과로 확인한 경우
2) 공단은 요양급여비용의 지급을 보류하기 전에 해당 요양기관에 의견 제출의 기회를 주어야 함
3) 법원의 무죄 판결이 확정되는 등 대통령령(국민건강보험법 시행령 제22조의2)으로 정하는 사유로 요양기관이 「의료법」 제33조제2항(개설 등) 또는 「약사법」 제20조제1항(약국 개설등록)을 위반한 혐의가 입증되지 아니한 경우 : 공단은 지급 보류된 요양급여비용에 지급 보류된 기간 동안의 이자를 가산하여 해당 요양기관에 지급
4) 1) 및 2)에 따른 지급 보류 절차 및 의견 제출의 절차 등에 필요한 사항, 제3항에 따른 지급 보류된 요양급여비용 및 이자의 지급 절차와 이자의 산정 등에 필요한 사항은 대통령령(국민건강보험법 시행령 제22조의2)으로 정함

영 제22조의2 (요양급여비용의 지급 보류 등)

1) 요양급여비용의 지급을 보류하려는 경우 통지 내용 : 공단, 문서로 통지
   1. 해당 요양기관의 명칭, 대표자 및 주소
   2. 지급 보류의 원인이 되는 사실과 지급 보류의 대상이 되는 요양급여비용 및 법적 근거
   3. 2.의 사항에 대하여 의견을 제출할 수 있다는 뜻과 의견을 제출하지 아니하는 경우의 처리 방법
2) 통지를 받은 요양기관은 지급 보류에 이의가 있는 경우 : 통지를 받은 날부터 7일 이내에 요양급여비용의 지급 보류에 대한 의견서에 이의 신청의 취지와 이유를 적고 필요한 자료를 첨부하여 공단에 제출
3) 공단은 요양기관이 제출한 의견서를 검토한 후 그 결과를 문서로 통보
4) 법 제47조의2에서 "법원의 무죄 판결이 확정되는 등 대통령령으로 정하는 사유"란 다음의 어느 하나에 해당하는 사유
   1. 무죄 판결의 확정
   2. 불기소처분(혐의없음 또는 죄가 안됨 처분에 한정)
5) 요양급여비용의 지급 보류 결정을 받은 요양기관은 무죄판결 또는 불기소처분을 받은 경우 그 사실을 공단에 통지하여야 함
6) 통지를 받은 공단은 지체 없이 지급 보류된 요양급여비용과 지급 보류된 기간 동안의 이자를 지급하여야 하고 이자는 지급 보류된 요양급여비용에 지급 보류한 날부터 지급하는 날까지의 기간에 대한 국세환급가산금(국세기본법 시행령 제43조의3제2항)의 이자율을 곱하여 산정한 금액으로 함

> • 국세기본법 시행령 제43조의3제2항 (국세환급가산금)
> 1) "대통령령으로 정하는 이자율" : 시중은행의 1년 만기 정기예금 평균 수신금리를 고려하여 기획재정부령으로 정하는 이자율

7) 앞에서 규정한 사항 외에 요양급여비용의 지급 보류 등에 필요한 해당 요양기관에 통지할 의견서 서식과 의견이 제출된 경우의 처리방법 등 세부사항은 공단이 정함

법 제48조 (요양급여 대상 여부의 확인 등)

1) 가입자나 피부양자는 본인일부부담금 외에 자신이 부담한 비용이 요양급여 대상에서 제외되는 비용인지 여부에 대하여 확인 요청 : 심사평가원 〈개정 2016.2.3.〉
2) 심사평가원은 그 결과를 요청한 사람에게 알려야 하고 확인을 요청한 비용이 요양급여 대상에 해당되는 비용으로 확인되면 그 내용을 공단 및 관련 요양기관에 알려야 함
3) 통보받은 요양기관은 받아야 할 금액보다 더 많이 징수한 금액("과다본인부담금")을 지체 없이 확인을 요청한 사람에게 지급하여야 함(공단은 해당 요양기관이 과다본인부담

금을 지급하지 아니하면 해당 요양기관에 지급할 요양급여비용에서 과다본인부담금을 공제하여 확인을 요청한 사람에게 지급)

법 제49조 (요양비)

1) 공단은 가입자나 피부양자가 보건복지부령(국민건강보험법 시행규칙 제23조)으로 정하는 긴급하거나 그 밖의 부득이한 사유로 요양기관과 비슷한 기능을 하는 기관으로서 보건복지부령으로 정하는 기관(제98조제1항에 따라 업무정지기간 중인 요양기관을 포함한다)에서 질병·부상·출산 등에 대하여 요양을 받거나 요양기관이 아닌 장소에서 출산한 경우에는 그 요양급여에 상당하는 금액을 보건복지부령으로 정하는 바에 따라 가입자나 피부양자에게 요양비로 지급

규칙 제23조 (요양비)

1) "보건복지부령으로 정하는 긴급하거나 그 밖의 부득이한 사유" : 〈개정 2018.6.29.〉
   1. 요양기관을 이용할 수 없거나 요양기관이 없는 경우
   2. 만성신부전증 환자가 의사의 처방전에 따라 복막관류액 또는 자동복막투석에 사용되는 소모성 재료를 요양기관 외의 의약품판매업소에서 구입·사용한 경우
   3. 산소치료를 필요로 하는 환자가 의사의 산소치료 처방전에 따라 보건복지부장관이 정하여 고시하는 방법으로 산소치료를 받는 경우
   4. 당뇨병 환자가 의사의 처방전에 따라 혈당검사 또는 인슐린주사에 사용되는 소모성 재료를 요양기관 외의 의료기기판매업소에서 구입·사용한 경우
   5. 신경인성 방광환자가 의사의 처방전에 따라 자가도뇨에 사용되는 소모성 재료를 요양기관 외의 의료기기판매업소에서 구입·사용한 경우
   6. 보건복지부장관이 정하여 고시하는 질환이 있는 사람으로서 인공호흡기 또는 기침유발기를 필요로 하는 환자가 의사의 처방전에 따라 인공호흡기 또는 기침유발기를 대여받아 사용하는 경우
   7. 수면무호흡증 환자가 의사의 처방전에 따라 양압기(수면 중 좁아진 기도에 지속적으로 공기를 불어 넣어 기도를 확보해 주는 기구)를 대여 받아 사용하는 경우

2) "보건복지부령으로 정하는 기관" : 〈개정 2018.6.29.〉
   1. 요양기관에서 제외된 의료기관 등
   2. 만성신부전증 환자 중 복막투석으로 요양급여를 받고 있는 사람에게 다음 각 목의 물품을 판매하는 요양기관 외의 의약품판매업소(나목의 경우 공단에 등록한 의약품판매업소만 해당)
      가. 복막관류액
      나. 자동복막투석에 사용되는 소모성 재료
   3. 산소치료를 필요로 하는 환자에게 의료용 산소발생기 등으로 산소치료 서비스를 제공하는 요양기관 외의 기관으로서 공단에 등록한 기관(해당 환자가 제공받는 경우만 해당한다)

4. 당뇨병 환자에게 혈당검사 또는 인슐린주사에 사용되는 소모성 재료를 판매하는 요양기관 외의 의료기기판매업소로서 공단에 등록한 업소
5. 신경인성 방광환자에게 자가도뇨에 사용되는 소모성 재료를 판매하는 요양기관 외의 의료기기판매업소로서 공단에 등록한 업소
6. 인공호흡기 또는 기침유발기를 필요로 하는 환자에게 이를 대여하는 요양기관 외의 기관으로서 공단에 등록한 기관
7. 양압기를 필요로 하는 환자에게 이를 대여하는 요양기관 외의 기관으로서 공단에 등록한 기관

3) 가입자나 피부양자가 요양비를 지급 받을 때 제출 서류 : 공단에 제출하여야 한다. 다만, 제1항제3호 및 제6호에 해당하여 요양비를 지급받은 사람이 같은 종류의 요양비를 지급받으려는 경우로서 이미 제출한 처방전의 처방기간이 지나지 아니한 경우에는 처방전을 제출하지 아니할 수 있다. 〈개정 2018.6.29.〉

1. 요양기관을 이용할 수 없거나 요양기관이 없는 경우에 해당하는 사유로 질병・부상・출산[사산(死産)의 경우에는 임신 16주 이상인 경우]에 대하여 요양을 받은 경우에는 요양비 지급청구서와 다음의 서류
   ① 요양비 명세서 또는 세금계산서(약국의 경우에는 처방전과 세금계산서) 사본 1부
   ② 요양기관에서 요양을 받을 수 없었던 사유를 증명할 수 있는 서류 1부
2. 만성신부전증 환자가 의사의 처방전에 따라 복막관류액 또는 자동복막투석에 사용되는 소모성 재료를 요양기관 외의 의약품판매업소에서 구입・사용한 경우 또는 신경인성 방광환자가 의사의 처방전에 따라 자가도뇨에 사용되는 소모성 재료를 요양기관 외의 의료기기판매업소에서 구입・사용한 경우에 해당하는 경우에는 요양비 지급청구서와 다음의 서류
   ① 의사의 처방전 1부
   ② 세금계산서 1부
3. 산소치료를 필요로 하는 환자가 의사의 산소치료 처방전에 따라 보건복지부장관이 정하여 고시하는 방법으로 산소치료를 받는 경우에 해당하는 경우에는 요양비 지급청구서와 다음의 서류
   ① 산소치료 처방전 1부
   ② 산소치료를 하였음을 증명할 수 있는 서류 1부
   ③ 세금계산서 1부
4. 당뇨병 환자가 의사의 처방전에 따라 혈당검사 또는 인슐린주사에 사용되는 소모성 재료를 요양기관 외의 의료기기판매업소에서 구입・사용한 경우에 해당하는 경우에는 요양비 지급청구서와 다음의 서류
   ① 의사의 처방전 1부
   ② 세금계산서 1부
5. 보건복지부장관이 정하여 고시하는 질환이 있는 사람으로서 인공호흡기 또는 기침유발기를 필요로 하는 환자가 의사의 처방전에 따라 인공호흡기 또는 기침유발기를 대여받아 사용하는 경우에 해당하는 경우에는 요양비지급청구서와 다음의 서류
   ① 의사의 처방전 1부
   ② 인공호흡기 또는 기침유발기를 대여하였음을 증명할 수 있는 서류 1부

③ 세금계산서 1부

6. 수면무호흡증 환자가 의사의 처방전에 따라 양압기를 대여 받아 사용하는 경우에는 요양비 지급청구서와 다음 각 목의 서류
   가. 의사의 처방전 1부
   나. 양압기를 대여하였음을 증명할 수 있는 서류 1부
   다. 세금계산서 1부
7. 요양기관 외의 장소에서 출산한 경우에는 요양비 지급청구서와 출산 사실을 증명할 수 있는 서류 1부

4) 공단은 위의 3)에 따른 요양비의 지급청구를 받으면 그 밖의 부득이한 사유에 해당하는지 등을 지체 없이 확인한 후 요양비를 지급하고, 공단은 요양기관에서 제외된 의료기관 등 및 법 제98조 제1항(업무정지)에 따라 업무정지 중인 요양기관에서 요양을 받은 경우의 요양비에 대해서는 심사평가원의 심사를 거쳐 지급

2) 요양을 실시한 기관은 보건복지부장관이 정하는 요양비 명세서나 요양 명세를 적은 영수증을 요양을 받은 사람에게 내주어야 하며, 요양을 받은 사람은 그 명세서나 영수증을 공단에 제출하여야 함

법 제50조 (부가급여)

공단은 요양급여 외에 대통령령(국민건강보험법 시행령 제23조)으로 정하는 바에 따라 임신・출산 진료비, 장제비, 상병수당, 그 밖의 급여를 실시

영 제23조 (부가급여)

1) 부가급여 : 임신・출산(유산 및 사산을 포함) 진료비 〈개정 2017.9.19.〉
2) 임신・출산 진료비 : 임신한 가입자 또는 피부양자(출산한 가입자 또는 피부양자를 포함)가 지정된 요양기관에서 받는 임신과 출산에 관련된 진료(출산 전후 건강관리와 관련된 진료를 포함)에 드는 비용으로 함 〈개정 2017.9.19.〉
3) 지급액의 범위 : 임신한 가입자 또는 피부양자가 실제 부담한 금액 〈개정 2016.12.30〉
   1. 하나의 태아를 임신한 경우: 50만원
   2. 둘 이상의 태아를 임신한 경우: 90만원
4) 지급액에도 불구하고 임신한 가입자 또는 피부양자가 임신・출산에 관련된 진료를 받기 어려운 지역에 있는 경우 등 보건복지부장관이 정하여 고시하는 요건을 갖춘 경우 : 지급액 범위의 금액에 보건복지부장관이 고시하는 금액을 더한 범위에서 임신한 가입자 또는 피부양자가 실제 부담한 금액을 지급 〈신설 2016.6.30〉
5) 임신한 가입자 또는 피부양자가 임신・출산 진료비를 신청할 당시에 보험급여가 제한되거나 정

지된 경우에는 부가급여를 실시하지 아니함 〈개정 2016.6.30〉

6) 공단은 임신한 가입자 또는 피부양자에게 임신·출산 진료비의 지급과 관련하여 이용권을 발급하여야 하고 발급받은 이용권을 요양기관이 확인한 분만 예정일부터 60일이 지난 후에는 사용할 수 없음 〈개정 2016.6.30〉

법 제51조 (장애인에 대한 특례)

1) 공단은 등록한 장애인인 가입자 및 피부양자에게는 보장구(補裝具)에 대하여 보험급여

법 제52조 (건강검진)

1) **건강검진 실시** : 공단, 가입자와 피부양자에 대하여 질병의 조기 발견과 그에 따른 요양급여를 하기 위해 실시

2) 건강검진의 대상·횟수·절차와 그 밖에 필요한 사항은 대통령령(국민건강보험법 시행령 제25조)으로 정함

영 제25조 (건강검진)

1) 건강검진의 구분 : 일반건강검진, 암검진 및 영유아건강검진

2) 건강검진 구분별 대상자 :
   1. 일반건강검진: 직장가입자, 세대주인 지역가입자, 40세 이상인 지역가입자 및 40세 이상인 피부양자
   2. 암검진: 「암관리법 시행령」 별표 1의 암의 종류별 검진주기와 연령 기준 등에 해당하는 사람
   3. 영유아건강검진: 6세 미만의 가입자 및 피부양자

3) 건강검진 시기 : 2년마다 1회 이상 실시
   1. 사무직에 종사하지 아니하는 직장가입자 : 1년에 1회 실시(다만, 암검진은 「암관리법 시행령」에서 정한 바에 따름)
   2. 영유아건강검진 : 영유아의 나이 등을 고려하여 보건복지부장관이 정하여 고시하는 바에 따라 검진주기와 검진횟수를 다르게 할 수 있음

4) 건강검진은 지정된 건강검진기관(의료기관, 보건소(보건의료원 포함))에서 실시

5) 건강검진의 실시 통보에 관한 사항 : 공단
   1. 일반건강검진 및 암검진 : 직장가입자에게 실시하는 건강검진의 경우에는 해당 사용자에게, 직장가입자의 피부양자 및 지역가입자에게 실시하는 건강검진의 경우에는 검진을 받는 사람에게 통보
   2. 영유아건강검진 : 직장가입자의 피부양자인 영유아에게 실시하는 건강검진의 경우에는 그 직장가입자에게, 지역가입자인 영유아에게 실시하는 건강검진의 경우에는 해당 세대주에게 통보

6) 건강검진을 실시한 검진기관은 공단에 건강검진의 결과를 통보 → 공단은 이를 건강검진을 받은 사람에게 통보(검진기관이 건강검진을 받은 사람에게 직접 통보한 경우에는 공단은 그 통보를 생략 가능)

법 제53조 (급여의 제한)

1) **보험급여의 제한 대상 :**
   1. 고의 또는 중대한 과실로 인한 범죄행위에 그 원인이 있거나 고의로 사고를 일으킨 경우
   2. 고의 또는 중대한 과실로 공단이나 요양기관의 요양에 관한 지시에 따르지 아니한 경우
   3. 고의 또는 중대한 과실로 제55조(급여의 확인)에 따른 문서와 그 밖의 물건의 제출을 거부하거나 질문 또는 진단을 기피한 경우
   4. 업무 또는 공무로 생긴 질병·부상·재해로 다른 법령에 따른 보험급여나 보상(報償) 또는 보상(補償)을 받게 되는 경우

2) 보험급여를 받을 수 있는 사람이 다른 법령에 따라 국가나 지방자치단체로부터 보험급여에 상당하는 급여를 받거나 보험급여에 상당하는 비용을 지급받게 되는 경우 : 그 한도에서 보험급여를 하지 아니함

3) 가입자가 대통령령으로 정하는 기간(1개월) 이상 다음의 보험료를 체납한 경우 그 체납한 보험료를 완납할 때까지 그 가입자 및 피부양자에 대하여 보험급여를 실시하지 아니할 수 있고 보험료의 체납기간에 관계없이 월별 보험료의 총체납횟수(이미 납부된 체납보험료는 총체납횟수에서 제외)가 대통령령으로 정하는 횟수(6회) 미만인 경우에는 그러하지 아니함
   1. 소득월액보험료(제71조에 따라 산정한 소득월액에 제73조제1항 또는 제2항에 따른 보험료율을 곱하여 얻은 금액)
   2. 세대단위의 보험료(제72조에 따라 산정한 보험료부과점수에 제73조제3항에 따른 보험료부과점수당 금액을 곱한 금액)

4) 공단은 제77조제1항제1호(사용자)에 따라 납부의무를 부담하는 사용자가 제69조제4항제1호(직장가입자의 월별 보험료액)에 따른 보수월액보험료를 체납한 경우에는 그 체납에 대하여 직장가입자 본인에게 귀책사유가 있는 경우에 한하여 보험료를 체납한 경우 그 체납한 보험료를 완납할 때까지 그 가입자 및 피부양자에 대하여 보험급여를 실시하지 아니 함의 규정을 적용하고 당해 직장가입자의 피부양자에게도 같은 규정을 적용

5) 3) 및 4)에도 불구하고 공단으로부터 분할납부 승인을 받고 그 승인된 보험료를 1회 이상 낸 경우에는 보험급여를 할 수 있고 분할납부 승인을 받은 사람이 정당한 사유 없이 2회 이상 그 승인된 보험료를 내지 아니한 경우에는 그러하지 아니함

6) 보험급여를 하지 아니하는 기간("급여제한기간")에 받은 보험급여는 다음의 어느 하나에 해당하는 경우에만 보험급여로 인정

1. 공단이 급여제한기간에 보험급여를 받은 사실이 있음을 가입자에게 통지한 날부터 2개월이 지난 날이 속한 달의 납부기한 이내에 체납된 보험료를 완납한 경우
2. 공단이 급여제한기간에 보험급여를 받은 사실이 있음을 가입자에게 통지한 날부터 2개월이 지난 날이 속한 달의 납부기한 이내에 분할납부 승인을 받은 체납보험료를 1회 이상 낸 경우
3. 다만, 분할납부 승인을 받은 사람이 정당한 사유 없이 2회 이상 그 승인된 보험료를 내지 아니한 경우에는 그러하지 아니함

법 제54조 (급여의 정지)

1) **보험급여를 정지하는 경우 :**

1. 국외에 여행 중인 경우
2. 국외에서 업무에 종사하고 있는 경우
3. 현역병(지원에 의하지 아니하고 임용된 하사를 포함한다), 전환복무된 사람 및 군간부후보생에 해당하게 된 경우 : 예탁받아 지급
4. 교도소, 그 밖에 이에 준하는 시설에 수용되어 있는 경우 : 예탁받아 지급

법 제57조 (부당이득의 징수)

1) 공단은 속임수나 그 밖의 부당한 방법으로 보험급여를 받은 사람이나 보험급여 비용을 받은 요양기관에 대하여 그 보험급여나 보험급여 비용에 상당하는 금액의 전부 또는 일부를 징수

2) 공단은 속임수나 그 밖의 부당한 방법으로 보험급여 비용을 받은 요양기관이 다음의 어느 하나에 해당하는 경우에는 해당 요양기관을 개설한 자에게 그 요양기관과 연대하여 같은 항에 따른 징수금을 납부하게 함

1. 의료기관을 개설할 수 없는 자가 의료인의 면허나 의료법인 등의 명의를 대여받아 개설·운영하는 의료기관
2. 약국을 개설할 수 없는 자가 약사 등의 면허를 대여받아 개설·운영하는 약국

3) 사용자나 가입자의 거짓 보고나 거짓 증명 또는 요양기관의 거짓 진단에 따라 보험급여가 실시된 경우 공단은 이들에게 보험급여를 받은 사람과 연대하여 징수금을 내게 할 수 있음
4) 공단은 속임수나 그 밖의 부당한 방법으로 보험급여를 받은 사람과 같은 세대에 속한 가입자(속임수나 그 밖의 부당한 방법으로 보험급여를 받은 사람이 피부양자인 경우에는 그 직장가입자다)에게 속임수나 그 밖의 부당한 방법으로 보험급여를 받은 사람과 연대하여 징수금을 내게 할 수 있음
5) 요양기관이 가입자나 피부양자로부터 속임수나 그 밖의 부당한 방법으로 요양급여비용을 받은 경우 공단은 해당 요양기관으로부터 이를 징수하여 가입자나 피부양자에게 지체 없이 지급하여야 하고 공단은 가입자나 피부양자에게 지급하여야 하는 금액을 그 가입자 및 피부양자가 내야 하는 보험료등과 상계할 수 있음

법 제58조 (구상권)

1) 공단은 제3자의 행위로 보험급여사유가 생겨 가입자 또는 피부양자에게 보험급여를 한 경우에는 그 급여에 들어간 비용 한도에서 그 제3자에게 손해배상을 청구할 권리를 얻음
2) 보험급여를 받은 사람이 제3자로부터 이미 손해배상을 받은 경우에는 공단은 그 배상액 한도에서 보험급여를 하지 아니함

법 제59조 (수급권 보호)

1) 보험급여를 받을 권리는 양도하거나 압류할 수 없음
2) 요양비등수급계좌에 입금된 요양비등은 압류할 수 없음

법 제60조 (현역병 등에 대한 요양급여비용의 지급)

1) 공단은 현역병(지원에 의하지 아니하고 임용된 하사를 포함한다), 전환복무된 사람 및 군간부후보생에 해당하게 된 경우 및 교도소, 그 밖에 이에 준하는 시설에 수용되어 있는 경우에 해당하는 사람이 요양기관에서 대통령령으로 정하는 치료 등("요양급여": 진찰 · 검사, 약제(藥劑) · 치료재료의 지급, 처치 · 수술 및 그 밖의 치료, 입원)을 받은 경우 그에 따라 공단이 부담하는 비용("요양급여비용")을 법무부장관 · 국방부장관 · 경찰청장 · 소방청장 또는 해양경찰청장으로부터 예탁 받아 지급
2) 법무부장관 · 국방부장관 · 경찰청장 · 소방청장 또는 해양경찰청장은 예산상 불가피한 경우 외에는 연간(年間) 들어갈 것으로 예상되는 요양급여비용을 대통령령(국민건강보

험법 시행령 제27조 제2항)으로 정하는 바에 따라 미리 공단에 예탁(연간 들어갈 것으로 예상되는 요양급여비용을 공단이 지정한 계좌에 예탁)하여야 함 〈개정 2017.7.26.〉

영 제27조 (현역병 등에 대한 요양급여비용의 지급)

1) 법무부장관 · 국방부장관 · 경찰청장 · 소방청장 또는 해양경찰청장("기관장")은 해당 기관에서 연간 들어갈 것으로 예상되는 요양급여비용을 공단이 지정한 계좌에 예탁하여야 함 〈개정 2017.7.26〉
2) 공단은 예탁금 집행 현황을 분기별로 보건복지부장관 및 해당 기관장에게 통보하여야 함
3) 공단은 제2항에 따라 기관장이 예탁한 요양급여비용이 공단이 부담하여야 할 요양급여비용에 미치지 못할 때에는 기관장에게 이를 즉시 청구하고, 기관장은 공단의 청구에 따라 요양급여비용을 공단에 지급하여야 함
4) 공단은 제2항에 따라 기관장이 예탁한 요양급여비용에서 발생한 이자를 공단이 부담하여야 할 요양급여비용에 사용

---

3) 요양급여와 요양급여비용에 관한 사항은 제41조(요양급여), 제41조의4(선별급여), 제42조(요양기관), 제42조의2(요양기관의 선별급여 실시에 대한 관리), 제44조(비용의 일부부담)부터 제48조(요양급여 대상 여부의 확인 등)까지, 제55조(급여의 확인) 및 제56조(요양비 등의 지급)를 준용 〈개정 2016.3.22.〉

법 제61조 (요양급여비용의 정산)

공단은 근로복지공단(고용노동부장관의 위탁을 받아 목적을 달성하기 위한 사업을 효율적으로 수행)이 요양급여를 받을 수 있는 사람에게 요양급여(근로자가 업무상의 사유로 부상을 당하거나 질병에 걸린 경우에 그 근로자에게 지급)를 지급한 후 그 지급결정이 취소되어 해당 요양급여의 비용을 청구하는 경우에는 그 요양급여가 이 법에 따라 실시할 수 있는 요양급여에 상당한 것으로 인정되면 그 요양급여에 해당하는 금액을 지급

5장 건강보험심사평가원

법 제62조 (설립)

1) 건강보험심사평가원을 설립 : 요양급여비용을 심사하고 요양급여의 적정성을 평가

법 제63조 (업무 등)

1) 심사평가원의 업무 :
   1. 요양급여비용의 심사
   2. 요양급여의 적정성 평가
   3. 심사기준 및 평가기준의 개발
   4. 제1호부터 제3호까지의 규정에 따른 업무와 관련된 조사연구 및 국제협력
   5. 다른 법률에 따라 지급되는 급여비용의 심사 또는 의료의 적정성 평가에 관하여 위탁받은 업무
   6. 건강보험과 관련하여 보건복지부장관이 필요하다고 인정한 업무
   7. 그 밖에 보험급여 비용의 심사와 보험급여의 적정성 평가와 관련하여 대통령령(국민건강보험법 시행령 제28조)으로 정하는 업무

영 제28조 (업무)

1) "대통령령으로 정하는 업무" :
   1. 요양급여비용의 심사청구와 관련된 소프트웨어의 개발・공급・검사 등 전산 관리
   2. 지급되는 요양비 중 보건복지부령으로 정하는 기관에서 받은 요양비에 대한 심사
   3. 요양급여의 적정성 평가 결과의 공개
   4. 법 제63조제1항제1호부터 제6호까지(심사평가원의 업무) 및 위의 1.부터 3.까지의 업무를 수행하기 위한 환자 분류체계의 개발・관리
   5. 법 제63조제1항제1호부터 제6호까지(심사평가원의 업무) 및 위의 1.부터 4.까지의 업무와 관련된 교육・홍보
2) 요양급여의 적정성 평가 및 제7호에 따른 요양급여 등의 적정성 평가의 기준(표준화 및 계량화의 가능성, 기존의 임상진료지침이나 진료지표, 최신 의・약학적 전문지식, 비용효과등 경제성 지표)・절차・방법(요양기관별로 구분하여 비교하는 방법 또는 평가기준과의 부합정도를 측정하는 방법) 등에 필요한 사항은 보건복지부장관이 정하여 고시(「요양급여의 적정성평가 및 요양급여비용의 가감지급 기준」 참조)

법 제65조 (임원)

1) **심사평가원의 임원** : 원장, 이사 15명 및 감사 1명(원장, 이사 중 4명 및 감사는 상임) 〈개정 2016.2.3.〉
2) **원장** : 임원추천위원회가 복수로 추천한 사람 중에서 보건복지부장관의 제청으로 대통령이 임명

3) **상임이사** : 원장이 임명
4) **비상임이사** : 다음의 사람 중 10명과 관계 공무원(보건복지부 3급 공무원 또는 고위공무원단에 속하는 공무원 중) 1명을 보건복지부장관이 임명
   1. 공단이 추천하는 1명
   2. 의약관계단체가 추천하는 5명
   3. 노동조합・사용자단체・소비자단체 및 농어업인단체가 추천하는 각 1명
5) **감사** : 임원추천위원회가 복수로 추천한 사람 중에서 기획재정부장관의 제청으로 대통령이 임명
6) **원장** : 임기는 3년,
7) **이사**(공무원인 이사는 제외)**와 감사의 임기** : 각각 2년

법 제66조 (진료심사평가위원회)

1) **진료심사평가위원회**("심사위원회") : 심사평가원의 업무를 효율적으로 수행, 심사평가원
2) **심사위원회의 구성** :
   1. 위원장을 포함하여 90명 이내의 상근 심사위원 : 원장이 보건복지부령으로 정하는 사람(심사평가원 원장이 공개경쟁의 방법으로 선발한 사람, 공단 또는 의약계단체가 추천한 사람) 중에서 임명
   2. 1천명 이내의 비상근 심사위원 : 원장이 보건복지부령으로 정하는 사람(의약분야별 전문학회 또는 의약계단체, 공단, 소비자단체 및 심사평가원 이사회가 추천하는 사람) 중에서 위촉
   3. 진료과목별 분과위원회 〈개정 2016.2.3.〉
3) **심사위원을 해임 또는 해촉 사유** : 심사평가원의 원장
   1. 신체장애나 정신장애로 직무를 수행할 수 없다고 인정되는 경우
   2. 직무상 의무를 위반하거나 직무를 게을리한 경우
   3. 고의나 중대한 과실로 심사평가원에 손실이 생기게 한 경우
   4. 직무 여부와 관계없이 품위를 손상하는 행위를 한 경우

제6장 보험료

법 제69조 (보험료)

1) 공단은 건강보험사업에 드는 비용에 충당하기 위하여 제77조(보험료 납부의무)에 따른 보험료의 납부의무자로부터 보험료를 징수
2) 보험료는 가입자의 자격을 취득한 날이 속하는 달의 다음 달부터 가입자의 자격을 잃은 날의 전날이 속하는 달까지 징수(다만, 가입자의 자격을 매월 1일에 취득한 경우에는 그 달부터 징수)
3) 가입자의 자격이 변동된 경우에는 변동된 날이 속하는 달의 보험료는 변동되기 전의 자격을 기준으로 징수(다만, 가입자의 자격이 매월 1일에 변동된 경우에는 변동된 자격을 기준으로 징수)
4) **직장가입자의 월별 보험료액의 산정 :** 〈개정 2017.4.18.〉
   1. **보수월액보험료 :** 제70조(보수월액)에 따라 산정한 보수월액에 제73조제1항 또는 제2항(보험료율)에 따른 보험료율을 곱하여 얻은 금액
   2. **소득월액보험료 :** 제71조(소득월액)에 따라 산정한 소득월액에 제73조제1항 또는 제2항(보험료율)에 따른 보험료율을 곱하여 얻은 금액
5) 지역가입자의 월별 보험료액은 세대 단위로 산정하되, 지역가입자가 속한 세대의 월별 보험료액은 제72조(보험료부과점수)에 따라 산정한 보험료부과점수에 제73조제3항(지역가입자의 보험료부과점수당 금액)에 따른 보험료부과점수당 금액을 곱한 금액으로 함

법 제70조 (보수월액)

1) 직장가입자의 보수월액은 직장가입자가 지급받는 보수를 기준으로 하여 산정 〈개정 2017.4.18.〉
2) 휴직이나 그 밖의 사유로 보수의 전부 또는 일부가 지급되지 아니하는 가입자("휴직자등")의 보수월액보험료는 해당 사유가 생기기 전 달의 보수월액을 기준으로 산정
3) 보수는 근로자등이 근로를 제공하고 사용자·국가 또는 지방자치단체로부터 지급받는 금품(실비변상적인 성격을 갖는 금품은 제외)으로서 대통령령(국민건강보험법 시행령 제33조)으로 정하는 것을 말하고 보수 관련 자료가 없거나 불명확한 경우 등 대통령령(국민건강보험법 시행령 제33조)으로 정하는 사유에 해당하면 보건복지부장관

이 정하여 고시하는 금액(보수관련자료가 없는 근로자에 대한 보험료부과기준)을 보수로 봄

영 제33조 (보수에 포함되는 금품 등)

1) "대통령령으로 정하는 것" : 근로의 대가로 받은 봉급, 급료, 보수, 세비(歲費), 임금, 상여, 수당, 그 밖에 이와 유사한 성질의 금품으로서 다음의 것을 제외
   1. 퇴직금
   2. 현상금, 번역료 및 원고료
   3. 「소득세법」에 따른 비과세근로소득. 다만, 「소득세법」 제12조제3호차목(외국정부)·파목(외국에 주둔 중인 군인·군무원이 받는 급여) 및 거목(국외 또는 북한지역에서 근로를 제공하고 받는 대통령령으로 정하는 급여)에 따라 비과세되는 소득은 제외
2) "보수 관련 자료가 없거나 불명확한 경우 등 대통령령으로 정하는 사유" :
   1. 보수 관련 자료가 없거나 불명확한 경우
   2. 최저임금액 등을 고려할 때 보수 관련 자료의 신뢰성이 없다고 공단이 인정하는 경우
3) 보건복지부장관이 고시하는 금액이 적용되는 기간 중에 사업장 근로자의 보수가 확인되는 경우 : 공단이 확인한 날이 속하는 달의 다음 달부터 그 고시 금액을 적용하지 아니함

보수관련자료가 없는 근로자에 대한 보험료부과기준 〈적용대상 및 표준보수월액〉

적용 대상	표준보수월액
가. 법인의 이사 또는 임원으로서 보수자료가 없거나 불명확한 경우	신고금액으로 하되, 신고금액이 당해 사업장 최고등급 근로자의 표준보수월액보다 낮은 경우에는 당해 사업장 최고등급 근로자에 해당하는 표준보수월액
나. 선원으로서 보수자료가 없거나 불명확한 경우	단체협약상의 임금에 해당하는 표준보수월액으로 하되, 단체협약이 체결되지 않은 경우에는 해양수산부장관 고시 최저임금에 아래와 같이 직책별로 일정율을 곱하여 산출된 금액에 해당하는 표준보수월액 - 선장, 기관장 : 1.6 - 통신장, 항기사, 갑조장 : 1.4 - 일반선원, 1갑원 : 1.2
다. 기타 보수자료가 없거나 불명확한 경우	13등급, 1,000,000원

〈주〉 1. 선원 : 선원법 제3조제1호의 규정에 의한 선원
2. 해양수산부장관 고시 최저임금 : 해양수산부장관이 선원법 제54조의 규정에 의하여 고시하는 월고정급의 최저액

4) 보수월액의 산정 및 보수가 지급되지 아니하는 사용자의 보수월액의 산정 등에 필요한 사항은 대통령령(국민건강보험법 시행령 제34조, 제38조)으로 정함

영 제34조 (직장가입자에 대한 보수월액보험료 부과의 원칙)

1) 직장가입자에 대한 보수월액보험료는 매년 다음의 구분에 따라 산정된 보수월액을 기준으로 하여 부과
   1. 직장가입자의 자격을 취득하거나, 다른 직장가입자로 자격이 변동되거나, 지역가입자에서 직장가입자로 자격이 변동된 사람 : 제37조에 따른 자격 취득 또는 변동 시의 보수월액
   2. 위의 1.에 해당하지 아니하는 직장가입자 : 전년도에 받은 보수의 총액을 기준으로 제36조(보수월액의 결정 등)에 따라 산정한 보수월액
2) 보수월액의 적용기간 :
   1. 1) 1.의 가입자 : 자격 취득 또는 변동일이 속하는 달(매월 2일 이후에 자격이 변동된 경우에는 그 자격 변동일이 속한 달의 다음 달)부터 다음 해 3월까지
   2. 1) 2.의 가입자 : 매년 4월부터 다음 해 3월까지
3) 다음 해에 확정되는 해당 연도의 보수 총액을 기준으로 제39조(보수월액보험료의 정산 및 분할납부)에 따라 보수월액을 다시 산정하여 정산
4) 보건복지부장관이 고시하는 금액(국민건강보험법 제70조제3항 후단)이 적용되는 직장가입자에 대해서는 그 고시하는 금액이 적용되는 기간 동안 부과한 보수월액보험료의 정산을 생략 가능

영 제38조 (보수가 지급되지 아니하는 사용자의 보수월액 결정)

1) 보수가 지급되지 아니하는 사용자의 보수월액은 다음의 방법으로 산정 : 사용자는 매년 5월 31일까지[「소득세법」 제70조의2에 따라 세무서장에게 성실신고확인서를 제출한 사용자("성실신고사용자")인 경우에는 6월 30일까지] 수입을 증명할 수 있는 자료를 제출하거나 수입금액을 공단에 통보하여야 하며, 산정된 보수월액은 매년 6월부터 다음 해 5월까지(성실신고사용자의 경우에는 매년 7월부터 다음 해 6월까지) 적용
   1. 해당 연도 중 해당 사업장에서 발생한 보건복지부령으로 정하는 수입으로서 객관적인 자료를 통하여 확인된 금액
   2. 수입을 확인할 수 있는 객관적인 자료가 없는 경우에는 사용자의 신고금액
2) 위의 산정방법에 따른 확인금액 또는 신고금액이 해당 사업장에서 가장 높은 보수월액을 적용받는 근로자의 보수월액보다 낮은 경우에는 그 근로자의 보수월액을 해당 사용자의 보수월액으로 함

법 제71조 (소득월액)

1) 소득월액은 보수월액의 산정에 포함된 보수를 제외한 직장가입자의 소득("보수외소득")이 대통령령(국민건강보험법 시행령 제41조)으로 정하는 금액(연간 7,200만원)을 초과하는 경우 다음의 계산식에 따라 산정 〈개정 2017.4.18.〉

(연간 보수외소득 - 대통령령으로 정하는 금액) × 1/12

2) 소득월액을 산정하는 기준, 방법 등 소득월액의 산정에 필요한 사항은 대통령령(국민건강보험법 시행령 제41조)으로 정함

영 제41조 (소득월액)

1) 소득월액 산정에 포함되는 소득 : 이 경우 「소득세법」에 따른 비과세소득은 제외
   1. 이자소득: 「소득세법」 제16조에 따른 소득
   2. 배당소득: 「소득세법」 제17조에 따른 소득
   3. 사업소득: 「소득세법」 제19조에 따른 소득
   4. 근로소득: 「소득세법」 제20조에 따른 소득. 다만, 같은 법 제47조에 따른 근로소득공제는 적용하지 아니한다.
   5. 연금소득: 「소득세법」 제20조의3에 따른 소득(같은 법 제20조의3제2항 및 제47조의2는 적용하지 아니함)
   6. 기타소득: 「소득세법」 제21조에 따른 소득
2) 소득월액은 법 제71조제1항의 계산식을 적용하여 산출한 금액을 보건복지부령(국민건강보험법 시행규칙 제44조)으로 정하는 방법에 따라 평가하여 산정 〈개정 2018.3.6.〉

> • 국민건강보험법 시행규칙 제44조 (소득 평가기준)
> 1) 소득월액은 다음 각 호의 구분에 따라 평가한 금액을 합산한 금액 〈개정 2018.3.6.〉
>   1. 영 제41조 1) 1.부터 3.까지 및 6.의 소득: 해당 소득 전액
>   2. 영 제41조 1) 4. 및 5.의 소득: 해당 소득의 100분의 30

법 제72조 (보험료부과점수)

1) 보험료부과점수는 지역가입자의 소득 및 재산을 기준으로 산정 〈개정 2017.4.18.〉
2) 보험료부과점수의 산정방법과 산정기준을 정할 때 법령에 따라 재산권의 행사가 제한되는 재산에 대하여는 다른 재산과 달리 정할 수 있음
3) 보험료부과점수의 산정방법·산정기준 등에 필요한 사항은 대통령령(국민건강보험법 시행령 제42조, 별표 4)으로 정함

영 제42조 (보험료부과점수의 산정기준)

1) 보험료부과점수 산정 시 고려 사항 :

1. 소득
2. 재산
3. 삭제 〈2018.3.6.〉

영 [별표 4] 보험료부과점수의 산정방법 〈개정 2018.3.6.〉

1. 제42조제1항에 따른 보험료부과점수는 지역가입자가 속한 세대의 보험료 부담능력을 표시하는 점수로서, 가목부터 다목까지의 규정에 따른 소득·재산 및 자동차에 부과하는 점수를 합하여 산정한다. 다만, 가목에 따른 소득금액이 연 100만원 이하인 경우에는 가목에 따른 소득에 부과하는 점수가 아닌 제32조제2호나목에 따른 지역가입자의 월별 보험료액의 하한액을 제44조제2항에 따른 보험료부과점수당 금액으로 나누어 얻은 값에 나목 및 다목의 규정에 따른 재산 및 자동차에 부과하는 점수를 합하여 산정한다.

   가. 소득에 부과하는 점수는 제42조제2항에 따른 소득을 보건복지부령으로 정하는 바에 따라 평가하여 합산한 소득금액을 등급별로 구분하여 산정한다. 이 경우 소득의 등급별 점수는 제2호의 표와 같다.

   나. 재산(자동차는 제외한다. 이하 이 표에서 같다)에 부과하는 점수는 다음의 금액을 합산한 금액에서 다음 표에 따른 기본공제액을 뺀 금액을 등급별로 구분하여 산정한다. 이 경우 재산의 등급별 점수는 제3호의 표와 같다.

      1) 제42조제3항제1호에 따른 토지, 건축물, 주택, 선박 및 항공기의 재산세 과세표준금액
      2) 제42조제3항제2호에 따른 임차주택에 대한 보증금 및 월세금액을 보건복지부령으로 정하는 기준에 따라 평가한 금액

1), 2)의 합산액	1,200만원 이하	1,200만원 초과 2,700만원 이하	2,700만원 초과 5,000만원 이하	5,000만원 초과
기본공제액	1), 2)의 합산액 전액	850만원	500만원	2)에 따른 금액이 500만원 이상인 경우 2)에 따른 금액 중 500만원. 다만, 2)에 따른 금액이 500만원 미만인 경우 2)에 따른 금액 전액

   다. 자동차에 부과하는 점수는 제42조제3항제3호에 따른 자동차에 사용연수에 따른 감액률을 반영하여 자동차 종류별 배기량에 따라 등급별로 구분하여 산정한다. 이 경우 자동차의 등급별 점수는 제4호의 표와 같으며, 자동차가 2대 이상인 세대는 각각의 자동차에 대한 등급별 점수를 합산한다.

2. 소득등급별 점수

등급	소득금액(만원)	점수	등급	소득금액(만원)	점수
1	100 초과 ~ 120 이하	82	50	7,380 초과 ~ 7,840 이하	2,161
2	120 초과 ~ 140 이하	91	51	7,840 초과 ~ 8,320 이하	2,294
3	140 초과 ~ 160 이하	100	52	8,320 초과 ~ 8,820 이하	2,434
4	160 초과 ~ 180 이하	109	53	8,820 초과 ~ 9,360 이하	2,581
5	180 초과 ~ 200 이하	118	54	9,360 초과 ~ 9,930 이하	2,739
6	200 초과 ~ 240 이하	132	55	9,930 초과 ~ 10,600 이하	2,915
7	240 초과 ~ 280 이하	150	56	10,600 초과 ~ 11,200 이하	3,095
8	280 초과 ~ 320 이하	168	57	11,200 초과 ~ 11,900 이하	3,280
9	320 초과 ~ 360 이하	186	58	11,900 초과 ~ 12,600 이하	3,479
10	360 초과 ~ 400 이하	204	59	12,600 초과 ~ 13,400 이하	3,692
11	400 초과 ~ 440 이하	222	60	13,400 초과 ~ 14,200 이하	3,919
12	440 초과 ~ 500 이하	245	61	14,200 초과 ~ 15,000 이하	4,146
13	500 초과 ~ 600 이하	281	62	15,000 초과 ~ 15,800 이하	4,373
14	600 초과 ~ 700 이하	326	63	15,800 초과 ~ 16,600 이하	4,600
15	700 초과 ~ 800 이하	371	64	16,600 초과 ~ 17,400 이하	4,827
16	800 초과 ~ 900 이하	416	65	17,400 초과 ~ 18,300 이하	5,069
17	900 초과 ~ 1,000 이하	462	66	18,300 초과 ~ 19,200 이하	5,324
18	1,000 초과 ~ 1,100 이하	507	67	19,200 초과 ~ 20,100 이하	5,580
19	1,100 초과 ~ 1,200 이하	552	68	20,100 초과 ~ 21,100 이하	5,850
20	1,200 초과 ~ 1,300 이하	580	69	21,100 초과 ~ 22,100 이하	6,134
21	1,300 초과 ~ 1,400 이하	609	70	22,100 초과 ~ 23,200 이하	6,432
22	1,400 초과 ~ 1,500 이하	637	71	23,200 초과 ~ 24,400 이하	6,758
23	1,500 초과 ~ 1,600 이하	666	72	24,400 초과 ~ 25,600 이하	7,099
24	1,600 초과 ~ 1,700 이하	695	73	25,600 초과 ~ 26,800 이하	7,440
25	1,700 초과 ~ 1,800 이하	723	74	26,800 초과 ~ 28,200 이하	7,809
26	1,800 초과 ~ 1,900 이하	752	75	28,200 초과 ~ 29,500 이하	8,192
27	1,900 초과 ~ 2,020 이하	780	76	29,500 초과 ~ 31,000 이하	8,590
28	2,020 초과 ~ 2,140 이하	809	77	31,000 초과 ~ 32,500 이하	9,016
29	2,140 초과 ~ 2,270 이하	838	78	32,500 초과 ~ 34,100 이하	9,456
30	2,270 초과 ~ 2,410 이하	866	79	34,100 초과 ~ 35,800 이하	9,925
31	2,410 초과 ~ 2,560 이하	895	80	35,800 초과 ~ 37,600 이하	10,421
32	2,560 초과 ~ 2,710 이하	923	81	37,600 초과 ~ 39,400 이하	10,933
33	2,710 초과 ~ 2,880 이하	952	82	39,400 초과 ~ 41,300 이하	11,458
34	2,880 초과 ~ 3,050 이하	981	83	41,300 초과 ~ 43,300 이하	12,012
35	3,050 초과 ~ 3,240 이하	1,009	84	43,300 초과 ~ 45,400 이하	12,594
36	3,240 초과 ~ 3,430 이하	1,038	85	45,400 초과 ~ 47,600 이하	13,204
37	3,430 초과 ~ 3,640 이하	1,066	86	47,600 초과 ~ 49,900 이하	13,843
38	3,640 초과 ~ 3,860 이하	1,095	87	49,900 초과 ~ 52,400 이하	14,525
39	3,860 초과 ~ 4,100 이하	1,130	88	52,400 초과 ~ 55,200 이하	15,277
40	4,100 초과 ~ 4,350 이하	1,200	89	55,200 초과 ~ 58,400 이하	16,129
41	4,350 초과 ~ 4,610 이하	1,272	90	58,400 초과 ~ 62,200 이하	17,123

42	4,610 초과 ~ 4,890 이하	1,349	91	62,200 초과 ~ 66,800 이하	18,316
43	4,890 초과 ~ 5,190 이하	1,431	92	66,800 초과 ~ 72,400 이하	19,764
44	5,190 초과 ~ 5,500 이하	1,518	93	72,400 초과 ~ 79,200 이하	21,524
45	5,500 초과 ~ 5,840 이하	1,610	94	79,200 초과 ~ 87,500 이하	23,668
46	5,840 초과 ~ 6,190 이하	1,708	95	87,500 초과 ~ 97,500 이하	26,267
47	6,190 초과 ~ 6,560 이하	1,810	96	97,500 초과 ~ 114,000 이하	30,029
48	6,560 초과 ~ 6,960 이하	1,920	97	114,000 초과	32,372
49	6,960 초과 ~ 7,380 이하	2,036			

3. 재산등급별 점수

등급	재산금액(만원)	점수	등급	재산금액(만원)	점수
1	450 이하	22	31	38,800 초과 ~ 43,200 이하	757
2	450 초과 ~ 900 이하	44	32	43,200 초과 ~ 48,100 이하	785
3	900 초과 ~ 1,350 이하	66	33	48,100 초과 ~ 53,600 이하	812
4	1,350 초과 ~ 1,800 이하	97	34	53,600 초과 ~ 59,700 이하	841
5	1,800 초과 ~ 2,250 이하	122	35	59,700 초과 ~ 66,500 이하	881
6	2,250 초과 ~ 2,700 이하	146	36	66,500 초과 ~ 74,000 이하	921
7	2,700 초과 ~ 3,150 이하	171	37	74,000 초과 ~ 82,400 이하	961
8	3,150 초과 ~ 3,600 이하	195	38	82,400 초과 ~ 91,800 이하	1,001
9	3,600 초과 ~ 4,050 이하	219	39	91,800 초과 ~ 103,000 이하	1,041
10	4,050 초과 ~ 4,500 이하	244	40	103,000 초과 ~ 114,000 이하	1,091
11	4,500 초과 ~ 5,020 이하	268	41	114,000 초과 ~ 127,000 이하	1,141
12	5,020 초과 ~ 5,590 이하	294	42	127,000 초과 ~ 142,000 이하	1,191
13	5,590 초과 ~ 6,220 이하	320	43	142,000 초과 ~ 158,000 이하	1,241
14	6,220 초과 ~ 6,930 이하	344	44	158,000 초과 ~ 176,000 이하	1,291
15	6,930 초과 ~ 7,710 이하	365	45	176,000 초과 ~ 196,000 이하	1,341
16	7,710 초과 ~ 8,590 이하	386	46	196,000 초과 ~ 218,000 이하	1,391
17	8,590 초과 ~ 9,570 이하	412	47	218,000 초과 ~ 242,000 이하	1,451
18	9,570 초과 ~ 10,700 이하	439	48	242,000 초과 ~ 270,000 이하	1,511
19	10,700 초과 ~ 11,900 이하	465	49	270,000 초과 ~ 300,000 이하	1,571
20	11,900 초과 ~ 13,300 이하	490	50	300,000 초과 ~ 330,000 이하	1,641
21	13,300 초과 ~ 14,800 이하	516	51	330,000 초과 ~ 363,000 이하	1,711
22	14,800 초과 ~ 16,400 이하	535	52	363,000 초과 ~ 399,300 이하	1,781
23	16,400 초과 ~ 18,300 이하	559	53	399,300 초과 ~ 439,230 이하	1,851
24	18,300 초과 ~ 20,400 이하	586	54	439,230 초과 ~ 483,153 이하	1,921
25	20,400 초과 ~ 22,700 이하	611	55	483,153 초과 ~ 531,468 이하	1,991
26	22,700 초과 ~ 25,300 이하	637	56	531,468 초과 ~ 584,615 이하	2,061
27	25,300 초과 ~ 28,100 이하	659	57	584,615 초과 ~ 643,077 이하	2,131
28	28,100 초과 ~ 31,300 이하	681	58	643,077 초과 ~ 707,385 이하	2,201
29	31,300 초과 ~ 34,900 이하	706	59	707,385 초과 ~ 778,124 이하	2,271
30	34,900 초과 ~ 38,800 이하	731	60	778,124 초과	2,341

4. 자동차등급별 점수

구분			사용연수별 감액률 및 결정 점수		
등급	자동차 종류 및 가액	배기량 등	3년 미만	3년 이상 6년 미만	6년 이상 9년 미만
			100%	80%	60%
1	4천만원 이상 승용자동차	800시시 이하	18	14	11
2	4천만원 미만 그 밖의 승용자동차	모든 차량	20	16	12
3	4천만원 이상 승용자동차	800시시 초과 1,000시시 이하	28	23	17
	4천만원 이상 그 밖의 승용자동차	모든 차량			
4	4천만원 이상 승용자동차	1,000시시 초과 1,600시시 이하	59	47	35
5	4천만원 미만 승용자동차	1,600시시 초과 2,000시시 이하	79	63	48
6	4천만원 이상 승용자동차		113	90	68
7	4천만원 미만 승용자동차	2,000시시 초과 2,500시시 이하	109	87	65
8	4천만원 이상 승용자동차		155	124	93
9	4천만원 미만 승용자동차	2,500시시 초과 3,000시시 이하	130	104	78
10	4천만원 이상 승용자동차		186	149	111
11	승용자동차	3,000시시 초과	217	173	130

비고
1. 사용연수는 자동차 최초 등록일부터 월 단위로 계산하여 적용한다.
2. 자동차 가액은「지방세법」제10조에 따른 과세표준에「지방세법 시행령」제4조제1항제3호에 따른 차량의 경과연수별 잔존가치율을 고려하여 보건복지부장관이 고시한 비율을 적용하여 산정된 금액을 말한다.
3. 2등급 및 3등급 중 "그 밖의 승용자동차"란「지방세법 시행령」제123조제2호에 따른 그 밖의 승용자동차를 말한다.

법 제73조 (보험료율 등)

1) **직장가입자의 보험료율** : 1천분의 80의 범위, 심의위원회의 의결을 거쳐 대통령령으로

정함(1만분의 624)

2) **국외에서 업무에 종사하고 있는 직장가입자** : 보험료율은 정해진 보험료율의 100분의 50

3) 지역가입자의 보험료부과점수당 금액은 심의위원회의 의결을 거쳐 대통령령(183.3원)으로 정함

법 제74조 (보험료의 면제)

1) **보험료 면제** : 국외에서 업무에 종사하고 있는 경우(국내에 거주하는 피부양자가 없을 때에만), 현역병(지원에 의하지 아니하고 임용된 하사 포함), 전환복무된 사람 및 군간부후보생, 교도소, 그 밖에 이에 준하는 시설에 수용되어 있는 경우

2) **가입자의 보험료부과점수를 제외** : 지역가입자가 국외에서 업무에 종사하고 있는 경우, 현역병(지원에 의하지 아니하고 임용된 하사 포함), 전환복무된 사람 및 군간부후보생, 교도소, 그 밖에 이에 준하는 시설에 수용되어 있는 경우

3) **보험료의 면제나 보험료의 산정에서 제외되는 보험료부과점수** : 급여정지 사유가 생긴 날이 속하는 달의 다음 달부터 사유가 없어진 날이 속하는 달까지 적용(급여정지 사유가 매월 1일에 없어진 경우에는 그 달의 보험료를 면제하지 아니하거나 보험료의 산정에서 보험료부과점수를 제외하지 아니함)

법 제75조 (보험료의 경감 등)

1) 가입자 또는 그 가입자가 속한 세대의 보험료의 일부를 경감하는 경우 :
   1. 섬・벽지(僻地)・농어촌 등 대통령령으로 정하는 지역에 거주하는 사람
   2. 65세 이상인 사람
   3. 등록한 장애인
   4. 국가유공자(전상군경(戰傷軍警), 공상군경(公傷軍警), 4・19혁명부상자, 공상공무원 및 국가사회발전 특별공로상이자)
   5. 휴직자
   6. 그 밖에 생활이 어렵거나 천재지변 등의 사유로 보험료를 경감할 필요가 있다고 보건복지부장관이 정하여 고시하는 사람(세월호 피해 주민의 생계 안정을 위한 건강보험료 경감대상자 등, 개성공업지구 전면중단에 따른 건강보험료 경감대상자 등)

2) 보험료를 감액하는 등 재산상의 이익을 제공 :
   1. 보험료의 납입 고지를 전자문서로 받는 경우

2. 보험료를 자동 계좌이체의 방법으로 내는 경우

3) 보험료 경감의 방법·절차 등에 필요한 사항은 보건복지부장관이 정하여 고시

법 제76조 (보험료의 부담)

1) 직장가입자의 보수월액보험료는 직장가입자와 다음의 구분에 따른 자가 각각 보험료액의 100분의 50씩 부담
   1. 직장가입자가 근로자인 경우에는 사업주
   2. 직장가입자가 공무원인 경우에는 그 공무원이 소속되어 있는 국가 또는 지방자치단체
   3. 직장가입자가 교직원(사립학교에 근무하는 교원은 제외)인 경우에는 사용자
2) 직장가입자가 교직원으로서 사립학교에 근무하는 교원이면 보험료액은 그 직장가입자가 100분의 50을, 사용자가 100분의 30을, 국가가 100분의 20을 각각 부담
3) 직장가입자가 교직원인 경우 사용자가 부담액 전부를 부담할 수 없으면 그 부족액을 학교에 속하는 회계에서 부담하게 할 수 있음
4) 직장가입자의 소득월액보험료는 직장가입자가 부담
5) 지역가입자의 보험료는 그 가입자가 속한 세대의 지역가입자 전원이 연대하여 부담

법 제77조 (보험료 납부의무)

1) **직장가입자의 보험료 납부자 :**
   1. **보수월액보험료 :** 사용자(사업장의 사용자가 2명 이상인 때에는 그 사업장의 사용자는 해당 직장가입자의 보험료를 연대하여 납부)
   2. **소득월액보험료 :** 직장가입자
2) 지역가입자의 보험료는 그 가입자가 속한 세대의 지역가입자 전원이 연대하여 납부한다. 다만, 소득 및 재산이 없는 미성년자와 소득 및 재산 등을 고려하여 대통령령(국민건강보험법 시행령 제46조)으로 정하는 기준에 해당하는 미성년자는 납부의무를 부담하지 아니함 〈개정 2017.4.18.〉

영 제46조 (지역가입자의 보험료 연대납부의무 면제 대상 미성년자)

1) 대통령령으로 정하는 기준에 해당하는 미성년자 :
   1. 성년자가 포함된 세대의 미성년자로서 다음 각 목의 요건을 모두 갖춘 미성년자
      가. 제42조제2항에 따른 소득(이자소득, 배당소득, 사업소득, 근로소득, 연금소득, 기타소득)이 없을 것

나. 제42조제3항제1호에 따른 재산(재산세의 과세대상이 되는 토지, 건축물, 주택, 선박 및 항공기)이 없을 것(다만, 종중재산(宗中財産), 마을 공동재산, 그 밖에 이에 준하는 공동의 목적으로 사용하는 건축물 및 토지는 제외)

다. 제42조제3항제3호에 따른 재산(자동차)이 없을 것

2. 부모가 모두 사망한 미성년자로서 제42조제2항에 따른 소득이 없는 미성년자(시행령 제41조 참조)

3) 사용자는 보수월액보험료 중 직장가입자가 부담하여야 하는 그 달의 보험료액을 그 보수에서 공제하여 납부, 공제액 알려줘야 함

법 제77조의2 (제2차 납부의무)

1) 법인의 재산으로 그 법인이 납부하여야 하는 보험료, 연체금 및 체납처분비를 충당하여도 부족한 경우 제2차 납부의무 : 해당 법인에게 보험료의 납부의무가 부과된 날 현재의 무한책임사원 또는 과점주주가 그 부족한 금액

2) 과점주주의 경우에는 그 부족한 금액을 그 법인의 발행주식 총수(의결권이 없는 주식은 제외) 또는 출자총액으로 나눈 금액에 해당 과점주주가 실질적으로 권리를 행사하는 주식 수(의결권이 없는 주식은 제외) 또는 출자액을 곱하여 산출한 금액을 한도로 함

3) 사업이 양도·양수된 경우에 양도일 이전에 양도인에게 납부의무가 부과된 보험료, 연체금 및 체납처분비를 양도인의 재산으로 충당하여도 부족한 경우의 제2차 납부의무 : 사업의 양수인이 그 부족한 금액에 대하여 양수한 재산의 가액을 한도로 함

법 제78조 (보험료의 납부기한)

1) 보험료 납부의무가 있는 자(제2차 의무납부) : 가입자에 대한 그 달의 보험료를 그 다음 달 10일까지 납부

2) 직장가입자의 소득월액보험료 및 지역가입자의 보험료는 보건복지부령으로 정하는 바에 따라 분기별로 납부 가능

3) 공단은 납입 고지의 송달 지연 등 보건복지부령으로 정하는 사유가 있는 경우 납부의무자의 신청에 따라 납부기한부터 1개월의 범위에서 납부기한을 연장 가능

법 제78조의2 (가산금)

1) 사업장의 사용자가 대통령령으로 정하는 사유(근로자, 공무원 또는 교직원이 아닌 경우,

고용 기간이 1개월 미만인 일용근로자, 현역병(지원에 의하지 아니하고 임용된 하사 포함), 전환복무된 사람 및 군간부후보생, 선거에 당선되어 취임하는 공무원으로서 매월 보수 또는 보수에 준하는 급료를 받지 아니하는 사람 등)에 해당되어 직장가입자가 될 수 없는 자를 거짓으로 보험자에게 직장가입자로 신고한 경우 공단은 아래의 1.의 금액에서 2.의 금액을 뺀 금액의 100분의 10에 상당하는 가산금을 그 사용자에게 부과하여 징수

1. 사용자가 직장가입자로 신고한 사람이 직장가입자로 처리된 기간 동안 그 가입자가 제69조제5항(지역가입자의 월별 보험료액)에 따라 부담하여야 하는 보험료의 총액
2. 1.의 기간 동안 공단이 해당 가입자에 대하여 제69조제4항(직장가입자의 월별 보험료액)에 따라 산정하여 부과한 보험료의 총액

2) 공단은 가산금이 소액이거나 그 밖에 가산금을 징수하는 것이 적절하지 아니하다고 인정되는 등 대통령령으로 정하는 경우(가산금이 3천원 미만인 경우, 가산금을 징수하는 것이 적절하지 아니하다고 공단이 인정하는 부득이한 사유가 있는 경우)에는 징수하지 아니할 수 있음

[본조신설 2016.3.22.]

법 제79조 (보험료등의 납입 고지)

1) **납입 고지 내용** : 공단, 보험료등을 징수하려면 그 금액을 결정

   1. 징수하려는 보험료등의 종류
   2. 납부해야 하는 금액
   3. 납부기한 및 장소

2) 납입 고지를 할 때 납부의무자의 신청이 있으면 전자문서교환방식 등에 의하여 전자문서로 고지 〈개정 2016.2.3.〉

3) 전자문서로 고지하는 경우에는 전자문서가 보건복지부령으로 정하는 정보통신망(건강보험 업무를 수행하기 위하여 사용하는 정보통신망)에 저장되거나 납부의무자가 지정한 전자우편주소에 입력된 때에 납입 고지가 그 납부의무자에게 도달된 것으로 봄

4) 직장가입자의 사용자가 2명 이상인 경우 또는 지역가입자의 세대가 2명 이상으로 구성된 경우 그 중 1명에게 한 고지는 해당 사업장의 다른 사용자 또는 세대 구성원인 다른 지역가입자 모두에게 효력이 있는 것으로 봄

5) 휴직자등의 보험료는 휴직 등의 사유가 끝날 때까지 납입 고지를 유예 가능

6) 공단은 제2차 납부의무자에게 납입의 고지를 한 경우에는 해당 법인인 사용자 및 사업 양도인에게 그 사실을 통지하여야 함 〈개정 2016.2.3.〉

법 제80조 (연체금)

1) 공단은 보험료등의 납부의무자가 납부기한까지 보험료등을 내지 아니하면 그 납부기한이 지난 날부터 매 1일이 경과할 때마다 체납된 보험료등의 1천분의 1에 해당하는 금액을 가산한 연체금을 징수한다. 이 경우 연체금은 체납된 보험료등의 1천분의 30을 넘지 못함 〈개정 2016.2.3.〉
2) 공단은 보험료등의 납부의무자가 체납된 보험료등을 내지 아니하면 납부기한 후 30일이 지난 날부터 매 1일이 경과할 때마다 체납된 보험료등의 3천분의 1에 해당하는 연체금을 제1항에 따른 연체금에 더하여 징수한다. 이 경우 연체금은 체납된 보험료등의 1천분의 90을 넘지 못함 〈개정 2016.2.3.〉
3) 공단은 천재지변이나 그 밖에 보건복지부령으로 정하는 부득이한 사유가 있으면 연체금을 징수하지 아니할 수 있음

법 제82조 (체납보험료의 분할납부)

1) **분할납부의 승인 대상자** : 보험료를 3회 이상 체납한 자가 신청하는 경우
2) **분할납부의 승인을 취소** : 공단은 분할납부 승인을 받은 자가 정당한 사유 없이 2회 이상 그 승인된 보험료를 납부하지 아니할 때(지체없이 분할납부자에게 통보)
3) **분할납부하는 횟수** : 24회 이내

법 제84조 (결손처분)

1) **보험료등의 결손처분 사유** : 재정운영위원회의 의결
   1. 체납처분이 끝나고 체납액에 충당될 배분금액이 그 체납액에 미치지 못하는 경우
   2. 해당 권리에 대한 소멸시효가 완성된 경우
   3. 그 밖에 징수할 가능성이 없다고 인정되는 경우로서 대통령령(국민건강보험법 시행령 제50조)으로 정하는 경우

영 제50조 (결손처분)

1) 대통령령으로 정하는 경우 :
   1. 체납자의 재산이 없거나 체납처분의 목적물인 총재산의 견적가격이 체납처분비에 충당하고 나면 남을 여지가 없음이 확인된 경우
   2. 체납처분의 목적물인 총재산이 보험료등보다 우선하는 국세, 지방세, 전세권・질권・저당권 또는 담보권에 따라 담보된 채권 등의 변제에 충당하고 나면 남을 여지가 없음이 확인된 경우

3. 그 밖에 징수할 가능성이 없다고 재정운영위원회에서 의결한 경우

2) 공단은 징수할 가능성이 없다고 인정되어 결손처분을 한 후 압류할 수 있는 다른 재산이 있는 것을 발견한 때에는 지체 없이 그 처분을 취소하고 체납처분

법 제86조 (보험료등의 충당과 환급)

1) 공단은 납부의무자가 보험료등·연체금 또는 체납처분비로 낸 금액 중 과오납부(過誤納付)한 금액이 있으면 즉시 그 과오납금을 환급금으로 결정
2) 환급금은 대통령령으로 정하는 바에 따라 납부의무자가 내야 할 보험료등·연체금 또는 체납처분비에 충당
3) 충당하고 남은 금액은 환급금 결정일부터 30일 이내에 납부자에게 지급
4) 공단이 환급금을 충당하거나 지급할 때에는 환급금에 대통령령(국민건강보험법 시행령 제52조)으로 정하는 이자를 가산

영 제52조 (환급금의 충당·지급 시 가산 이자 등)

1) 대통령령으로 정하는 이자 : 아래 구분에 따른 날부터 환급금을 보험료등·연체금 또는 체납처분비에 충당하는 날(지급의 경우에는 지급통지서를 발송한 날)까지의 기간에 대하여 환급금에 국세환급가산금의 이자율을 곱하여 산정한 금액
   1. 보험료등, 연체금 또는 체납처분비가 2회 이상 분할 납부된 경우에는 다음의 구분에 따른 분할납부일의 다음 날
      ① 해당 환급금이 최종 분할납부된 금액보다 적거나 같은 경우 : 최종 분할납부일
      ② 해당 환급금이 최종 분할납부된 금액보다 많은 경우: 해당 환급금이 가목의 경우에 해당될 때까지 최근 분할납부일의 순서로 소급하여 산정한 각 분할납부일
   2. 공단이 그 초과액을 사용자에게 반환하는 경우에는 다음의 구분에 따른 날
      ① 사용자가 직장가입자에게 지급한 보수의 총액 등을 그 통보기한까지 공단에 통보한 경우 그 통보기한일부터 7일이 지난 날. 다만, 그 통보기한을 지나서 통보한 경우에는 통보일부터 7일이 지난 날
      ② 제38조제2항(보수가 지급되지 아니하는 사용자의 보수월액 결정)에서 준용하는 사업장이 폐업·도산하거나 이에 준하는 사유가 발생한 경우, 사립학교가 폐교된 경우, 일부 직장가입자가 퇴직한 경우의 사유로 사용자가 공단에 보수월액 변경을 신청한 경우 그 신청일부터 7일이 지난 날
   3. 사용자의 보수월액보험료를 정산하는 경우나 직장가입자의 사용·임용·채용 관계가 끝나 공단이 사용자와 보수월액보험료를 다시 정산하여 반환하는 경우에는 다음 각 목의 구분에 따

른 날

가. 자격 변동이 있는 경우 : 자격 변동 신고를 한 날부터 7일이 지난 날

나. 자격 상실이 있는 경우 : 자격 상실 신고를 한 날부터 7일이 지난 날

4. 1.부터 3.까지의 규정 외의 경우에는 과오납부한 날의 다음 날

2) 공단은 법 제86조제2항(보험료등의 충당과 환급)에 따라 환급금을 보험료등·연체금 또는 체납처분비에 충당하거나 충당 후 남은 금액을 지급하려면 그 사실을 문서로 납부자에게 통보

국민건강보험법 문제

[문 1] 국민건강보험법의 목적으로 옳은 것은?

① 국민의 질병, 부상, 분만 또는 사망의 예방
② 계층 간 소득 재분배 제공
③ 보험급여를 통한 국민건강 향상 및 사회보장 증진
④ 농어민의 의료서비스 질 향상
⑤ 근로자의 보험료 부담 경과

해설 법 제1조

[문 2] 국민건강보험법의 목적에서 급여 대상이 되는 것은?

가. 질병	나. 부상에 대한 예방	다. 진단	라. 재활과 출산

① 가, 나, 다 ② 가, 다 ③ 나, 라 ④ 라 ⑤ 가, 나, 다, 라

해설 법 제1조

[문 3] 국민건강보험법에 의한 보험급여 대상으로 옳은 것은?

가. 질병치료	나. 출산	다. 사망	라. 건강증진

① 가, 나, 다 ② 가, 다 ③ 나, 라 ④ 라 ⑤ 가, 나, 다, 라

해설 법 제1조

정답 1. ③ 2. ⑤ 3. ⑤

[문 4] 국민건강보험법에 의한 건강보험사업의 관장은?

① 보건복지부 장관
② 국민건강보험공단 이사장
③ 건강보험심사평가원 원장
④ 건강보험정책심의위원회 위원장
⑤ 보건복지부 차관

해설 법 제2조

[문 5] 국민건강보험법에서 말하는 근로자에 해당하는 사람은?

가. 회사의 임원　　나. 사립학교 교직원　　다. 개인병원 의사　　라. 동사무소 직원

① 가, 나, 다　② 가, 다　③ 나, 라　④ 라　⑤ 가, 나, 다, 라

해설 법 제3조

[문 6] 국민건강보험법에서 정의하는 내용이 틀린 것은?

① 근로자란 직업의 종류와 관계없이 근로의 대가로 보수를 받아 생활하는 사람
② 사업장이란 사업소나 사무소
③ 공무원이란 국가나 지방자치단체에서 상시 공무에 종사하는 사람
④ 사용자란 근로자가 소속되어 있는 사업장의 사업주
⑤ 교직원이란 학교나 학교의 경영기관에서 근무하는 교직원

해설 법 제3조

[문 7] 국민건강보험종합계획 수립자와 시기로 맞는 것은?

① 보건복지부장관, 4년 마다
② 국민건강보험공단 이사장, 4년 마다
③ 보건복지부장관, 5년 마다
④ 국민건강보험공단 이사장, 5년 마다
⑤ 대통령, 3년

해설 법 제3조의2

정답 4. ① 5. ② 6. ⑤ 7. ③

[문 8] 건강보험정책에 대한 사항을 심의·의결하기 위하여 (A) 소속으로 (B)를 두는데 A와 B가 맞게 나열된 것은?

① A – 대통령, B – 건강보험정책심의위원회
② A – 보건복지부장관, B – 건강보험심의위원회
③ A – 국민건강보험공단, B – 건강보험정책위원회
④ A – 보건복지부장관, B – 건강보험정책심의위원회
⑤ A – 대통령, B – 건강보험심의위원회

해설 법 제4조

[문 9] 국민건강보험 가입자 중 생계유지를 위한 보수 및 소득이 없는 자로서 피부양자가 되는 자는?

가. 직장가입자의 배우자	나. 직장가입자의 배우자의 직계비속
다. 직장가입자의 직계존속	라. 지역가입자의 직계존속

① 가, 나, 다　② 가, 다　③ 나, 라　④ 라　⑤ 가, 나, 다, 라

해설 법 제5조

[문 10] 보수 및 소득이 없는 자로서 직장가입자의 피부양자에 해당하는 자는?

가. 직장가입자의 배우자	나. 직장가입자의 배우자의 직계존속
다. 직장가입자의 형제, 자매	라. 직장가입자의 직계비속의 배우자

① 가, 나, 다　② 가, 다　③ 나, 라　④ 라　⑤ 가, 나, 다, 라

해설 법 제5조

[문 11] 건강보험의 적용 대상은?

가. 국외 거주자　나. 수급권자　다. 유공자등 의료보호대상자
라. 유공자등 의료보호대상자 중 건강보험의 적용을 보험자에게 신청한 사람

① 가, 나, 다　② 가, 다　③ 나, 라　④ 라　⑤ 가, 나, 다, 라

해설 법 제5조

정답 8. ④　9. ①　10. ⑤　11. ④

[문 12] 피부양자의 자격취득일은?

가. 직장가입자의 자격 취득일에 피부양자의 자격취득 신고를 한 경우 : 직장가입자의 자격 취득일
나. 신생아의 경우 : 출생한 날
다. 가입자의 자격 변동일부터 90일 이내에 피부양자의 자격취득 신고를 한 경우 : 해당 가입자의 자격 변동일
라. 가입자의 자격 변동일부터 60일 이내에 피부양자의 자격취득 신고를 한 경우 : 해당 가입자의 자격 변동일

① 가, 나, 다 ② 가, 다 ③ 나, 라 ④ 라 ⑤ 가, 나, 다, 라

해설 시행규칙 제2조

[문 13] 피부양자의 자격상실일이 아닌 것은?

가. 사망한 날의 다음 날
나. 국내에 거주하지 아니하게 된 날의 다음 날
다. 수급권자가 된 날
라. 직장가입자가 자격을 상실한 다음 날

① 가, 나, 다 ② 가, 다 ③ 나, 라 ④ 라 ⑤ 가, 나, 다, 라

해설 시행규칙 제2조

[문 14] 국민건강보험 가입자의 적용 대상은?

① 유공자 등 의료급여 대상자 중 건강보험의 적용을 보험자에게 신청한 경우
② 국외에 거주하는 국가유공자
③ 국가유공자로 국민건강보험 적용배제를 신청한 경우
④ 의료급여수급권자
⑤ 독립유공자로 의료급여를 받는 사람

해설 법 제5조

[문 15] 가입자의 종류에 대한 설명이 틀린 것은?

① 가입자는 직장가입자와 지역가입자로 구분
② 모든 사업장의 근로자 및 사용자와 공무원 및 교직원은 직장가입자
③ 지역가입자는 직장가입자와 그 피부양자를 제외한 가입자

정답 12. ① 13. ④ 14. ① 15. ④

④ 고용 기간이 1개월 미만인 일용근로자는 직장가입자
⑤ 현역병, 전환복무된 사람 및 군간부후보생은 직장가입자에서 제외

해설 법 제6조

[문 16] 사용자는 사업장이 14일 이내에 사업장 탈퇴신고서를 공단에 제출하는 경우가 아닌 것은?

① 사업장이 휴업·폐업되는 경우
② 6개월 동안의 60시간 미만인 단시간근로자만을 고용하게 되는 경우
③ 사업장이 합병되는 경우
④ 사업장이 폐쇄되는 경우
⑤ 사업장에 근로자가 없게 되는 경우

해설 시행규칙 제3조

[문 17] 사용자는 가입자가 어떤 경우에 직장가입자 자격취득 신고서를 공단에 제출하는가?

① 공무원이 지역가입자가 된 경우
② 직장가입자가 아닌 사람이 근로자가 된 경우
③ 교직원이 공무원이 된 경우
④ 근로자가 사용자가 된 경우
⑤ 근로자가 소속 기관장을 달리하는 기관으로 전출된 경우

해설 시행규칙 제4조

[문 18] 사용자가 휴업을 하게 되면 언제 보험자에게 신고하는가?

① 즉시 ② 7일 이내 ③ 14일 이내 ④ 15일 이내 ⑤ 30일 이내

해설 법 제7조

[문 19] 가입자의 자격 취득의 시기로 틀린 것은?

① 수급권자이었던 사람은 그 대상자에서 제외된 날
② 유공자등 의료보호대상자이었던 사람은 그 대상자에서 제외된 다음 날
③ 보험자에게 건강보험의 적용을 신청한 유공자등 의료보호대상자는 그 신청한 날
④ 국내에 거주하게 된 날
⑤ 직장가입자의 피부양자이었던 사람은 그 자격을 잃은 날

정답 16. ② 17. ② 18. ③ 19. ②

해설 법 제8조

[문 20] 가입자가 자격을 취득한 경우 사용자 및 세대주는 언제까지 누구에게 신고하는가?

① 7일 이내에 보건복지부장관에게 신고
② 14일 이내에 보험자에게 신고
③ 30일 이내에 건강보험공단 이사장에게 신고
④ 60일 이내에 의료보험평가원 원장에게 신고
⑤ 90일 이내에 시・도지사에게 신고

해설 법 제8조

[문 21] 가입자의 자격이 변동된다는 뜻이 아닌 것은?

① 지역가입자가 적용대상사업장의 사용자로 되거나, 근로자 등으로 사용된 날
② 지역가입자가 다른 세대로 전입한 날
③ 직장가입자인 근로자등이 그 사용관계가 끝난 날
④ 직장가입자가 다른 적용대상사업장의 사용자로 되거나 근로자 등으로 사용된 날
⑤ 적용대상사업장에 휴업・폐업 등의 사유가 발생한 날의 다음 날

해설 법 제9조

[문 22] 자격이 변동된 경우 사용자와 세대주는 누구에게 언제까지 신고하는가?

① 보험자에게 15일 이내 신고
② 시・도지사에게 20일 이내 신고
③ 보험자에게 10일 이내 신고
④ 시장・군수・구청장에게 30일 이내 신고
⑤ 보험자에게 14일 이내 신고

해설 법 제9조

[문 23] 가입자가 현역병, 전환복무된 사람 및 군간부후보생 또는 교도소에 수감되어 있는 사람이 되면 언제 보험자에게 알려야 하는가?

① 7일 이내 알림
② 14일 이내 알림
③ 15일 이내 알림
④ 30일 이내 알림
⑤ 60일 이내 알림

해설 법 제9조

정답 20. ② 21. ③ 22. ⑤ 23. ④

[문 24] 가입자가 자격을 상실한 경우인 것은?

가. 사망한 날의 다음 날　　나. 국적을 잃은 날의 다음 날
다. 수급권자가 된 날　　라. 직장가입자의 피부양자가 된 날

① 가, 나, 다　② 가, 다　③ 나, 라　④ 라　⑤ 가, 나, 다, 라

해설 법 제10조

[문 25] 가입자가 자격을 잃은 경우 사용자와 세대주는 그 명세를 언제 보험자에게 알려야 하는가?

① 자격을 잃은 다음 날부터 7일 이내 알림
② 자격을 잃은 날부터 14일 이내 알림
③ 자격을 잃은 다음 날부터 15일 이내 알림
④ 자격을 잃은 날부터 30일 이내 알림
⑤ 자격을 잃은 다음 날부터 60일 이내 알림

해설 법 제10조

[문 26] 건강보험의 보험자는 어디인가?

① 보건복지부　② 의료보험관리공단　③ 국민건강보험공단
④ 건강보험심사평가원　⑤ 의료기관

해설 법 제13조

[문 27] 국민건강보험공단이 관장하는 업무가 아닌 것은?

① 보험료 기타 징수금의 부과 및 징수
② 의료시설에 관한 계획 수립
③ 보험급여의 관리
④ 보험급여 비용의 지급
⑤ 의료시설의 운영

해설 법 제14조

정답 24. ⑤ 25. ② 26. ③ 27. ②

[문 28] 공단의 관장 업무인 것은?

가. 건강보험에 관한 조사연구 및 국제협력
나. 건강보험과 관련하여 보건복지부장관이 필요하다고 인정한 업무
다. 건강보험에 관한 교육훈련 및 홍보
라. 병실운영계획 수립

① 가, 나, 다 ② 가, 다 ③ 나, 라 ④ 라 ⑤ 가, 나, 다, 라

해설 법 제14조

[문 29] 공단에 대한 설명으로 틀린 것은?

① 공단은 법인으로 함
② 주된 사무소의 소재지에서 설립등기를 함으로써 성립
③ 공단의 주된 사무소의 소재지는 정관으로 정함
④ 필요하면 정관으로 정하는 바에 따라 분사무소를 둠
⑤ 정관을 변경 시 보건복지부장관의 허가

해설 법 제15조, 제16조, 제17조

[문 30] 공단의 정관에 기재해야 할 사항은?

가. 사무소의 소재지　나. 보험료 및 보험급여에 관한 사항
다. 공고에 관한 사항　라. 재정운영위원회에 관한 사항

① 가, 나, 다 ② 가, 다 ③ 나, 라 ④ 라 ⑤ 가, 나, 다, 라

해설 법 제17조

[문 31] 공단의 정관을 변경하려면 어떻게 해야 하는가?

① 보건복지부장관 허가 ② 보건복지부장관 신고 ③ 보건복지부장관 인가
④ 시·도지사 허가 ⑤ 시장·군수·구청장 신고

해설 법 제17조

정답 28. ① 29. ⑤ 30. ⑤ 31. ③

[문 32] 국민건강보험공단 이사장은 누가 임명하는가?

① 대통령 ② 국무총리 ③ 보건복지부장관
④ 기획재정부장관 ⑤ 임원추천위원회

해설 법 제20조

[문 33] 보건복지부장관이 임명하는 사람은?

① 상임이사 ② 비상임이사 ③ 감사 ④ 이사장 ⑤ 부장급 이상 임원

해설 법 제20조

[문 34] 공단의 감사는 누가 임명하는가?

① 대통령 ② 국무총리 ③ 보건복지부장관
④ 기획재정부장관 ⑤ 임원추천위원회

해설 법 제20조

[문 35] 보험료와 그 밖에 이 법에 따른 징수금의 부과·징수 등의 업무를 담당하며 경영, 경제 및 사회보험에 관한 학식과 경험이 풍부한 사람을 선임하는 경우를 무엇이라 하는가?

① 이사장 ② 상임이사 ③ 비상임이사 ④ 징수이사 ⑤ 감사

해설 법 제21조

[문 36] 징수이사 후보와 징수이사추원위원회가 협의해야 할 계약 조건은?

가. 징수하는 보험료 나. 연금보험료
다. 산업재해보상보험료 라. 근로 조건에 관한 사항

① 가, 나, 다 ② 가, 다 ③ 나, 라 ④ 라 ⑤ 가, 나, 다, 라

해설 시행규칙 제9조

[문 37] 공단의 임원과 관련된 설명으로 틀린 것은?

① 이사장은 공단의 경영성과에 대하여 책임을 진다.
② 상임이사는 이사장의 명을 받아 공단의 업무를 집행한다.

정답 32. ① 33. ② 34. ① 35. ④ 36. ⑤ 37. ④

③ 감사는 공단의 업무, 회계 및 재산 상황을 감사한다.
④ 기관장으로서의 직무수행에 현저한 지장이 있다고 판단되더라도 임원이 될 수 있다.
⑤ 상임이사가 없거나 그 직무를 대행할 수 없을 때에는 정관으로 정하는 임원이 그 직무를 대행한다.

해설 법 제22조, 제23조

[문 38] 공단 임원을 해임시키는 경우가 아닌 것은?

① 신체장애나 정신장애로 직무를 수행할 수 없다고 인정되는 경우
② 직무상 의무를 위반한 경우
③ 고의나 중대한 과실로 공단에 손실이 생기게 한 경우
④ 직무 여부와 관계없이 품위를 손상하는 행위를 한 경우
⑤ 공단 이사장의 명령을 위반한 경우

해설 법 제24조

[문 39] 국민건강보험공단의 조직, 인사, 보수 및 회계에 관한 규정은 누구의 승인을 받는가?

① 대통령 ② 국무총리 ③ 기획재정부장관
④ 보건복지부장관 ⑤ 공단 이사장

해설 법 제29조

[문 40] 이사장이 공단의 이익과 자기의 이익이 상반되는 사항에 대하여는 공단을 대표하지 못할 때는 누가 대표하는가?

① 상임이사 ② 비상임이사 ③ 이사 ④ 보건복지부장관 ⑤ 감사

해설 법 제31조

[문 41] 보건복지부장관의 승인을 받는 경우는?

가. 회계연도마다 예산안을 편성
나. 1년 이상 장기 차입
다. 조직, 인사, 보수 및 회계에 관한 규정
라. 준비금의 관리 및 운영 방법

① 가, 나, 다 ② 가, 다 ③ 나, 라 ④ 라 ⑤ 가, 나, 다, 라

해설 법 제29조, 제35조, 제36조, 제37조

정답 38. ⑤ 39. ④ 40. ⑤ 41. ①

[문 42] 요양급여비용 심사 및 요양급여 적정성 평가를 위하여 설립한 것은?

① 의료보험심사평가원 ② 건강보험심사평가원 ③ 보험심사평가원
④ 보건의료심사평가원 ⑤ 국민건강보험공단

해설 법 제62조

[문 43] 건강보험심사평가원에서 관장하는 업무가 아닌 것은?

① 요양급여비용 심사 ② 요양급여 적정성 평가
③ 건강보험청구심사관련 자격증 관리 ④ 심사기준 및 평가기준 개발
⑤ 요양급여 업무와 관련된 조사연구

해설 법 제63조

[문 44] 심사평가원의 업무로 맞는 것은?

가. 요양급여비용의 심사 나. 요양급여의 적정성 평가
다. 심사 및 평가기준 라. 중증환자의 진료의 개발

① 가, 나, 다 ② 가, 다 ③ 나, 라 ④ 라 ⑤ 가, 나, 다, 라

해설 법 제63조

[문 45] 심사평가원의 업무 중 그 밖에 보험급여 비용의 심사와 보험급여의 적정성 평가와 관련한 내용이 아닌 것은?

① 요양급여비용의 심사청구와 관련된 소프트웨어의 개발·공급·검사 등 전산 관리
② 요양비 중 보건복지부령으로 정하는 기관에서 받은 요양비에 대한 심사
③ 요양급여의 적정성 평가 결과의 비공개
④ 심평원 업무를 수행하기 위한 환자 분류체계의 개발·관리
⑤ 심평원 업무와 관련된 교육·홍보

해설 시행규칙 제28조

[문 46] 요양급여 적정성 평가시 분류해야 하는 것은?

가. 진료과목별 나. 요양기관별 다. 상병별 라. 환자의 종류별

정답 42. ② 43. ③ 44. ① 45. ③ 46. ①

① 가, 나, 다　② 가, 다　③ 나, 라　④ 라　⑤ 가, 나, 다, 라

해설 시행규칙 제29조

[문 47] 심사평가원의 효율적인 업무를 위하여 두는 위원회는?

① 요양급여심사평가위원회　② 진료심사평가위원회
③ 진료비청구심사위원회　④ 진료질관리향상위원회
⑤ 재정운영위원회

해설 법 제66조

[문 48] 요양급여의 대상이 아닌 것은?

① 근로자　② 사용자　③ 공무원　④ 현역병　⑤ 교직원

해설 법 제41조

[문 49] 가입자와 피부양자의 요양급여 내용이 아닌 것은?

① 약제·치료재료의 지급　② 장제비　③ 예방·재활　④ 입원　⑤ 간호

해설 법 제41조

[문 50] 요양급여를 실시하는 요양기관은?

가. 병원　나. 약국　다. 보건소　라. 한의원

① 가, 나, 다　② 가, 다　③ 나, 라　④ 라　⑤ 가, 나, 다, 라

해설 법 제42조

[문 51] 요양급여(간호와 이송 제외)를 실시하는 요양기관은?

가. 의료기관　나. 한국희귀·필수의약품센터
다. 보건소·보건의료원 및 보건지소　라. 보건진료소

① 가, 나, 다　② 가, 다　③ 나, 라　④ 라　⑤ 가, 나, 다, 라

해설 법 제42조

정답 47. ②　48. ④　49. ②　50. ⑤　51. ⑤

[문 52] 보건복지부장관이 인정받은 요양기관 인정을 취소하는 경우는?

가. 인정기준에 미달하게 된 경우	나. 인턴 또는 레지던트 수련병원
다. 발급받은 인정서를 반납한 경우	라. 심장수술 실적이 연간 300건 이상 병원

① 가, 나, 다 ② 가, 다 ③ 나, 라 ④ 라 ⑤ 가, 나, 다, 라

해설 법 제42조

[문 53] 요양급여비용의 산정에 대한 설명 중 가장 타당하지 않은 것은?

① 공단의 이사장은 재정운영위원회의 심의·의결을 거쳐 계약을 체결한다.
② 요양급여비용은 공단의 이사장과 의약계를 대표하는 사람들의 계약으로 정한다.
③ 계약이 체결되면 그 계약은 공단과 각 요양기관 사이에 체결된 것으로 본다.
④ 요양급여비용이 정해지면 보건복지부장관은 그 요양급여비용의 명세를 7일 이내에 고시한다.
⑤ 계약은 그 직전 계약기간 만료일이 속하는 연도의 5월 31일까지 체결하여야 한다.

해설 법 제45조

[문 54] 요양급여비용의 청구에 대한 설명으로 맞는 것은?

① 심사 내용을 통보받은 공단은 지체 없이 그 내용에 따라 요양급여비용을 요양기관에 지급
② 심사청구를 받은 심사평가원은 이를 심사한 후 14일 이내에 그 내용을 공단과 요양기관에 알림
③ 심사평가원은 공단이 요양급여의 적정성을 평가하여 심사평가원에 통보하면 그 평가결과에 따라 요양급여비용을 가산 또는 감액 조정
④ 이미 낸 본인일부부담금이 통보된 금액보다 더 많으면 요양기관에 지급할 금액에서 더 많이 낸 금액은 소멸
⑤ 요양급여비용을 청구하려는 요양기관은 공단에 요양급여비용의 심사청구

해설 법 제47조

정답 52. ② 53. ④ 54. ①

[문 55] 요양기관의 심사청구를 대행하는 단체가 아닌 것은?

① 의사회　② 의료기관 단체　③ 약사회
④ 의무기록사협회　⑤ 조산사회

해설 법 제47조

[문 56] 요양비 지급에 대한 설명으로 틀린 것은?

① 요양기관이 아닌 장소에서 출산한 경우에는 그 요양급여에 상당하는 금액을 가입자나 피부양자에게 요양비로 지급
② 긴급하거나 그 밖의 부득이한 사유로 요양기관과 비슷한 기능을 하는 기관에서 질병·부상·출산 등에 대하여 요양을 받은 경우에 요양비 지급
③ 요양을 실시한 기관은 요양비 명세서나 요양 명세를 적은 영수증을 요양을 받은 사람에게 내주어야 하며, 요양을 받은 사람은 그 명세서나 영수증을 공단에 제출
④ 업무정지기간 중인 요양기관에서 질병·부상·출산 등에 대하여 요양을 받은 경우에 요양비 미지급
⑤ 요양기관을 이용할 수 없거나 요양기관이 없는 경우 요양비 지급

해설 법 제49조, 시행규칙 제23조

[문 57] 보험급여 중 부가급여가 아닌 것은?

① 상병수당　② 장제비　③ 출산 진료비
④ 임신 진료비　⑤ 일반 입원비

해설 법 제50조

[문 58] 가입자와 피부양자의 질병 조기발견 및 요양급여를 하기 위하여 공단이 실시하는 건강검진의 종류는?

가. 일반건강검진　나. 암검진　다. 영유아건강검진　라. 65세 노인 건강검진

① 가, 나, 다　② 가, 다　③ 나, 라　④ 라　⑤ 가, 나, 다, 라

해설 법 제52조, 시행령 제25조

정답 55. ④　56. ④　57. ⑤　58. ①

[문 59] 보험급여의 제한에 해당하는 것으로 맞는 것은?

> 가. 고의로 사고를 발생시킨 때
> 나. 고의로 요양기관의 지시에 따르지 아니한 때
> 다. 중대한 과실로 범죄행위에 기인한 때
> 라. 업무상 재해로 인하여 다른 법령에 의한 보험급여를 받은 때

① 가, 나, 다 ② 가, 다 ③ 나, 라 ④ 라 ⑤ 가, 나, 다, 라

해설 법 제53조

[문 60] 보험급여의 제한 사유로 맞는 것은?

> 가. 업무상 재해로 인하여 다른 법령에 의한 보상을 받은 경우
> 나. 중대한 과실로 요양기관의 요양지시를 따르지 않은 경우
> 다. 근로자가 작업 중 부상으로 산재보험 급여를 받은 경우
> 라. 장애인으로 등록된 가입자가 휠체어를 구입한 경우

① 가, 나, 다 ② 가, 다 ③ 나, 라 ④ 라 ⑤ 가, 나, 다, 라

해설 법 제53조

[문 61] 보험급여를 정지하는 경우가 아닌 것은?

① 국외 여행 중인 경우 ② 해외의 한국기업 지사에 근무하고 있는 경우
③ 해외에서 장기 연수 중인 경우 ④ 교도소에 수용된 경우 ⑤ 외교관

해설 법 제54조

[문 62] 보험급여를 받다가 해당하는 기간에 정지되는 경우는?

> 가. 국외에서 업무에 종사하고 있는 경우
> 나. 교도소, 그 밖에 이에 준하는 시설에 수용되어 있는 경우
> 다. 현역병, 전환복무된 사람 및 무관후보생인 경우
> 라. 국내에서 여행중인 외국인인 경우

① 가, 나, 다 ② 가, 다 ③ 나, 라 ④ 라 ⑤ 가, 나, 다, 라

해설 법 제54조

정답 59. ⑤ 60. ① 61. ④ 62. ①

[문 63] 제3자의 행위로 가입자 또는 피부양자에게 보험급여를 한 경우 급여에 대한 제3자에게 손해배상을 청구할 권리인 구상권을 청구하는 주체는?

① 보건복지부 ② 국민건강보험공단
③ 건강보험심사평가원 ④ 시・도
⑤ 가입자 또는 피부양자

해설 법 제58조

[문 64] 보험료 징수기간은?

① 가입자의 자격을 취득한 날이 속하는 달의 다음 달부터 가입자의 자격을 잃은 날의 전날이 속하는 달까지
② 보험료를 징수할 때 가입자의 자격이 변동된 경우에는 변동된 날이 속하는 다음 달의 보험료는 변동되기 전의 자격을 기준으로 징수
③ 가입자의 자격이 매월 30일에 변동된 경우에는 변동된 자격을 기준으로 징수
④ 가입자의 자격을 매월 15일에 취득한 경우에는 그 달부터 징수
⑤ 건강보험사업에 드는 비용을 충당하기 위하여 보건복지부로부터 보험료를 징수

해설 법 제69조

[문 65] 설명이 틀린 것은?

① 직장가입자의 월별 보험료액 산정시 보수월액보험료 : 보수월액에 보험료율을 곱하여 얻은 금액
② 지역가입자의 월별 보험료액은 세대 단위로 산정
③ 지역가입자가 속한 세대의 월별 보험료액은 보험료부과점수에 보험료부과점수당 금액을 곱한 금액
④ 직장가입자의 월별 보험료액 산정시 소득월액보험료 : 소득월액에 보험료율의 100분의 80을 곱하여 얻은 금액
⑤ 직장가입자의 보험료율은 1천분의 80 이상 1천분의 85 미만의 범위에서 산정

해설 법 제69조

정답 63. ② 64. ① 65. ④

[문 66] 보수월액에 대한 설명으로 틀린 것은?

① 휴직자등의 보수월액보험료는 사유가 생긴 달의 보수월액이 기준
② 휴직자 등의 보수월액보험료는 해당 사유가 생기기 전 달의 보수월액을 기준으로 산정
③ 직장가입자의 보수월액보험료는 전전년도 평균 보수월액보험료의 30배에 해당하는 금액을 고려하는 금액
④ 지역가입자의 월별보험료는 전전년도 평균 보수월액보험료의 15배에 해당하는 금액을 고려하는 금액
⑤ 근로의 대가로 받은 봉급, 급료, 보수, 세비, 임금, 상여, 수당, 그 밖에 이와 유사한 성질의 금품을 보수로 봄

해설 법 제70조, 시행령 제32조

[문 67] 근로의 대가로 받은 봉급, 급료, 보수, 세비, 임금, 상여, 수당, 그 밖에 이와 유사한 성질의 금품에서 제외는 것은?

가. 퇴직금　나. 현상금　다. 비과세 근로소득　라. 번역료 및 원고료

① 가, 나, 다　② 가, 다　③ 나, 라　④ 라　⑤ 가, 나, 다, 라

해설 시행령 제33조

[문 68] 소득월액 산정에 포함되는 것은

가. 이자소득　나. 사업소득　다. 근로소득(단, 근로소득공제는 제외)　라. 배당소득

① 가, 나, 다　② 가, 다　③ 나, 라　④ 라　⑤ 가, 나, 다, 라

해설 시행령 제41조

[문 69] 지역가입자의 보험료부과점수 산정시 고려하는 사항은?

가. 소득　나. 재산　다. 생활수준　라. 경제활동참가율

① 가, 나, 다　② 가, 나　③ 다, 라　④ 라　⑤ 가, 나, 다, 라

해설 법 제72조, 시행령 제42조

정답 66. ①　67. ⑤　68. ⑤　69. ②

[문 70] 보험료율에 대한 설명으로 맞는 것은?

> 가. 직장가입자의 보험료율은 1천분의 80
> 나. 국외에서 업무에 종사하고 있는 직장가입자에 대한 보험료율은 보험료율의 100분의 50
> 다. 지역가입자의 보험료부과점수당 금액은 심의위원회의 의결
> 라. 직장가입자의 보험료율 : 1만분의 80

① 가, 나, 다　② 가, 다　③ 나, 라　④ 라　⑤ 가, 나, 다, 라

해설 법 제73조, 시행령 제44조

[문 71] 보험료를 면제하는 경우가 아닌 것은?

① 직장가입자가 국외에서 업무에 종사하고 있는 경우
② 지역가입자가 국외에서 업무에 종사하고 있는 경우
③ 직장가입자가 국외에서 업무에 종사하고 있는 경우에 해당하는 직장가입자의 경우에는 국내에 거주하는 피부양자가 있는 경우
④ 지역가입자가 현역병, 전환복무된 사람 및 무관후보생에 해당하게 된 경우
⑤ 지역가입자가 교도소, 그 밖에 이에 준하는 시설에 수용되어 있는 경우

해설 법 제74조

[문 72] 보험료를 경감하는 경우가 아닌 것은?

① 65세 이상인 사람　② 장애인　③ 국가유공자
④ 휴직기간이 1개월 미만인 사람
⑤ 천재지변 등의 사유로 보험료를 경감할 필요가 있다고 보건복지부장관이 정하여 고시하는 사람

해설 법 제75조

[문 73] 보험료 부담에 대한 설명이 틀린 것은?

① 근로자는 직장가입자 100분의 50, 사업주 100분의 50
② 교직원은 직장가입자 100분의 50, 사용자 100분의 30, 국가 100분의 20
③ 지역가입자의 보험료는 세대의 지역가입자 전원이 연대하여 부담
④ 공무원은 직장가입자 100분의 50, 국가 또는 지방자치단체 100분의 50

정답 70. ① 71. ③ 72. ④ 73. ②

⑤ 교직원은 사용자가 부담액 전부를 부담할 수 없으면 그 부족액을 학교에 속하는 회계에서 부담

해설 법 제76조

[문 74] 지역가입자의 보험료 연대납부의무의 면제 대상인 미성년자는?

가. 소득이 있는 미성년자　　나. 미성년자로만 구성된 지역가입자 세대의 미성년자
다. 자동차의 재산을 소유한 미성년자　　라. 공동 건축물을 소유한 미성년자

① 가, 나, 다　② 가, 다　③ 나, 라　④ 라　⑤ 가, 나, 다, 라

해설 시행령 제46조

[문 75] 보험료의 납부기간은?

① 다음 달 10일까지 납부　② 다음 달 15일까지 납부　③ 다음 달 20일까지 납부
④ 다음 달 말일까지 납부　⑤ 다음 달 1일까지 납부

해설 법 제78조

[문 76] 보험료 징수시 납무의무자에게 문서로 납입고지할 내용은?

가. 납부기한　나. 징수하려는 보험료등의 종류　다. 납부장소　라. 납부해야 하는 금액

① 가, 나, 다　② 가, 다　③ 나, 라　④ 라　⑤ 가, 나, 다, 라

해설 법 제79조

[문 77] 체납된 보험료 등의 연체금은?

① 1천분의 2　② 1천분의 1　③ 1천분의 4
④ 1천분의 5　⑤ 1천분의 10

해설 법 제80조

정답 74. ① 75. ① 76. ⑤ 77. ②

[문 78] 공단이 연체금을 징수하지 않을 때 부득이한 사유가 아닌 것은?

① 전쟁 또는 사변으로 인하여 체납한 경우
② 연체금의 금액이 공단의 정관으로 정하는 금액 이하인 경우
③ 사업장의 폐업·폐쇄로 체납액을 징수할 수 없는 경우
④ 보건복지부장관이 연체금을 징수하기 곤란한 부득이한 사유가 있다고 인정하는 경우
⑤ 사립학교의 휴교로 체납액을 징수할 수 없는 경우

해설 시행규칙 제51조

[문 79] 공단의 재정운영위원회에서 보험료의 결손처분 의결 내용에 해당하는 것은?

가. 징수할 가능성이 있다고 재정운영위원회에서 의결한 경우
나. 해당 권리에 대한 소멸시효가 완성된 경우
다. 담보권에 따라 담보된 채권 등의 변제에 충당하고 나면 남을 여지가 있는 경우
라. 체납처분이 끝나고 체납액에 충당될 배분금액이 그 체납액에 미치지 못하는 경우

① 가, 나, 다 ② 가, 다 ③ 나, 라 ④ 라 ⑤ 가, 나, 다, 라

해설 법 제84조, 시행령 제50조

[문 80] 환급금 충당 순서에 대한 설명으로 맞는 것은?

① 보험료와 연체금 과오납부 : 체납처분비 – 체납된 보험료와 연체금
② 징수금과 연체금 과오납부 : 체납처분비 – 체납된 징수금과 연체금 – 앞으로 내야 할 1개월분의 보험료
③ 보험료와 연체금 과오납부 : 체납된 보험료와 연체금 – 체납처분비 – 앞으로 내야 할 1개월분의 보험료
④ 징수금과 연체금 과오납부 : 체납된 징수금과 연체금 – 체납처분비
⑤ 보험료와 연체금 과오납부 : 체납처분비 – 체납된 보험료와 연체금 – 앞으로 내야 할 1개월분의 보험료

해설 시행령 제51조

[문 81] 요양급여비용 청구에 관한 서류를 보존하여야 하는 기간은?

① 1년 ② 2년 ③ 3년 ④ 5년 ⑤ 10년

정답 78. ⑤ 79. ③ 80. ⑤ 81. ④

해설 법 제96조의2

[문 82] 약국이 보존하여야 할 처방전 기간과 사용자가 자격 관리 및 보험료 산정에 관한 서류를 보존하여야 하는 기간이 맞게 나열된 것은?

① 3년, 5년 ② 2년, 3년 ③ 3년, 3년 ④ 5년, 3년 ⑤ 3년, 2년

해설 법 제96조의2

[문 83] 보험료의 납부기한 연장은 언제까지 가능한가?

① 7일 이내 ② 15일 이내 ③ 1개월 이내 ④ 3개월 이내 ⑤ 6개월 이내

해설 시행규칙 제48조의2

[문 84] 보험료를 몇 회 체납한 자가 신청하는 경우 분할납부 승인을 하는가?

① 1회 이상 ② 2회 이상 ③ 3회 이상 ④ 5회 이상 ⑤ 10회 이상

해설 법 제82조

[문 85] 보험료 분할납부 승인 받은 자가 몇 회를 납부하지 않으면 취소하는가?

① 1회 이상 ② 2회 이상 ③ 3회 이상 ④ 5회 이상 ⑤ 10회 이상

해설 법 제82조

정답 82. ③ 83. ③ 84. ③ 85. ②

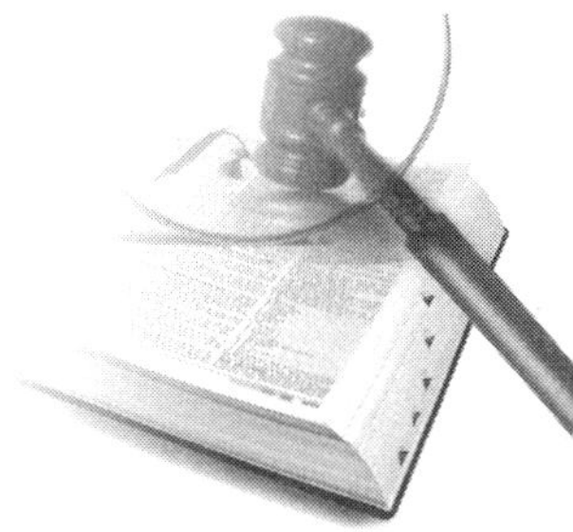

암관리법

- 암관리법
- 암관리법 문제

암관리법

[시행 2017.9.19.] [법률 제14888호, 2017.9.19., 일부개정]

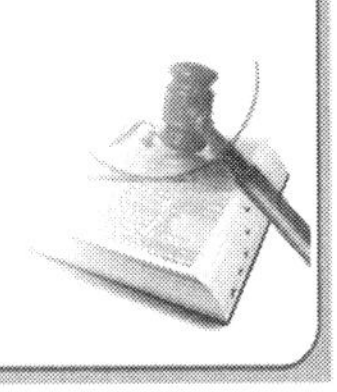

제1장 총 칙

법 제1조 (목적)

1) 목적 : 국가가 암의 예방과 진료 및 연구 등에 관한 정책을 종합적으로 수립·시행함으로써 암으로 인한 개인적 고통과 피해 및 사회적 부담을 줄이고 국민건강증진에 이바지함

법 제2조 (정의)

1) 정의 :
   1. "말기암환자" : 적극적인 치료에도 불구하고 근원적인 회복의 가능성이 없고 점차 증상이 악화되어 몇 개월 내에 사망할 것으로 예상되는 암환자
   2. "말기암환자 완화의료" : 통증과 증상의 완화 등을 포함한 신체적, 심리사회적, 영적 영역에 대한 종합적인 평가와 치료를 통하여 말기암환자와 그 가족의 삶의 질을 향상시키는 것을 목적으로 하는 의료

법 제3조 (국가 등의 의무)

1) 국가 등의 의무 : 국가 및 지방자치단체는 암의 예방과 진료 및 연구 등("암관리")에 관한 사업을 시행하고 지원함으로써 암을 예방하고 암환자에게 적절한 의료서비스가 제공될 수 있도록 적극 노력하여야 함
2) 의료인 등의 의무 : 의료인 및 의료기관의 장은 국가 및 지방자치단체가 시행하는 암관리에 관한 사업("암관리사업")에 적극 협조하여야 함

법 제4조 (암 예방의 날 및 홍보 등)

1) **암 예방의 날** : 3월 21일
(암에 대한 국민의 이해를 높이고 암의 예방·치료 및 관리 의욕을 고취시키기 위하여 만들었으며 적합한 행사를 하여야 함)

2) 국가와 지방자치단체는 암의 발생을 예방하고, 암의 조기 발견 등 암관리에 대한 범국민적인 관심을 높이기 위한 교육·홍보 사업을 시행

제2장 암관리

제1절 암관리종합계획 수립 등

법 제5조 (암관리종합계획의 수립)

1) **암관리종합계획 수립자 및 시기** : 보건복지부장관(국가암관리위원회의 심의), 5년마다

2) **암관리종합계획 내용** :
   1. 암관리사업의 목표와 방향
   2. 암관리사업의 추진 계획 및 추진 방법
   3. 암관리에 필요한 전문 인력의 육성에 관한 사항
   4. 그 밖에 암관리에 필요한 사항

3) **세부집행계획 수립** : 특별시장·광역시장·특별자치시장·도지사·특별자치도지사(“시·도지사”) 및 시장·군수·구청장(자치구의 구청장)
(그 지방자치단체의 실정을 고려)

4) 세부집행계획은 지역보건의료계획(4년 마다)에 포함하여 수립

법 제6~8조 (국가암관리위원회)

1) **국가암관리위원회**(위원회) : 암관리종합계획의 수립 등 암관리에 관한 중요사항을 심의
(보건복지부장관 소속)

2) **위원회의 구성**
   1. 위원장 1인을 포함한 15인 이내의 위원
   2. **위원장** : 보건복지부차관
   3. **위원의 자격** : 암에 관한 학식과 경험이 풍부한 자, 보건복지부장관이 임명 또는

위촉

3) 위원회의 심의 내용 :

1. 국가암관리체계 및 제도의 발전에 관한 사항
2. 암관리종합계획의 수립 및 평가에 관한 사항
3. 연도별 암관리사업 시행계획에 관한 사항
4. 암관리사업의 예산에 관한 중요 사항

제2절 암연구사업 등

법 제9조 (암연구사업)

1) 암 연구・개발사업("암연구사업")을 시행 : 암의 예방과 진료기술의 발전을 위하여, 보건복지부장관이 시행
2) 학계・연구기관 및 산업체 간의 공동연구사업을 우선 지원
3) 암연구사업에 관한 국제협력의 증진을 위하여 노력하고 선진기술의 도입을 위한 전문인력의 국외 파견 및 국내 유치 등의 방안을 마련
4) 암연구사업의 구체적이고 세부적인 사항에 대한 기획・관리 및 평가 등의 업무를 효율적으로 수행하기 위하여 국립암센터 설립
5) 국립암센터의 업무 : 매년 연간 시행계획과 지침 수립, 보건복지부장관의 승인
   1. 암연구사업의 국내외 추세 및 암연구사업에 대한 수요 예측
   2. 암연구사업 계획의 작성
   3. 연도별 암연구사업 과제의 공모・심의 및 선정
   4. 암연구사업 결과의 평가 및 활용
   5. 그 밖에 암연구사업에 필요한 사항

법 제10조 (진료방법의 개발 및 보급 등)

1) 보건복지부장관은 효과적이고 적절한 암의 예방 및 진료방법 등을 개발하고 적극 보급
2) 보건복지부장관은 개발한 암의 예방 및 진료방법 등에 관한 신기술의 활용을 촉진하기 위하여 필요한 지원시책 마련

법 제11조 (암검진사업)

1) 암검진사업 시행 : 보건복지부장관, 암의 치료율을 높이고 암으로 인한 사망률을 줄이

기 위하여 암을 조기에 발견하는 검진사업
2) 암검진사업의 범위, 대상자, 암의 종류・검진주기, 연령 기준(암관리법 시행령 제6~8조)
3) 보건복지부장관은 암의 발생률, 생존율, 사망률 등 암 통계 및 치료에 관한 자료를 고려하여 암검진사업의 대상자, 암의 종류・검진주기 등을 정하여야 함

영 제6조 (암검진사업의 범위)

1) 암검진사업의 범위 :
   1. 암검진의 기준 연구 및 질 관리
   2. 암검진 대상자 중 해당 연도 내 암검진을 받을 사람(이하 "수검 예정자"라 한다)의 선정 및 통보
   3. 수검 예정자에 대한 검사 및 진단(보건복지부장관이 검진기관으로 지정한 의료기관 및 보건소(보건의료원 포함))
   4. 검진비 지원
   5. 암검진에 관한 교육 및 홍보
   6. 암검진에 관한 정보시스템의 개발 및 관리
   7. 그 밖에 암검진사업과 관련하여 보건복지부장관이 필요하다고 인정하는 사업

영 제7조 (암검진사업의 대상자 등)

1) 암검진사업의 대상자 :
   1. 건강보험가입자 및 피부양자
   2. 의료급여수급자
2) "대통령령으로 정하는 건강보험가입자"란 월별 보험료액 등을 기준으로 하여 보건복지부장관이 정하여 고시하는 사람

영 제8조 (암검진사업 대상 암의 종류・검진주기 등)

1) 암검진사업의 대상 암의 종류 :
   1. 위암
   2. 간암
   3. 대장암
   4. 유방암
   5. 자궁경부암
2) 암의 종류별 검진주기와 연령 기준(암관리법 시행령 별표 1)

[별표 1] 암의 종류별 검진주기와 연령 기준 등

암의 종류	검진주기	연령 기준 등
위암	2년	40세 이상의 남·여
간암	6개월	40세 이상의 남·여 중 간암 발생 고위험군
대장암	1년	50세 이상의 남·여
유방암	2년	40세 이상의 여성
자궁경부암	2년	20세 이상의 여성

※ 비고: "간암 발생 고위험군"이란 간경변증, B형간염 항원 양성, C형간염 항체 양성, B형 또는 C형 간염 바이러스에 의한 만성 간질환 환자를 말한다.

4) 암의 검진 방법(암검진기관에서 실시) 및 절차 등에 관하여 필요한 사항은 보건복지부령으로 정함

5) 보건복지부장관은 암검진을 받는 사람 중 의료급여수급자 및 대통령령(암관리법 시행령 제7조 참조)으로 정하는 건강보험가입자에 대하여는 예산 또는 국민건강증진기금에서 그 비용의 전부 또는 일부를 지원

법 제12조 (재가암환자 관리사업)

1) **재가암환자의 관리사업자 및 내용** : 보건복지부장관
   1. 재가암환자에 대한 통증관리, 완화의료, 간호 및 상담서비스 등을 위한 가정방문사업
   2. 재가암환자와 그 가족을 위한 교육프로그램의 개발 및 보급
   3. 그 밖에 보건복지부령으로 정하는 사업

법 제13조 (암환자의 의료비 지원사업 등)

1) 국가와 지방자치단체는 암환자의 암 종류별 경제적 부담능력 등을 고려하여 암 치료에 드는 비용을 예산 또는 국민건강증진기금에서 지원

2) **암환자의 의료비 지원 신청** : 지원받으려는 사람 또는 그를 대리하는 사람, 관할 보건소장에게 신청 〈신설 2016.2.3.〉

3) **지원 신청시 제출하는 자료 또는 정보 내용** : 암환자와 그 가구원(개별가구의 가구원)의 동의 서면 제출 〈신설 2016.2.3.〉
   1. 금융자산 및 금융거래의 내용에 대한 자료 또는 정보 중 예금의 평균잔액과 그 밖

에 대통령령(암관리법 시행령 제10조의2 참조)으로 정하는 자료 또는 정보("금융정보")

2. 신용정보 중 채무액과 그 밖에 대통령령으로 정하는 자료 또는 정보("신용정보")
3. 보험에 가입하여 납부한 보험료와 그 밖에 대통령령으로 정하는 자료 또는 정보("보험정보")

4) 의료비 지원의 대상 · 기준 · 방법 및 제3항에 따른 동의의 방법 · 절차 등(암관리법 시행령 제9~10조의2) 〈개정 2016.2.3.〉

영 제9조 (암환자의 의료비 지원사업의 범위)

1) 암환자의 의료비 지원사업 내용 :
   1. 의료비 지원사업 대상자에 대한 재산 및 소득에 관한 자료조사
   2. 의료비 지원사업 대상자의 선정 및 통보
   3. 의료비 지원사업 대상자에 대한 의료비 지급
   4. 의료비 지원사업에 관한 홍보
   5. 의료비 지원사업 정보시스템의 개발 및 관리

영 제10조 (암환자의 의료비 지원 대상 · 기준 및 방법 등)

1) 의료비를 지원받을 수 있는 사람 : 소득과 재산 등이 보건복지부장관이 매년 정하여 고시하는 기준 이하인 사람
   1. 아동 중 암환자(다만, 의료비를 지원받는 아동이 18세가 된 경우에는 보건복지부장관이 정하여 고시하는 바에 따라 의료비 지원을 연장 가능) - 부양의무자 포함
   2. 건강보험가입자 및 피부양자 중 암검진사업에 따라 암으로 진단받은 사람
   3. 의료급여수급자 중 암환자
   4. 폐암 환자
2) 의료비 지원 신청을 받은 보건소장은 관계 기관에 의료비 지원 대상자(아동인 경우 그 부양의무자를 포함)의 소득 · 재산 등에 관한 자료조사를 요청할 수 있음 〈개정 2016.7.26〉
3) 의료비의 지원한도액, 지원기간 및 지급 절차 등 세부적인 사항은 보건복지부장관이 정하여 고시

영 제10조의2 (금융정보등의 범위 등)

1) 관할 보건소장에게 제출하는 동의 서면에는 암환자와 그 가구원(개별가구의 가구원)의 자필서명 또는 기명날인이 있어야 함
2) 대통령령으로 정하는 금융정보 :
   1. 보통예금, 저축예금 및 자유저축예금 등 요구불예금: 최근 3개월 이내의 평균잔액
   2. 정기예금, 정기적금 및 정기저축 등 저축성예금: 잔액 또는 총납입금

3. 주식, 수익증권, 출자금 및 출자지분: 최종 시세가액. 이 경우 비상장주식의 가액 평가에 관하여는 「상속세 및 증여세법 시행령」 제54조제1항을 준용한다.
4. 채권, 어음, 수표, 채무증서 및 신주인수권 증서: 액면가액
5. 연금저축: 정기적으로 지급된 금액 또는 최종 잔액
6. 제1호부터 제5호까지의 규정에 따른 금융재산에서 발생하는 이자액과 배당액 또는 할인액

3) 대통령령으로 정하는 신용정보 :
1. 대출 현황 및 연체 내용
2. 신용카드 미결제금액

4) 대통령령으로 정하는 보험정보 :
1. 보험증권: 해약하는 경우 지급받게 될 환급금 또는 최근 1년 이내에 지급된 보험금
2. 연금보험: 해약하는 경우 지급받게 될 환급금 또는 정기적으로 지급되는 금액

[본조신설 2016.7.26.]

법 제13조의2 (금융정보등의 제공)

1) **국가와 지방자치단체의 금융정보등 제공 요청** : 금융기관등의 장
1. **금융기관등** : 금융회사등, 신용정보집중기관
2. **금융정보등** : 금융정보·신용정보 또는 보험정보
3. **제공 요청 형태** : 암환자와 그 가구원이 제출한 동의 서면을 전자적 형태로 바꾼 문서(정보통신망 이용)

☞ 금융회사등 : 은행, 중소기업은행, 한국산업은행, 한국수출입은행, 한국은행, 투자매매업자·투자중개업자·집합투자업자·신탁업자·증권금융회사·종합금융회사 및 명의개서대행회사, 상호저축은행 및 상호저축은행중앙회, 조합과 그 중앙회 및 농협은행, 조합과 그 중앙회 및 수협은행, 신용협동조합 및 신용협동조합중앙회, 금고 및 중앙회, 보험회사, 체신관서 및 그 밖에 대통령령으로 정하는 기관

☞ 신용정보집중기관 : 신용정보를 집중하여 관리·활용하는 자로서 금융위원회로부터 허가받은 자

2) 금융정보등의 제공을 요청받은 금융기관등의 장은 명의인의 금융정보등을 제공하고 제공 사실을 명의인에게 통보(명의인이 동의하는 경우에는 통보하지 아니할 수 있음)

3) 업무에 종사하거나 종사하였던 사람은 업무를 수행하면서 취득한 금융정보등을 이 법에서 정한 목적 외의 다른 용도로 사용하거나 다른 사람 또는 기관에 제공하거나 유출하여서는 아니 됨

4) 금융정보등의 제공 요청 및 제공 등에 필요한 사항은 대통령령(암관리법 시행령 제10조

의3)으로 정함

[본조신설 2016.2.3.]

영 제10조의3 (금융정보등의 제공)

1) 관할 보건소장은 암환자와 그 가구원의 동의 서면을 제출받은 경우에는 보건복지부장관이 정하는 바에 따라 사회보장정보시스템을 통하여 보건복지부장관에게 제출
2) 동의 서면을 제출받은 보건복지부장관은 금융회사등이나 신용정보집중기관("금융기관등")의 장에게 암환자와 그 가구원에 대한 금융정보・신용정보 및 보험정보("금융정보등")의 제공을 요청하는 경우 포함 내용 :
   1. 암환자와 그 가구원의 성명 및 주민등록번호
   2. 제공을 요청하는 금융정보등의 범위와 조회기준일 및 조회기간
3) 금융정보등의 제공을 요청받은 금융기관등의 장은 보건복지부장관에게 해당 금융정보등을 제공하는 경우 포함하는 내용 :
   1. 암환자와 그 가구원의 성명 및 주민등록번호
   2. 금융정보등을 제공하는 금융기관등의 명칭
   3. 제공대상 금융상품명과 계좌번호
   4. 금융정보등의 내용
4) 보건복지부장관은 금융기관등의 장에게 해당 금융기관등이 가입한 협회, 연합회 또는 중앙회 등의 정보통신망을 이용하여 금융정보등을 제공하도록 요청할 수 있음
5) 보건복지부장관은 위의 금융정보등을 제공받은 경우에는 사회보장정보시스템을 통하여 관할 보건소장에게 통보

[본조신설 2016.7.26.]

법 제14조 (암등록통계사업)

1) 보건복지부장관은 암 발생 위험 요인과 암의 발생 및 치료에 관한 자료를 지속적이고 체계적으로 수집・분석하여 암 발생률, 생존율 등의 통계를 산출하기 위한 등록・관리・조사사업("암등록통계사업")을 시행
2) 통계자료의 수집 및 통계의 작성 등에 관하여는 「통계법」을 준용
3) 통계의 산출을 위하여 처리되는 개인정보는 「개인정보 보호법」이 적용되지 아니하는 개인정보로 봄
4) 암환자를 진단・치료하는 의료인 또는 의료기관, 국민건강보험공단 및 건강보험심사평가원, 그 밖에 암에 관한 사업을 하는 법인・기관・단체에 대하여 암등록통계사업에 필요한 자료(암환자의 진료와 관련된 자료 및 의무기록(醫務記錄) 등)의 제출이나 의견

의 진술 등을 요구(사용목적 · 사용기한 및 사용방법 등을 적은 서면 요구) : 보건복지부장관

5) 보건복지부장관은 암등록통계사업과 관련하여 고유식별정보를 처리하는 경우에는 개인정보 보호를 위하여 보건복지부령(암관리법 시행규칙 제6조의2)으로 정하는 바에 따라 암호화 등 안전성 확보에 필요한 조치

규칙 제6조의2 (암등록통계사업 관련 개인정보 안전성 확보 조치)

1) 보건복지부장관은 개인정보의 안전성 확보를 위한 조치 :
   1. 개인정보의 안전한 처리를 위한 관리계획 수립 · 시행
   2. 개인정보에 대한 접근 통제 및 접근 권한 제한 조치
   3. 개인정보에 대한 보안프로그램의 설치 및 갱신
   4. 개인정보를 안전하게 저장 · 전송할 수 있는 암호화 기술 적용 또는 이에 상응하는 조치
   5. 개인정보 침해사고 대응을 위한 접속기록의 보관 및 위조 · 변조 방지를 위한 조치
   6. 개인정보의 안전한 보관을 위한 잠금장치 설치 등 물리적 조치

[본조신설 2016.6.30.]

법 제15조 (암정보사업)

1) **암정보사업** : 암에 관한 정보를 지속적이고 체계적으로 구축하여 효율적으로 국민에게 제공하는 사업
2) **암정보사업 시행자** : 보건복지부장관
3) 암정보사업을 효율적으로 추진하기 위하여 국립암센터로 하여금 암정보사업을 수행하게 할 수 있음
4) **암정보사업의 내용** :
   1. 암에 관한 각종 정보 수집, 데이터베이스 구축 및 관리
   2. 국민에 대한 암 정보 제공 및 상담
   3. 암에 관한 교육자료 개발 및 교육 · 홍보
   4. 그 밖에 암 정보 데이터베이스 구축과 제공에 관하여 보건복지부장관이 필요하다고 인정하는 업무

법 제16조 (역학조사)

1) 암 발생의 원인 규명 등을 위하여 필요하다고 인정 시 역학조사 시행 : 보건복지부장관

2) 역학조사의 시기・방법 및 내용 등(암관리법 시행령 제11~12조)

영 제11조 (역학조사반의 구성・운영 및 임무)

1) 역학조사반의 구성 :
   1. 중앙역학조사반 : 보건복지부
   2. 지역역학조사반 : 특별시・광역시・도・특별자치도("시・도")
2) 역학조사반 반원의 구성 :
   1. 중앙역학조사반 : 30명 이내
   2. 지역역학조사반 : 20명 이내
3) 중앙역학조사반 및 지역역학조사반("역학조사반")의 반원은 중앙역학조사반의 경우 보건복지부장관이, 지역역학조사반의 경우 특별시장・광역시장・도지사・특별자치도지사("시・도지사")가 다음의 어느 하나에 해당하는 사람 중에서 임명하거나 위촉
   1. 암환자 관리사업 또는 역학조사 업무를 담당하는 4급 또는 5급 공무원
   2. 역학조사 분야의 전문가
   3. 암에 관한 의학적 전문지식이 있는 사람
   4. 환경 및 직업성 질환 관련 전문가
   5. 영양학 분야의 전문가
   6. 보건통계 분야의 전문가
   7. 그 밖에 의학 또는 과학 분야의 전문가
4) 역학조사반의 임무 :
   1. 역학조사 계획의 수립
   2. 역학조사 실시 기준 및 방법의 개발
   3. 역학조사의 시행 및 평가
   4. 역학조사 능력 개발을 위한 교육・훈련
   5. 암의 발병 사례 수집・분석 및 제공
   6. 암 발생 위험 요인의 위험도 평가
5) 보건복지부장관 및 시・도지사는 반원으로 임명되거나 위촉되어 활동하는 사람에게 예산의 범위에서 수당・여비와 역학조사 활동에 필요한 경비를 지급(공무원인 반원이 그 소관업무와 직접 관련하여 활동하는 경우는 지급 안함)

영 제12조 (역학조사의 시기・방법 및 내용 등)

1) 역학조사의 실시 :
   1. 중앙역학조사반이 역학조사를 하는 경우
      ① 둘 이상의 시・도에서 역학조사가 동시에 필요한 경우
      ② 시・도지사의 역학조사가 불충분하거나 인력・장비의 부족으로 역학조사가 곤란한 경우

③ 특정 지역의 암 발생과 그로 인한 사망이 증가하여 전국적인 조사가 긴급히 필요한 경우
④ 그 밖에 국가암관리사업 및 연구에 대한 지원과 정책 근거자료의 제시를 위하여 보건복지부장관이 필요하다고 인정하는 경우

2. 지역역학조사반이 역학조사를 하는 경우
① 암등록통계 및 사망원인 통계, 그 밖의 의학적인 전문자료에 근거하여 관할 지역의 암 발생률 및 그에 따른 사망률이 증가할 우려가 있거나 관할 지역의 암 발생률 및 그에 따른 사망률이 다른 지역에 비하여 높은 경우
② 관할 지역에서 암을 발생시킬 수 있는 특정 위험물질 및 위험 요인("특정위험물질등")으로 인한 암 발생률의 증가가 우려되는 경우
③ 그 밖에 관할 지역의 암 관리에 필요한 연구를 지원하기 위하여 시·도지사가 필요하다고 인정하는 경우

2) 역학조사 시 조사 내용 :
1. 암환자의 발생 일시·장소, 성별, 연령 및 증상
2. 특정위험물질등에의 노출 여부 및 노출 경로
3. 연령별 암 발생 현황
4. 그 밖에 조사 대상의 인구학적·경제학적·사회학적 특성에 관한 사항

제3절 중앙암등록본부, 지역암등록본부 및 지역암센터

법 제17조 (중앙암등록본부 및 지역암등록본부의 지정 등)

1) 중앙암등록본부 : 암 전문 연구기관 중 1개 기관을 지정, 보건복지부장관
2) 국립암센터 또는 보건복지부령으로 정하는 시설·인력·장비 등의 기준을 충족하는 암 전문 연구기관(암관리법 시행규칙 제8조)의 업무 :
1. 암 발생률 및 생존율 등 암 통계 산출을 위한 자료의 수집·분석·관리
2. 암등록통계사업과 관련한 조사·연구사업
3. 암등록통계사업과 관련한 교육훈련·국제협력
4. 지역암등록본부 지원
5. 그 밖에 암등록통계사업과 관련하여 보건복지부장관이 필요하다고 인정하는 사업

규칙 제8조 (중앙암등록본부 및 지역암등록본부의 지정 기준)

1) 보건복지부령으로 정하는 시설·인력·장비 등의 기준을 충족하는 암 전문 연구기관의 요건 :
1. 전문적인 암 연구가 가능한 연구소가 설치된 대학 또는 종합병원일 것
2. 통계 분석 및 조사·연구에 관한 전문 인력("통계 분석 전문가")을 보유할 것

2) 보건복지부령으로 정하는 시설・인력・장비 등의 기준을 충족하는 관련 전문기관의 요건 :
   1. 지역의 암 진료・연구를 수행할 수 있는 대학 또는 종합병원일 것
   2. 시・도별 지역암등록본부의 업무를 전담하는 통계 분석 전문가 및 의무기록사를 둘 것

3) 특별시・광역시・특별자치시・도・특별자치도("시・도")별 지역암등록본부 : 지역암센터 또는 보건복지부령으로 정하는 시설・인력・장비 등의 기준을 충족하는 관련 전문기관 중 1개 기관을 지정, 보건복지부장관

4) **시・도별 지역암등록본부의 업무 :**
   1. 해당 지역의 암 발생률 및 생존율 등 암 통계 산출을 위한 자료의 수집・분석・관리
   2. 해당 지역의 암등록통계사업과 관련한 조사・연구사업
   3. 그 밖에 암등록통계사업과 관련하여 보건복지부장관 또는 중앙암등록본부의 장이 필요하다고 인정하는 사업

5) **중앙암등록본부 및 지역암등록본부 지정 취소 사유 :**
   1. 각각의 업무를 수행하지 아니하거나 지도・감독을 따르지 아니한 경우
   2. 각각의 지정 기준에 미달한 경우
   3. 그 밖에 대통령령(암관리법 시행령 제13조)으로 정하는 사유에 해당한 경우

영 제13조 (중앙암등록본부 및 지역암등록본부의 지정 취소 사유)

1) 대통령령으로 정하는 사유 :
   1. 암등록통계 산출을 위한 조사를 하지 않거나 조사자료를 제출하지 않은 경우
   2. 암등록통계자료를 암등록통계사업에 따른 목적에 부합되지 않는 용도로 활용한 경우
   3. 지정받은 지역이 아닌 다른 지역으로 기관을 이전하는 경우

법 제18조 (중앙암등록본부 및 지역암등록본부의 지도・감독 등)

1) **중앙암등록본부의 장 및 지역암등록본부의 장** : 암등록통계사업과 관련 업무의 처리상황을 보고 → 보건복지부장관에게 보고

2) **중앙암등록본부의 장의 역할 :**
   1. 매년 암등록통계사업계획을 수립 : 암등록통계자료의 기재사항 및 기준 등을 지역암등록본부 및 암환자를 진단・치료하는 의료인 또는 의료기관의 장에게 통보
   2. 전년도의 암등록통계사업 결과를 종합・분석 : 그 다음 연도 2월 말일까지 보건복

지부장관에게 보고한 후 매년 공표

3) **지역암등록본부의 장의 역할** : 암등록통계사업 결과를 공표하려는 경우에는 중앙암등록본부의 장과 미리 협의

법 제19조 (지역암센터의 지정 등)

1) **시·도별 지역암센터 지정** : 보건복지부장관, 종합병원 중 보건복지부령(암관리법 시행규칙 제10조)으로 정하는 기준을 충족하는 종합병원

규칙 제10조 (지역암센터의 지정 기준)

1) 지역암센터는 1개의 특별시·광역시·특별자치시·도·특별자치도("시·도")에 1개소 지정 (다만, 해당 시·도의 의료자원 분포 및 주민 수 등을 고려하여 2개 이상의 시·도를 통합하여 1개소를 지정하거나 1개의 시·도에 2개소를 지정 가능) 〈개정 2016.6.30〉

2) 보건복지부령으로 정하는 기준을 충족하는 종합병원의 요건 :

1. 해당 병원의 암환자 진료 실적, 암 관리능력, 암 연구에 필요한 시설·장비 및 전문 인력이 우수할 것
2. 지역암센터 사업계획서에 대한 평가결과가 우수할 것

---

2) **지역암센터의 사업 내용** :

1. 암의 발생·예방·진단·치료 및 관리 등에 관한 연구
2. 암환자의 진료
3. 암의 예방과 관리에 관한 홍보 및 교육·훈련
4. 암등록통계자료의 수집·분석 및 제공
5. 그 밖에 암관리에 필요한 사업으로서 보건복지부령으로 정하는 사업

3) **시정 명령** : 보건복지부장관, 지역암센터가 위의 사업을 하지 아니하거나 잘못 수행한 경우

4) **지정 취소** : 보건복지부장관

1. 지정 기준에 미달한 경우
2. 사업을 하지 아니하거나 잘못 수행한 경우
3. 시정명령을 따르지 아니한 경우

5) 지역암센터의 지정 절차 등에 관하여 필요한 사항은 보건복지부령(암관리법 시행규칙 제12조)으로 정함

규칙 제12조 (지역암센터의 지정 절차 등)

1) 지역암센터로 지정받으려는 종합병원 : 시·도지사를 거쳐 보건복지부장관에게 신청
2) 지역암센터 지정신청서에 다음의 서류를 첨부 〈개정 2016.6.30〉
   1. 암환자의 진료 등을 위하여 운영 중이거나 운영할 예정인 시설·인력 및 장비 등의 명세
   2. 지역암센터 사업계획서
2) 지정신청서를 받은 시·도지사는 지역암센터 지정에 대한 의견서를 첨부하여 보건복지부장관에게 제출
3) 신청서를 받은 보건복지부장관은 요건(해당 병원의 암환자 진료 실적, 암 관리능력, 암 연구에 필요한 시설·장비 및 전문 인력이 우수할 것, 지역암센터 사업계획서에 대한 평가결과가 우수할 것)을 갖춘 종합병원을 지역암센터로 지정하고 지역암센터 지정서를 발급한 후, 관할 시·도지사에게 그 사실을 통보

제4절 말기암환자의 완화의료 제20조~제26조 삭제 〈2016.2.3.〉

[시행일 : 2017.8.4.] 제20조~제26조

호스피스·완화의료 및 임종과정에 있는 환자의 연명의료결정에 관한 법률

(약칭 : 연명의료결정법) 참조

[시행 2018.3.27.] [법률 제15542호, 2018.3.27., 일부개정]

법 제1조 (목적)

1) 목적 : 호스피스·완화의료와 임종과정에 있는 환자의 연명의료와 연명의료중단등결정 및 그 이행에 필요한 사항을 규정함으로써 환자의 최선의 이익을 보장하고 자기결정을 존중하여 인간으로서의 존엄과 가치를 보호하는 것

법 제2조 (정의) 〈개정 2018.3.27.〉

1) 용어의 정의 :
   1. "임종과정" : 회생의 가능성이 없고, 치료에도 불구하고 회복되지 아니하며, 급속도로 증상이 악화되어 사망에 임박한 상태
   2. "임종과정에 있는 환자" : 담당의사와 해당 분야의 전문의 1명으로부터 임종과정에 있다는 의학적 판단(담당의사는 환자에 대한 연명의료중단등결정을 이행하기 전에 해당 환자가 임종과정에 있는지 여부를 해당 분야의 전문의 1명과 함께 판단하고 그 결

과를 보건복지부령으로 정하는 바에 따라 기록(전자문서로 된 기록을 포함)을 받은 자

3. "말기환자(末期患者)" : 다음의 어느 하나에 해당하는 질환에 대하여 적극적인 치료에도 불구하고 근원적인 회복의 가능성이 없고 점차 증상이 악화되어 보건복지부령으로 정하는 절차와 기준에 따라 담당의사와 해당 분야의 전문의 1명으로부터 수개월 이내에 사망할 것으로 예상되는 진단을 받은 환자
   가. 암
   나. 후천성면역결핍증
   다. 만성 폐쇄성 호흡기질환
   라. 만성 간경화
   마. 그 밖에 보건복지부령으로 정하는 질환
4. **"연명의료"** : 임종과정에 있는 환자에게 하는 심폐소생술, 혈액 투석, 항암제 투여, 인공호흡기 착용의 의학적 시술로서 치료효과 없이 임종과정의 기간만을 연장하는 것
5. **"연명의료중단등결정"**이란 임종과정에 있는 환자에 대한 연명의료를 시행하지 아니하거나 중단하기로 하는 결정
6. **"호스피스 · 완화의료"**("호스피스") : 말기환자 또는 임종과정에 있는 환자("말기환자등")와 그 가족에게 통증과 증상의 완화 등을 포함한 신체적, 심리사회적, 영적 영역에 대한 종합적인 평가와 치료를 목적으로 하는 의료
7. **"담당의사"** : 의사로서 말기환자등을 직접 진료하는 의사
8. **"연명의료계획서"** : 말기환자등의 의사에 따라 담당의사가 환자에 대한 연명의료중단등결정 및 호스피스에 관한 사항을 계획하여 문서로 작성한 것
9. **"사전연명의료의향서"** : 19세 이상인 사람이 자신의 연명의료중단등결정 및 호스피스에 관한 의사를 직접 문서로 작성한 것

법 제3조 (기본 원칙)

1) 호스피스와 연명의료 및 연명의료중단등결정에 관한 모든 행위는 환자의 인간으로서의 존엄과 가치를 침해하여서는 아니 됨
2) 모든 환자는 최선의 치료를 받으며, 자신이 앓고 있는 상병(傷病)의 상태와 예후 및 향후 본인에게 시행될 의료행위에 대하여 분명히 알고 스스로 결정할 권리가 있음
3) 의료인은 환자에게 최선의 치료를 제공하고, 호스피스와 연명의료 및 연명의료중단등결정에 관하여 정확하고 자세하게 설명하며, 그에 따른 환자의 결정을 존중하여야 함

법 제6조 (호스피스의 날 지정)

1) 호스피스의 날 :

1. 매년 10월 둘째 주 토요일
2. 삶과 죽음의 의미와 가치를 널리 알리고 범국민적 공감대를 형성하며 호스피스를 적극적으로 이용하고 연명의료에 관한 환자의 의사를 존중하는 사회 분위기를 조성하기 위하여

2) 국가와 지방자치단체는 호스피스의 날의 취지에 부합하는 행사와 교육·홍보를 실시하도록 노력

법 제8조 (국가호스피스연명의료위원회)

1) 국가호스피스연명의료위원회(위원회) 소속 : 보건복지부장관 소속

2) 임무 : 보건복지부는 종합계획 및 시행계획을 심의

3) 위원회는 위원장을 포함한 15인 이내의 위원으로 구성

1. 위원장 : 보건복지부차관
2. 위원 : 말기환자 진료, 호스피스 및 임종과정에 관한 학식과 경험이 풍부한 다양한 분야의 전문가들 중에서 보건복지부장관이 임명 또는 위촉

법 제21조 (호스피스사업)

1) 호스피스사업의 종류 : 보건복지부장관 실시

1. 말기환자등의 적정한 통증관리 등 증상 조절을 위한 지침 개발 및 보급
2. 입원형, 자문형, 가정형 호스피스의 설치 및 운영, 그 밖에 다양한 호스피스 유형의 정책개발 및 보급
3. 호스피스의 발전을 위한 연구·개발 사업
4. 호스피스전문기관의 육성 및 호스피스 전문 인력의 양성
5. 말기환자등과 그 가족을 위한 호스피스 교육프로그램의 개발 및 보급
6. 호스피스 이용 환자의 경제적 부담능력 등을 고려한 의료비 지원사업
7. 말기환자, 호스피스의 현황과 관리실태에 관한 자료를 지속적이고 체계적으로 수집·분석하여 통계를 산출하기 위한 등록·관리·조사 사업("등록통계사업")
8. 호스피스에 관한 홍보
9. 그 밖에 보건복지부장관이 필요하다고 인정하는 사업

2) **사업의 위탁 전문기관 :** (시행령 제11조)
   1. 중앙호스피스센터("중앙센터")
   2. 권역별호스피스센터("권역별센터")
   3. 공공기관 중 그 설립 목적이 보건의료와 관련되는 공공기관
   4. 위탁업무 수행에 필요한 조직·인력 및 전문성 등을 갖춘 기관·단체로서 보건복지부장관이 정하여 고시하는 기관 또는 단체

법 제23조 (중앙호스피스센터의 지정 등)

1) **중앙호스피스센터 지정 :** 보건복지부장관은 보건복지부령(시행령 제16조)으로 정하는 기준을 충족하는 종합병원을 중앙호스피스센터("중앙센터")로 지정하고 국공립 의료기관을 우선하여 지정

규칙 제16조 (중앙호스피스센터의 지정기준)

1) 보건복지부령으로 정하는 기준 :
   1. 호스피스전문기관("호스피스전문기관")의 지정을 받을 것
   2. 다른 병동과 물리적으로 구분되는 호스피스·완화의료("호스피스") 병동을 갖출 것
   3. 소관 업무 수행에 필요한 독립된 사무실·연구실 및 회의실을 갖출 것
   4. 소관 업무 수행에 필요한 독립된 온라인정보시스템을 갖출 것
   5. 소관 업무를 전문적으로 수행할 수 있는 1개 이상의 전담부서와 10명 이상의 전담인력을 갖출 것

---

2) **중앙호스피스센터의 업무 :**
   1. 말기환자의 현황 및 진단·치료·관리 등에 관한 연구
   2. 호스피스사업에 대한 정보·통계의 수집·분석 및 제공
   3. 호스피스사업 계획의 작성
   4. 호스피스에 관한 신기술의 개발 및 보급
   5. 말기환자등에 대한 호스피스 제공
   6. 호스피스사업 결과의 평가 및 활용
   7. 그 밖에 말기환자 관리에 필요한 사업으로서 보건복지부령으로 정하는 사업

3) 보건복지부장관은 중앙센터가 위의 사업을 하지 아니하거나 잘못 수행한 경우에는 시정을 명함

4) 보건복지부장관은 중앙센터의 지정을 취소하는 경우 :
   1. 지정 기준에 미달한 경우
   2. 사업을 하지 아니하거나 잘못 수행한 경우
   3. 시정명령을 따르지 아니한 경우

법 제26조 (변경·폐업 등 신고)

1) 호스피스전문기관의 장은 보건복지부령으로 정하는 인력·시설·장비 등 중요한 사항을 변경하려는 경우 보건복지부장관에게 변경사항을 신고
2) 호스피스전문기관의 장은 호스피스사업을 폐업 또는 휴업하려는 경우 보건복지부장관에게 미리 신고

법 제27조 (의료인의 설명의무)

1) 호스피스전문기관의 의료인은 말기환자등이나 그 가족 등에게 호스피스의 선택과 이용 절차에 관하여 설명하여야 함
2) 호스피스전문기관의 의사 또는 한의사는 호스피스를 시행하기 전에 치료 방침을 말기환자등이나 그 가족에게 설명하여야 하며, 말기환자등이나 그 가족이 질병의 상태에 대하여 알고자 할 때에는 이를 설명하여야 함

법 제28조 (호스피스의 신청)

1) 말기환자등이 호스피스전문기관에서 호스피스를 이용하려는 경우에는 호스피스 이용동의서와 의사가 발급하는 말기환자등임을 나타내는 의사소견서를 첨부하여 호스피스전문기관에 신청
2) 말기환자등이 의사결정능력이 없을 때에는 미리 지정한 지정대리인이 신청할 수 있고 지정대리인이 없을 때에는 배우자, 직계비속, 직계존속, 형제자매의 순서대로 신청
3) 말기환자등은 언제든지 직접 또는 대리인을 통하여 호스피스의 신청을 철회

암관리법 문제

[문 1] 다음 중 암관리법의 목적은 무엇인가?

① 암의 적정성 및 국민건강증진에 이바지 ② 국민의 암 발생 감소 및 치료
③ 암의 예방과 치료 ④ 개인적 고통과 피해 및 사회적 부담 감소
⑤ 개인적 고통과 사회적인 책임을 총괄

해설 법 제1조

[문 2] 암관리법의 목적에 해당하는 것은?

가. 암의 예방과 진료 및 연구 등에 관한 정책을 수립한다.
나. 암으로 인한 개인적 고통과 피해를 줄인다.
다. 국민건강증진에 이바지한다.
라. 국민의 보건 및 의료향상에 이바지한다.

① 가, 나, 다 ② 가, 다 ③ 나, 라 ④ 라 ⑤ 가, 나, 다, 라

해설 법 제1조

[문 3] 다음은 암관리에 대한 설명이다. 다음 ( )안에 알맞은 것은?

통증과 증상의 완화 등을 포함한 신체적, 심리사회적, 영적 영역에 대한 치료를 통하여 ( )와 가족의 ( )을 향상시킨다.

① 암환자, 건강증진 ② 말기암환자, 건강증진
③ 암환자, 삶의 질 ④ 말기암환자, 삶의 질
⑤ 암환자, 신체적, 정신적, 사회적 안녕

해설 법 제2조

정답 1. ④ 2. ① 3. ④

[문 4] 다음 중 국가 및 지방자체단체의 의무로 알맞은 것은?

① 암 예방과 진료 및 연구 지원　② 암 예방과 암관리 사업 지원
③ 암 예방 및 치료 제공　④ 암 치료 및 적절한 의료서비스 제공
⑤ 암 치료 및 진료 및 연구 시행

해설 법 제3조

[문 5] 다음 중 암관리사업에 협조해야 하는 경우가 아닌 것은?

① 의사, 치과의사　② 간호사, 의무기록사
③ 한의사, 종합병원의 장　④ 한의원장, 조산사
⑤ 신경정신과 원장, 조산사

해설 법 제3조

[문 6] 암 예방의 날은 매년 언제인가?

① 1월 20일　② 2월 14일　③ 3월 21일　④ 5월 12일　⑤ 7월 31일

해설 법 제4조

[문 7] 암관리종합계획을 세워야 하는 사람은?

① 대통령　② 보건복지부장관　③ 국립암센터 원장
④ 보건소장　⑤ 시・도지사

해설 법 제5조

[문 8] 암관리종합계획은 언제 세워야 하는가?

① 1년 마다　② 4년 마다　③ 5년 마다　④ 10년 마다　⑤ 한번만

해설 법 제5조

[문 9] 암관리종합계획에 포함되어야 할 사항이 아닌 것은?

① 사업의 목표와 방향　② 추진 방법　③ 추진 계획
④ 필요한 전문 인력의 육성　⑤ 사업 시행 일시 및 장소

해설 법 제5조

정답 4. ①　5. ②　6. ③　7. ②　8. ③　9. ⑤

[문 10] 암관리종합계획에 따른 세부집행계획을 세워야 하는 사람은?

① 보건복지부장관 ② 시·도지사 ③ 보건소장
④ 질병관리본부장 ⑤ 국립암센터 원장

해설 법 제5조

[문 11] 암관리종합계획 등 암관리에 관한 중요사항을 심의하기 위해 두는 것은?

① 국가암관리위원회 ② 국가암연구소
③ 중앙암등록본부 ④ 지방암등록본부
⑤ 역학조사반

해설 법 제6조

[문 12] 국가암관리위원회는 어디 소속이며 위원장은 누구인가?

① 국립암센터, 국립암센터 원장 ② 보건복지부, 보건복지부 장관
③ 보건복지부, 국립암센터 원장 ④ 국립암센터, 보건소장
⑤ 보건복지부, 보건복지부 차관

해설 법 제6조, 제7조

[문 13] 국가암관리위원회의 기능이 아닌 것은?

① 국가암관리체계 및 제도의 발전 ② 연도별 암관리사업 시행계획
③ 암관리사업의 예산 ④ 암관리사업의 추진계획 및 추진방법
⑤ 암관리종합계획의 수립 및 평가

해설 법 제8조

[문 14] 암연구사업을 시행하고 산·학·연 간의 공동연구사업을 지원해야 하는 사람은?

① 보건복지부장관 ② 시·도지사
③ 시장·군수·구청장 ④ 국립암센터 원장
⑤ 질병관리본부장

해설 법 제9조

정답 10. ② 11. ① 12. ⑤ 13. ④ 14. ①

[문 15] 국립암센터가 수행할 수 있는 사업 내용이 아닌 것은?

① 암연구사업 계획의 작성
② 암연구사업 결과의 평가 및 활용
③ 국가암관리제도의 발전 계획 수립
④ 연도별 암연구사업 과제의 공모·심의 및 선정
⑤ 국내외 추세 및 암연구사업에 대한 수요 예측

해설 법 제9조, 제30조

[문 16] 다음 중 암 연구·개발사업에 대하여 지원하거나 자문하게 하기 위하여 두어야 할 조직과 부서는?

① 암연구센터, 국립암센터
② 암정복추진기획단, 보건복지부
③ 암개발운영위원회, 보건복지부
④ 암지원센터, 국립암센터
⑤ 암관리연구소, 보건복지부

해설 시행규칙 제2조

[문 17] 암검진사업에 포함되지 않는 내용은?

① 암검진의 기준 연구 및 질 관리
② 정보시스템의 개발 및 관리
③ 암검진의 양적 및 질적 관리
④ 암검진에 관한 교육 및 홍보
⑤ 수검 예정자에 대한 검사 및 진단

해설 시행령 제6조

[문 18] 암검진사업시 고려해야 할 자료는?

① 대상자, 검진주기
② 암 종류, 발생률
③ 생존율, 검진주기
④ 생존율, 사망률
⑤ 검진주기, 암종류

해설 법 제11조

[문 19] 암검진사업 대상자로 맞는 것은?

가. 건강보험가입자 나. 암환자 다. 의료급여수급자 라. 손해사정보험가입자

정답 15. ③ 16. ② 17. ③ 18. ④ 19. ②

① 가, 나, 다 ② 가, 다 ③ 나, 라 ④ 라 ⑤ 가, 나, 다, 라

해설 시행령 제7조

[문 20] 다음 설명에 해당하는 사업은?

- 통증관리, 완화의료, 간호 및 상담서비스 등을 위한 가정방문사업
- 암환자와 그 가족을 위한 교육프로그램의 개발 및 보급

① 암관리사업 ② 재가암환자 관리사업 ③ 암환자 호스피스사업
④ 암등록통계사업 ⑤ 암검진관리사업

해설 법 제12조

[문 21] 의료급여수급권자 중 암환자의 경우 누구에게 지원 신청하여야 하는가?

① 보건복지부 장관 ② 국립암센터 원장 ③ 시・도지사
④ 시장・군수・구청장 ⑤ 보건소장

해설 법 제13조

[문 22] 암환자가 의료비를 지원받으려는 경우 누구에게 신청하여야 하는가?

① 보건복지부 장관 ② 국립암센터 원장 ③ 시・도지사
④ 시장・군수・구청장 ⑤ 보건소장

해설 법 제13조

[문 23] 의료비를 지원받으려는 암환자가 관할 보건소장에게 지원 신청하는 경우에 해당하지 않는 것은?

① 암검진사업에 따라 진단받은 건강보험가입자 중 암환자
② 암검진사업에 따라 진단받은 피부양자 중 암환자
③ 의료급여수급자 중 암환자
④ 18세 미만 아동
⑤ 폐암환자

해설 시행령 제10조

정답 20. ② 21. ⑤ 22. ⑤ 23. ④

[문 24] 다음 중 암환자를 진단 및 치료시 암등록통계사업에 필요한 자료의 제출 등을 요구할 수 있는 경우는?

① 보건복지부장관 ② 국립암센터 원장 ③ 건강심사평가원 원장
④ 건강보험공단 이사장 ⑤ 보건소장

해설 법 제14조

[문 25] 다음 중 암정보사업과 관련이 없는 것은?

① 암에 대한 정보를 지속적이고 체계적으로 구축
② 암에 관한 각종 정보 수집, 데이터베이스 구축 및 관리
③ 효율적인 암정보를 의료인에게 제공
④ 암에 관한 교육자료 개발
⑤ 국민에 대한 암 정보 제공

해설 법 제15조

[문 26] 역사조사 및 역학조사반에 대한 설명이 틀린 것은?

① 보건복지부장관이 암 발생의 원인 규명을 위해 역학조사를 할 수 있다.
② 보건복지부에 중앙역학조사반을 두고, 시・도에 지역역학조사반을 둔다.
③ 역학조사반의 반원은 역학조사 분야의 전문가를 임명한다.
④ 암 발생 위험 요인의 위험도 평가는 역학조사반의 임무이다.
⑤ 공무원인 반원이 그 소관업무와 직접 관련하여 활동하는 경우 역학조사 활동에 필요한 경비를 지급받는다.

해설 시행령 제11조

[문 27] 역학조사를 할 때에 조사하여야 할 사항이 아닌 것은?

① 특정위험물질 등에의 노출 여부 및 노출 경로
② 성별 암 사망률
③ 연령별 암 발생 현황
④ 조사 대상의 인구학적・경제학적・사회학적 특성에 관한 사항
⑤ 암환자의 발생 일시・장소, 성별, 연령 및 증상

정답 24. ① 25. ③ 26. ⑤ 27. ②

해설 시행령 제12조

[문 28] 보건복지부장관이 시설, 인력, 장비 등의 기준을 충족하는 암 전문 연구기관 중 몇 개를 중앙암등록본부로 지정할 수 있는가?

① 1개 ② 2개 ③ 3개 ④ 4개 ⑤ 5개

해설 법 제17조

[문 29] 보건복지부장관이 중앙암등록본부 및 지역암등록본부 지정을 취소할 수 있는 경우가 아닌 것은?

① 업무를 수행하지 아니한 경우
② 중앙암등록본부의 지도 및 감독을 따르지 아니한 경우
③ 지역암센터에서 정하는 시설 및 인력 등의 기준에 미달한 경우
④ 다른 지역으로 기관을 이전하는 경우
⑤ 국립암센터에서 정하는 시설 및 인력 등의 기준에 미달한 경우

해설 법 제19조

[문 30] 보건복지부장관에게 암등록통계사업 결과를 보고해야 할 사항과 관계가 먼 것은?

① 중앙암등록본부의 장은 암등록통계사업 결과를 매년 공표하여야 한다.
② 중앙암등록본부의 장이 전년도 암등록통계사업 결과를 다음 연도 2월 말에 보고하여야 한다.
③ 지역암등록본부의 장은 바로 매년 공표하여야 한다.
④ 보건복지부장관은 업무 처리상황을 보고하게 할 수 있다.
⑤ 중암암등록본부의 장은 암등록통계자료의 기재사항 및 기준 등을 암환자를 진단·치료하는 의료인 또는 의료기관의 장에게 통보하여야 한다.

해설 법 제18조

정답 28. ① 29. ④ 30. ③

[문 31] 보건복지부장관이 지역암센터 지정을 취소할 수 있는 경우가 아닌 것은?

① 100병상의 병상을 갖춘 경우

② 암등록통계자료의 수집 및 제공을 하지 않은 경우

③ 암예방과 관리에 관한 홍보를 게을리 하여 시정명령에 따르지 아니한 경우

④ 지역사회 암 생존자 관리를 잘못한 경우

⑤ 내과, 외과, 소아청소년과, 산부인과, 영상의학과, 마취통증의학과, 진단검사의학과 또는 병리과, 정신건강의학과 및 치과를 포함한 9개 이상의 진료과목을 갖춘 경우

해설 법 제19조

정답 31. ②

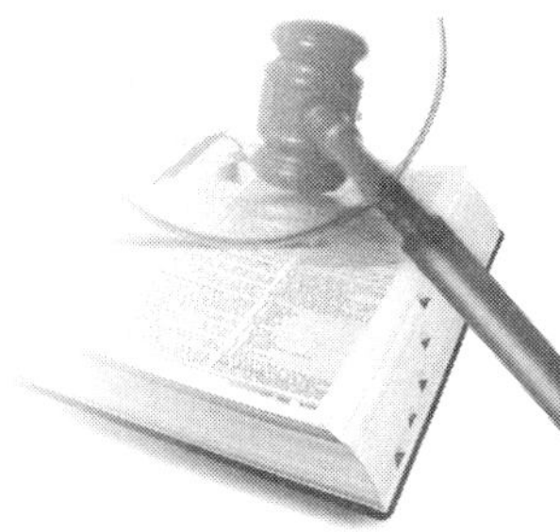

보건의료인을 위한 **보건의료법규**

보건의료기본법

- 보건의료기본법
- 보건의료기본법 문제

보건의료기본법

[시행 2017.8.9.] [법률 제14558호, 2017.2.8., 일부개정]

제1장 총칙

법 제1조 (목적)

1) 목적 : 보건의료에 관한 국민의 권리 · 의무와 국가 및 지방자치단체의 책임을 정하고 보건의료의 수요와 공급에 관한 기본적인 사항을 규정 함으로써 보건의료의 발전과 국민의 보건 및 복지의 증진에 이바지

법 제2조 (기본 이념)

1) 기본 이념 : 보건의료를 통하여 모든 국민이 인간으로서의 존엄과 가치를 가지며 행복을 추구할 수 있도록 하고 국민 개개인이 건강한 삶을 영위할 수 있도록 제도와 여건을 조성하며, 보건의료의 형평과 효율이 조화를 이룰 수 있도록 함으로써 국민의 삶의 질을 향상시키는 것

법 제3조 (정의)

1) 정의 :

1. "보건의료" : 국민의 건강을 보호 · 증진하기 위하여 국가 · 지방자치단체 · 보건의료기관 또는 보건의료인 등이 행하는 모든 활동
2. "보건의료서비스" : 국민의 건강을 보호 · 증진하기 위하여 보건의료인이 행하는 모든 활동
3. "보건의료인" : 보건의료 관계 법령에서 정하는 바에 따라 자격 · 면허 등을 취득하거나 보건의료서비스에 종사하는 것이 허용된 자
4. "보건의료기관" : 보건의료인이 공중(公衆) 또는 특정 다수인을 위하여 보건의료서비스를 행하는 보건기관, 의료기관, 약국, 그 밖에 대통령령으로 정하는 기관

5. "공공보건의료기관" : 국가 · 지방자치단체, 그 밖의 공공단체가 설립 · 운영하는 보건의료기관
6. "보건의료정보" : 보건의료와 관련한 지식 또는 부호 · 숫자 · 문자 · 음성 · 음향 · 영상 등으로 표현된 모든 종류의 자료

법 제5조 (보건의료인의 책임)

1) 자신의 학식과 경험, 양심에 따라 환자에게 양질의 적정한 보건의료서비스를 제공하기 위하여 노력
2) 보건의료서비스의 제공을 요구받으면 정당한 이유 없이 이를 거부하지 못함
3) 적절한 보건의료서비스를 제공하기 위하여 필요하면 보건의료서비스를 받는 자를 다른 보건의료기관에 소개하고 그에 관한 보건의료 자료를 다른 보건의료기관에 제공하도록 노력
4) 국가나 지방자치단체가 관리하여야 할 질병에 걸렸거나 걸린 것으로 의심되는 대상자를 발견한 때에는 그 사실을 관계 기관에 신고 · 보고 또는 통지하는 등 필요한 조치를 하여야 함

법 제6조 (환자 및 보건의료인의 권리)

1) **환자의 권리** : 모든 환자는 자신의 건강보호와 증진을 위하여 적절한 보건의료서비스를 받을 권리
2) **보건의료인의 권리** : 보건의료서비스를 제공할 때에 학식과 경험, 양심에 따라 환자의 건강보호를 위하여 적절한 보건의료기술과 치료재료 등을 선택할 권리

제2장 보건의료에 관한 국민의 권리와 의무

법 제10조 (건강권 등)

1) 모든 국민은 이 법 또는 다른 법률에서 정하는 바에 따라 자신과 가족의 건강에 관하여 국가의 보호를 받을 권리를 가짐
2) 모든 국민은 성별, 나이, 종교, 사회적 신분 또는 경제적 사정 등을 이유로 자신과 가족의 건강에 관한 권리를 침해받지 아니함

법 제11조 (보건의료에 관한 알 권리)

1) 모든 국민은 관계 법령에서 정하는 바에 따라 국가와 지방자치단체의 보건의료시책에 관한 내용의 공개를 청구할 권리를 가짐
2) 모든 국민은 관계 법령에서 정하는 바에 따라 보건의료인이나 보건의료기관에 대하여 자신의 보건의료와 관련한 기록 등의 열람이나 사본의 교부를 요청할 수 있음
3) 본인이 요청할 수 없는 경우에는 그 배우자・직계존비속 또는 배우자의 직계존속이, 그 배우자・직계존비속 및 배우자의 직계존속이 없거나 질병이나 그 밖에 직접 요청을 할 수 없는 부득이한 사유가 있는 경우에는 본인이 지정하는 대리인이 기록의 열람 등을 요청할 수 있음

법 제12조 (보건의료서비스에 관한 자기결정권)

모든 국민은 보건의료인으로부터 자신의 질병에 대한 치료 방법, 의학적 연구 대상 여부, 장기이식(臟器移植) 여부 등에 관하여 충분한 설명을 들은 후 이에 관한 동의 여부를 결정할 권리를 가짐

법 제13조 (비밀 보장)

모든 국민은 보건의료와 관련하여 자신의 신체상・건강상의 비밀과 사생활의 비밀을 침해받지 아니함

법 제14조 (보건의료에 관한 국민의 의무)

1) 모든 국민은 자신과 가족의 건강을 보호・증진하기 위하여 노력하여야 하며, 관계 법령에서 정하는 바에 따라 건강을 보호・증진하는 데에 필요한 비용을 부담하여야 함
2) 누구든지 건강에 위해한 정보를 유포・광고하거나 건강에 위해한 기구・물품을 판매・제공하는 등 다른 사람의 건강을 해치거나 해칠 우려가 있는 행위를 하여서는 아니 됨
3) 모든 국민은 보건의료인의 정당한 보건의료서비스와 지도에 협조

제3장 보건의료발전계획의 수립・시행

법 제15조 (보건의료발전계획의 수립 등)

1) 보건의료발전계획 수립자 및 시기 : 보건복지부장관은 관계 중앙행정기관의 장과의 협

의와 보건의료정책심의위원회의 심의, 5년마다 수립

2) **보건의료발전계획 내용 :** 〈개정 2016.5.29.〉

1. 보건의료 발전의 기본 목표 및 그 추진 방향
2. 주요 보건의료사업계획 및 그 추진 방법
3. 보건의료자원의 조달 및 관리 방안
4. 지역별 병상 총량의 관리에 관한 시책
5. 보건의료의 제공 및 이용체계 등 보건의료의 효율화에 관한 시책
6. 중앙행정기관 간의 보건의료 관련 업무의 종합・조정
7. 노인・장애인 등 보건의료 취약계층에 대한 보건의료사업계획
8. 보건의료 통계 및 그 정보의 관리 방안
9. 그 밖에 보건의료 발전을 위하여 특히 필요하다고 인정되는 사항

3) **보건의료발전계획의 확정 :** 국무회의의 심의

법 제16~18조 (주요 시책 추진방안의 수립・시행) (지역보건의료계획의 수립・시행)

1) **보건의료와 관련된 소관 주요 시책의 추진방안 :** 보건의료발전계획을 기초로 매년 수립・시행, 보건복지부장관

2) **지역보건의료계획을 수립・시행 :** 지방자치단체의 실정을 감안, 특별시장・광역시장・도지사・특별자치도지사("시・도지사") 및 시장・군수・구청장(자치구의 구청장)

3) **계획 수립의 협조 요청시 :** 협조 요청을 받은 관계 기관・단체 등은 특별한 사유가 없으면 협조 요청에 따라야 함

법 제20~23조 (보건의료정책심의위원회)

1) **보건의료정책심의위원회("위원회") :** 보건의료에 관한 주요 시책을 심의, 보건복지부장관 소속

2) **위원회 구성 :** 위원장 1명을 포함한 20명 이내의 위원

1. **위원장 1명 :** 보건복지부장관
2. **위원의 자격 :** 보건복지부장관이 임명 또는 위촉
   ① 대통령령(보건의료기본법 시행령 제4조)으로 정하는 관계 중앙행정기관 소속 공무원
   ② 보건의료 수요자를 대표하는 사람
   ③ 보건의료 공급자를 대표하는 사람

④ 보건의료에 관한 학식과 경험이 풍부한 사람

령 제4조 (보건의료정책심의위원회의 구성)

1) 대통령령으로 정하는 관계 중앙행정기관 소속 공무원 : 복수차관이 있는 기관은 해당 기관의 장이 지정하는 차관으로 함 〈개정 2017.7.26〉
   1. 기획재정부차관
   2. 교육부차관
   3. 과학기술정보통신부차관
   4. 행정안전부차관
   5. 환경부차관
   6. 고용노동부차관
   7. 삭제 〈2017.8.9.〉
   8. 삭제 〈2017.8.9.〉
   9. 식품의약품안전처장

3) **실무위원회** : 위원회의 회의를 효율적으로 운영하기 위하여(보건의료기본법 시행령 제12조)

령 제12조 (실무위원회의 구성 등)

1) 실무위원회의 구성 : 위원장 1명을 포함한 25명 이내의 위원
2) 위원장 : 보건복지부 소속 고위공무원단에 속하는 공무원 중에서 보건복지부장관이 지명
3) 위원은 관계 중앙행정기관(보건의료기본법 시행령 제4조 참조) 및 보건복지부의 3급 또는 4급 공무원과 보건의료분야에 관한 학식과 경험이 풍부한 사람 중에서 보건복지부장관이 위촉
4) 실무위원회의 심의 내용 :
   1. 위원회의 심의에 앞서 관계 중앙행정기관의 협의 등 사전검토가 필요한 사항
   2. 위원회로부터 심의 요청을 받은 사항
   3. 그 밖에 위원회의 위원장이 심의에 부치는 사항
5) 직무 대행 : 실무위원회의 위원장이 부득이한 사유로 직무를 수행할 수 없는 경우에는 보건복지부 소속 공무원인 위원이 직무를 대행
6) 간사 1명 : 보건복지부 소속 공무원 중에서 보건복지부장관이 지명

4) **분야별 분과위원회** : 위원회의 심의사항을 보다 전문적으로 검토

5) 위원회의 기능 : 심의
   1. 보건의료발전계획
   2. 주요 보건의료제도의 개선
   3. 주요 보건의료정책
   4. 보건의료와 관련되는 국가 및 지방자치단체의 역할
   5. 그 밖에 위원장이 심의에 부치는 사항
6) 위원회는 관계 행정기관에 협조 요청 → 관계 행정기관은 특별한 사유가 없으면 요청에 따라야 함

제4장 보건의료자원의 관리 등

법 제24~27조 (보건의료자원의 관리 등)

1) **국가와 지방자치단체의 종합적이고 체계적인 시책을 강구** : 보건의료에 관한 인력, 시설, 물자, 지식 및 기술 등 보건의료자원을 개발·확보
2) **보건의료자원을 관리** : 보건의료자원의 장·단기 수요를 예측하여 보건의료자원이 적절히 공급될 수 있도록 함
3) **보건의료인력 양성** : 우수한 보건의료인력의 양성과 보건의료인력의 자질 향상을 위하여 교육 등 필요한 시책을 강구
4) **보건의료인 간의 협력** : 국민에게 양질의 보건의료서비스를 제공하고 국민의 보건 향상에 이바지하기 위하여 보건의료서비스를 제공할 때에 그 전문 분야별로 또는 전문 분야 간에 상호 협력하도록 노력
5) **공공·민간 보건의료기관의 역할 분담**
   1. 공공보건의료기관과 민간보건의료기관 간의 역할 분담과 상호협력 체계를 마련
   2. 기본적인 보건의료 수요를 형평에 맞게 충족시키기 위하여 필요하면 공공보건의료기관을 설립·운영
   3. 공공보건의료를 효율적으로 운영하고 관리하기 위하여 필요한 시책을 수립·시행
   4. 공공보건의료기관의 설립·운영 등 공공보건의료에 관한 기본적인 사항은 따로 법률(공공보건의료에 관한 법률)로 정함

제5장 보건의료의 제공과 이용

제1절 보건의료의 제공 및 이용체계

법 제29조 (보건의료의 제공 및 이용체계)

1) 국가와 지방자치단체는 보건의료에 관한 인력, 시설, 물자 등 보건의료자원이 지역적으로 고루 분포되어 보건의료서비스의 공급이 균형 있게 이루어지도록 노력하여야 하며, 양질의 보건의료서비스를 효율적으로 제공하기 위한 보건의료의 제공 및 이용체계를 마련하도록 노력
2) 국가와 지방자치단체는 보건의료의 제공 및 이용체계를 구축하기 위하여 필요한 행정상·재정상의 조치와 그 밖에 필요한 지원을 할 수 있음

법 제30조 (응급의료체계)

국가와 지방자치단체는 모든 국민(국내에 체류하고 있는 외국인 포함)이 응급 상황에서 신속하고 적절한 응급의료서비스를 받을 수 있도록 응급의료체계를 마련하여야 함

제6장 보건의료의 육성·발전 등

법 제46조 (분쟁 조정 등)

1) 국가와 지방자치단체는 보건의료서비스로 인하여 분쟁이 발생하면 그 분쟁이 신속하고 공정하게 해결되도록 하기 위하여 필요한 시책을 강구
2) 국가와 지방자치단체는 보건의료서비스로 인한 피해를 원활하게 구제(救濟)하기 위하여 필요한 시책을 강구

법 제51조 (보건의료사업의 평가)

국가와 지방자치단체는 매년 주요 보건의료사업의 성과를 평가하여 이를 보건의료시책에 반영하도록 함

법 제52조 (보건의료서비스의 평가)

보건복지부장관은 보건의료서비스의 질적 향상을 위하여 관계 법령에서 정하는 바에 따라 보건의료서비스에 대한 평가를 실시하여야 함

보건의료기본법 문제

[문 1] 보건의료기본법의 목적으로 옳지 않은 것은?

① 보건의료에 관한 국민의 권리와 의무
② 보건의료에 관한 국가의 권리와 책임
③ 보건의료의 수요와 공급에 관한 기본적인 사항을 규정함
④ 보건의료의 발전과 국민의 보건 및 복지의 증진에 이바지함

해설 법 제1조

[문 2] 국민의 건강을 보호·증진하기 위하여 국가·지방자치단체, 보건의료기관 또는 보건의료인 등이 행하는 모든 활동을 지칭하는 용어는?

① 보건의료서비스 ② 보건의료기관 ③ 보건의료 ④ 보건의료인

해설 법 제3조

[문 3] '모든 국민은 ( ), 나이, ( ), 사회적 신분 또는 경제적 사정 등을 이유로 자신과 가족의 건강에 관한 권리를 침해받지 아니한다'에서 ( )에 적합한 용어는?

① 성별, 종교 ② 종교, 학력 ③ 학력, 직업 ④ 직업, 지역

해설 법 제10조

[문 4] 보건의료인이나 보건의료기관에 대하여 자신의 보건의료와 관련한 기록 등의 열람이나 사본의 교부의 대리인으로 볼 수 없는 사람은?

① 배우자 ② 직계존비속
③ 배우자의 직계존속 ④ 배우자의 직계비속

해설 법 제11조

정답 1. ② 2. ③ 3. ① 4. ④

[문 5] 보건의료와 관련된 국민의 권리가 아닌 것은?

가. 비밀보장　　나. 자기결정권　　다. 건강권　　라. 보건의료에 관한 국민의 의무

① 가　② 나　③ 다　④ 라　⑤ 가, 나, 다, 라

해설 법 제11조~14조

[문 6] 보건의료서비스에 관한 자기결정권의 범위로 옳지 않은 것은?

① 장기이식 여부
② 의학적 연구대상 여부
③ 자신의 질병에 대한 치료방법
④ 자신의 보건의료와 관련된 기록열람

해설 법 제12조

[문 7] 임시 보건의료실태조사를 할 수 있는 자로 옳은 것은?

① 보건복지부장관　② 시・도지사
③ 시장・군수・구청장　④ 보건소장

해설 시행령 제14조

[문 8] 보건의료 발전계획에 포함되어야 할 사항이 아닌 것은?

① 보건의료통계 및 그 정보의 관리 방안
② 보건의료취약계층에 대한 보건의료사업계획
③ 주요 보건의료사업계획의 추진 방법
④ 보건의료수요측정

해설 법 제15조

[문 9] 보건의료발전계획은 몇 년마다 수립해야 하는가?

① 1년　② 3년　③ 5년　④ 10년

해설 법 제15조

정답 5. ④　6. ④　7. ①　8. ④　9. ③

[문 10] 보건의료정책심의위원회에 대한 설명으로 틀린 것은?

① 보건복지부장관 소속
② 보건복지부차관이 위원장
③ 위원은 보건복지부장관이 임명
④ 위원은 중앙행정기관 소속 공무원 중 차관

해설 법 제20조~제23조, 시행령 제4조

[문 11] 평생국민건강관리체계의 내용으로 제시된 사항이 아닌 것은?

① 국민 보건의료
② 학교 보건의료
③ 장애인의 건강증진
④ 노인의 건강증진

해설 법 제31조~제38조
이외에도 여성과 어린이의 건강증진, 환경 보건의료, 산업 보건의료, 식품위생・영양이 있다.

[문 12] 보건의료의 육성・발전을 위한 국가나 지방자치단체의 역할이 아닌 것은?

① 보건의료정보의 표준화 사업
② 주요 보건의료사업의 성과를 매년 평가
③ 보건의료서비스로 인한 분쟁이 공정하게 해결되도록 필요한 시책 강구
④ 보건의료취약계층에 대해 적절한 보건의료서비스를 제공키 위한 시책 수립・시행

해설 법 제44조~제52조
이외에도 건강위해인자의 비용부담, 한방의료의 육성・발전, 국제협력, 보건의료서비스의 평가가 있다.

정답 10. ② 11. ① 12. ①

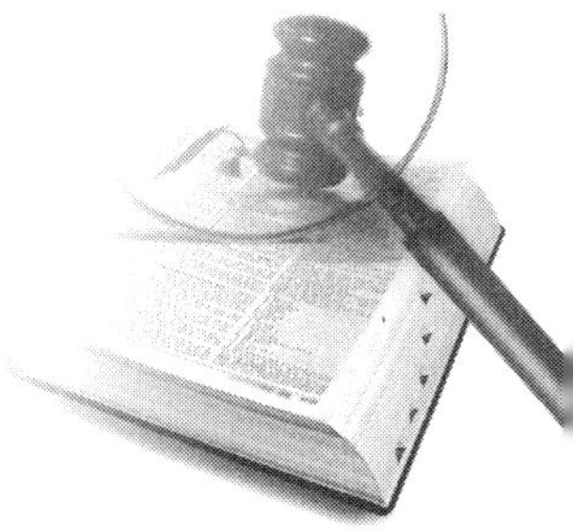

의료기관세탁물 관리규칙

- 의료기관세탁물 관리규칙
- 의료기관세탁물 관리규칙 문제

의료기관세탁물 관리규칙

[시행 2015.1.5.] [보건복지부령 제283호, 2015.1.5., 타법개정]

제1조 (목적)

1) 목적 : 의료기관(병상을 갖춘 의료기관)에서 발생하는 세탁물의 처리 방법, 의료기관세탁물 처리업의 신고, 그 밖에 세탁물의 관리에 관하여 필요한 사항을 규정함

제2조 (정의)

1) 정의 :

1. "의료기관세탁물" : 의료기관에 종사하는 자와 진료받는 환자가 사용하는 것으로서 세탁 과정을 거쳐 재사용할 수 있는 세탁물 :
   ① 침구류 : 이불, 담요, 시트, 베개, 베갯잇 등
   ② 의류 : 환자복, 신생아복, 수술복, 가운 등
   ③ 리넨류 : 수술포, 기계포, 마스크, 모자, 수건, 기저귀, 그 밖의 리넨류
   ④ 기타 : 커텐, 씌우개류, 수거자루 등
2. "오염세탁물" : 세탁물 중 전염성 물질에 오염되었거나 오염될 우려가 있는 세탁물 :
   ① 법정 감염병환자가 사용한 세탁물과 감염성 병원균에 오염될 우려가 있는 세탁물
   ② 환자의 피・고름・배설물・분비물 등에 오염된 세탁물
   ③ 동물실험 시 감염증에 걸린 동물의 배설물 또는 분비물에 오염된 세탁물
   ④ 그 밖에 감염성 병원균에 오염된 세탁물
3. "기타세탁물" : 세탁물 중 오염세탁물 외의 세탁물
4. "일반세탁물" : 의료기관세탁물 외의 세탁물

제3조 (세탁물의 보관 및 운반 기준)

1) 의료기관과 시장・군수・구청장(자치구의 구청장)에게 의료기관세탁물 처리업 신고를

한 자("처리업자")는 별표 1의 세탁물의 보관 및 운반 기준에 따라 세탁물을 보관하고 운반

[별표 1] 세탁물의 보관 및 운반 기준

1. 세탁물의 보관 기준
가. 수집
(1) 세탁물 수집장소는 다른 시설과 구획되고, 위생적이어야 한다.
(2) 세탁물 수집자루는 세탁과 소독이 쉬운 구조이어야 하고, 오염세탁물 수집자루는 기타세탁물과 구분이 가능하도록 유색 용기(붉은색이나 노란색)나 "오염세탁물"이라고 표시된 용기를 사용하여야 한다.
(3) 세탁물이 혈액이나 분비물 등으로 젖어 있을 때에는 혈액이나 분비물 등이 새지 아니하는 별도의 수집용기를 사용하여야 한다.
(4) 세탁물 수집장소에는 누구나 쉽게 알 수 있도록 세탁물의 분류방법 등을 게시하여야 한다.
나. 보관
(1) 의료기관은 세탁물을 입원실·식당·휴게실 및 환자나 의료기관 종사자의 왕래가 빈번한 장소 등과 떨어진 구분된 장소에 보관하여야 하고, 처리업자는 세탁물을 일반세탁물과 구분된 장소에 보관하여야 한다.
(2) 오염세탁물이 있는 보관장소에는 오염세탁물이 있음을 표시하고, 취급상 주의사항을 게시하여야 하며, 관계자 외의 출입을 금하여야 한다.
(3) 의료기관이 세탁물을 자체 처리할 경우 보관장소는 별표 3 제1호바목에 따른 오염작업구역과 중복하여 지정할 수 있다.
(4) 의료기관이 처리업자에게 위탁하여 처리하려는 세탁물은 수집자루 등 밀폐된 용기에 넣어서 보관하여야 한다.
(5) 오염세탁물은 수집 즉시 소독하여 보관하고, 보관장소는 주 2회 이상 소독하여야 한다.
(6) 세탁이 끝난 세탁물은 별도의 시설에 종류별로 정리하여 위생적으로 보관하여야 한다.
(7) 세탁물 보관장소 외의 장소에서는 수집된 세탁물을 분류하거나 헤치는 작업을 하지 아니하여야 한다.

2. 세탁물의 운반 기준
가. 세탁물은 위생적인 수집자루 또는 운반용기에 넣어 운반하여야 한다.
나. 운반용기는 주 1회 이상 소독하여야 한다.
다. 세탁물 운반차량의 적재고는 주 2회 이상 소독을 하여야 한다.
라. 오염세탁물은 기타세탁물이 오염되지 아니하도록 별도의 용기에 넣어 운반하여야 한다.
마. 처리업자가 세탁물을 운반할 경우에는 별표 4 제6호의 기준에 맞는 운반차량으로 하여야 한다.

제4조 (세탁물의 처리)

1) 의료기관의 세탁물 처리 방법 :
   1. 시설 기준(제6조제1항 참조)에 맞는 세탁물 처리시설에서 자체 처리
   2. 처리업자에게 위탁 처리
2) 처리업자는 의료기관으로부터 위탁받은 세탁물을 재위탁하여서는 아니 됨
3) 다만, 정전・단수・기계고장 등의 사유로 위탁받은 세탁물을 기한까지 처리할 수 없는 경우에는 시장・군수・구청장에게 신고한 후 다른 처리업자에게 재위탁하여 처리 가능
4) 의료기관과 처리업자는 오염세탁물을 「감염병의 예방 및 관리에 관한 법률 시행규칙」 별표 6에 따른 증기소독, 끓는물 소독 또는 약물소독 방법으로 소독한 후 세탁하여야 함

감염병의 예방 및 관리에 관한 법률 시행규칙 [별표 6] 소독의 방법

1. 청소

오물 또는 오염되었거나 오염이 의심되는 물건을 수집하여 「폐기물관리법」에 따라 위생적인 방법으로 안전하게 처리해야 한다.

2. 소독

가. 소각

오염되었거나 오염이 의심되는 소독대상 물건 중 소각해야 할 물건을 불에 완전히 태워야 한다.

나. 증기소독

유통증기(流通蒸氣)를 사용하여 소독기 안의 공기를 빼고 1시간 이상 섭씨 100도 이상의 습열소독을 해야 한다. 다만, 증기소독을 할 경우 더럽혀지고 손상될 우려가 있는 물건은 다른 방법으로 소독을 해야 한다.

다. 끓는 물 소독

소독할 물건을 30분 이상 섭씨 100도 이상의 물속에 넣어 살균해야 한다.

라. 약물소독

다음의 약품을 소독대상 물건에 뿌려야 한다.

1) 석탄산수(석탄산 3% 수용액)
2) 크레졸수(크레졸액 3% 수용액)
3) 승홍수(승홍 0.1%, 식염수 0.1%, 물 99.8% 혼합액)
4) 생석회(대한약전 규격품)
5) 크롤칼키수(크롤칼키 5% 수용액)
6) 포르마린(대한약전 규격품)

7) 그 밖의 소독약을 사용하려는 경우에는 석탄산 3% 수용액에 해당하는 소독력이 있는 약제를 사용해야 한다.

마. 일광소독

의류, 침구, 용구, 도서, 서류나 그 밖의 물건으로서 가목부터 라목까지의 규정에 따른 소독방법을 따를 수 없는 경우에는 일광소독을 해야 한다.

3. 질병매개곤충 방제(防除)

가. 물리적・환경적 방법

1) 서식 장소를 완전히 제거하여 질병매개곤충이 서식하지 못하게 한다.
2) 질병매개곤충의 발생이나 유입을 막기 위한 시설을 설치해야 한다.
3) 질병매개곤충의 종류에 따른 적절한 덫을 사용하여 밀도를 낮추어야 한다.

나. 화학적 방법

1) 질병매개곤충에 맞는 곤충 성장 억제제 또는 살충제를 사용하여 유충과 성충을 제거해야 한다.
2) 잔류성 살충제를 사용하여 추가적인 유입을 막아야 한다.
3) 살충제 처리가 된 창문스크린이나 모기장을 사용해야 하다.

다. 생물학적 방법

1) 모기 방제를 위하여 유충을 잡아먹는 천적(미꾸라지, 송사리, 잠자리 유충 등)을 이용한다.
2) 모기유충 서식처에 미생물 살충제를 사용한다.

4. 쥐의 방제

가. 위생적 처리

1) 음식 찌꺼기통이나 쓰레기통의 용기는 밀폐하거나 뚜껑을 덮어 먹이 제공을 방지해야 한다.
2) 쓰레기 더미, 퇴비장, 풀이 우거진 담장 등의 쥐가 숨어있는 곳을 사전에 제거함으로써 서식처를 제거한다.

나. 건물의 출입문, 환기통, 배관, 외벽, 외벽과 창문 및 전선 등을 통하여 쥐가 침입하지 못하도록 방서처리(防鼠處理)를 해야 한다.

다. 살서제(殺鼠劑)를 적당량 사용하여 쥐를 방제한다.

5. 소독약품의 사용

살균・살충・구서 등의 소독에 사용하는 상품화된 약품은 「약사법」 제2조제7호다목에 해당하는 의약외품으로서 식품의약품안전처장의 허가를 받은 제품을 용법・용량에 따라 안전하게 사용해야 한다.

5) 의료기관과 처리업자는 별표 2의 세탁물의 처리 기준에 따라 세탁물을 처리하여야 함

[별표 2] 세탁물의 처리 기준

1. 세탁물은 오염세탁물과 기타세탁물로 구분하여 위생적으로 처리하여야 한다.
2. 의료기관과 처리업자는 세탁물 관리책임자를 지정하여야 한다.
3. 세탁물 처리작업장은 항상 청결을 유지하고 주 1회 이상 소독을 하여야 한다.
4. 세탁물의 분류과정에서 발생된 쓰레기 등은 위생적으로 처리하여야 한다.
5. 처리업자는 세탁물의 처리시설과 같은 시설에서 일반세탁물을 처리하여서는 아니 된다.

제5조 (세탁금지 세탁물)

1) **의료기관의 세탁금지 세탁물** : 재사용의 목적으로 세탁하거나 처리업자에게 처리를 위탁하여서는 아니 됨
   1. 피·고름이 묻은 붕대 및 거즈
   2. 마스크·수술포 등 일회용 제품류
   3. 바이러스성 출혈열[신증후군출혈열(유행성출혈열), 황열, 뎅기열, 마버그열, 에볼라열 및 라싸열의 경우에 해당한다] 환자의 혈액이나 체액으로 오염된 세탁물
   4. 크로이츠펠트-야콥병(CJD) 및 변종크로이츠펠트-야콥병(vCJD) 확진 또는 의심환자의 중추신경계 조직으로 오염된 세탁물

제6조 (시설 기준)

1) 의료기관은 세탁물을 처리업자에게 전량 위탁하여 처리할 경우 외에는 별표 3의 의료기관의 세탁물 처리시설 및 장비 기준에 맞는 세탁물 처리시설과 장비를 갖추어야 함

[별표 3] 의료기관의 세탁물 처리시설 및 장비 기준

1. 작업장
   가. 작업장의 위치는 입원실, 환자와 외래인의 통행이 많은 곳, 식당·휴게실 등 위생적인 관리가 필요한 시설과 다수인이 모이는 장소로부터 떨어진 장소이어야 한다.
   나. 내벽은 내수성(耐水性) 자재로서 표면이 매끄럽고 밝은색 페인트로 마무리되어야 한다.
   다. 물을 사용하는 바닥은 타일, 콘크리트 및 인조석갈기로 마무리되고 배수가 잘 되도록 하여야 하며 물을 사용하지 아니하는 바닥은 타일·인조석갈기 및 리놀륨 등의 재료로 마무리되어야 한다.
   라. 충분한 조명 및 환기시설을 하여야 한다.

마. 쥐나 해충이 서식할 수 없도록 하여야 한다.
바. 오염작업구역(세탁물을 분류하거나 소독하는 구역을 말한다)은 다른 시설과 구획하여야 한다.
사. 세탁하기 전 세탁물의 입구와 세탁된 세탁물의 출구는 각각 달리하여야 한다.
※ 의원급 의료기관에 대하여는 바목과 사목을 적용하지 아니한다.

2. 시설 및 장비기준(병원급 이상의 의료기관만 해당한다)
가. 다음의 시설 및 장비를 갖추어 두어야 한다.
(1) 고압 보일러 : 세탁기에 열탕 및 수증기 공급이 가능한 기능이 있어야 한다.
(2) 소독시설 : 세탁하기 전 세탁물을 소독할 수 있는 기능으로서 오염작업구역에 설치하여야 한다.
(3) 세탁기 : 섭씨 80도 이상 100도 이하의 열탕 및 수증기를 주입하여 세탁할 수 있어야 한다.
(4) 탈수기 : 원심분리 원리로 탈수하는 기능이 있어야 한다. 다만, 세탁기와 겸용하는 경우에는 구비할 필요가 없다.
(5) 건조기 : 섭씨 80도 이상 120도 이하의 열을 가하여 건조시키는 기능이 있어야 한다(자동온도조절기가 붙어 있어야 한다).
(6) 다림시설을 갖추어야 한다.
나. 다음의 용기류를 충분히 갖추어 두어야 하며, 용기는 소독과 사용이 쉬운 구조로서 용기의 표면에 세탁 전, 세탁 중, 세탁 완료, 폐기물용으로 표기하여야 한다.
(1) 세탁하기 전 세탁물의 보관 및 운반용기
(2) 세탁 중인 세탁물의 운반용기
(3) 세탁이 끝난 세탁물의 운반용기
(4) 내수성 자재로 된 뚜껑이 있는 폐기물 용기
다. 작업장의 청결 및 구충(驅蟲) · 구서(驅鼠)를 위한 소독약품과 소독기구, 그리고 이를 보관할 수 있는 보관함을 갖추어야 한다.

3. **탈의실**(병원급 이상의 의료기관만 해당한다): 작업장 외의 장소에 탈의실이나 옷장을 갖추어야 한다.

4. **창고 등**(병원급 이상의 의료기관만 해당한다): 세탁에 필요한 소독제 · 세제, 그 밖의 소품 등을 보관할 수 있는 창고나 캐비넷 등 보관함을 갖추어야 한다.

---

2) 처리업자는 별표 4의 세탁물 처리업자의 시설 및 장비 기준에 맞는 세탁물 처리시설과 장비를 갖추어야 한다.

[별표 4] 세탁물 처리업자의 시설 및 장비 기준

1. 작업장
   가. 작업장의 면적은 사무실·창고 및 보일러실을 제외한 면적이 330제곱미터 이상이어야 한다.
   나. 작업장은 독립 건물이거나 다른 목적의 시설(일반세탁물을 취급하는 시설을 포함한다)과는 구획되어 있어야 한다.
   다. 물을 사용하는 바닥은 타일·콘크리트 및 인조석 갈기로 마무리되고 배수가 잘 되도록 하여야 하며, 물을 사용하지 아니하는 바닥은 타일·인조석 갈기 및 리놀륨 등의 재료로 마무리되어야 한다.
   라. 작업장의 내벽은 내수성 자재로서 표면이 매끄럽고 밝은 색 페인트로 마무리되어야 한다.
   마. 충분한 채광·조명·환기시설을 하여야 한다.
   바. 쥐나 해충이 서식할 수 없도록 하여야 한다.
   사. 작업장은 다음과 같이 각각 구획하여 작업장별로 표시한다. 다만, 세탁 공정이 세탁물 투입에서부터 건조 공정까지 자동화시설인 경우에는 오염작업구역만 구획할 수 있다.
      (1) 오염작업구역: 세탁물의 분류 및 소독작업을 하는 구역을 말한다.
      (2) 준오염작업구역: 세탁 및 탈수작업을 하는 구역을 말한다.
      (3) 청결작업구역: 건조·다림질·수선작업을 하는 구역을 말한다.
   아. 세탁하기 전 세탁물 입구와 세탁된 세탁물의 출구는 각각 달리 시설하여야 한다.

2. 시설 및 장비기준
   가. 다음의 시설 및 장비를 갖추어야 한다.
      (1) 고압보일러: 세탁기에 열탕 및 수증기의 공급이 가능한 기능이 있어야 한다.
      (2) 소독시설 : 세탁하기 전 세탁물을 소독할 수 있는 기능으로서 오염작업구역에 설치하여야 한다.
      (3) 세탁기 : 섭씨 80도 이상 100도 이하의 열탕 및 수증기를 주입하여 세탁할 수 있어야 한다.
      (4) 탈수기 : 원심분리 원리로 탈수하는 기능이 있어야 한다. 다만, 세탁기와 겸용하는 경우에는 구비할 필요가 없다.
      (5) 건조기 : 섭씨 80도 이상 120도 이하의 열을 가하여 건조시키는 기능이 있어야 한다(자동온도 조절기가 붙어 있어야 한다).
      (6) 다림시설 : 수증기와 열풍으로 세탁물을 다림질하는 기능이 있어야 한다(롤러기·프레스기 등).
      (7) 수선시설 : 수선하는 기능이 있어야 한다(재봉틀 등).
   나. 다음의 용기류를 충분히 갖추어야 하며 용기는 소독과 사용이 쉬운 구조로서 용기의 표면에 세탁 전, 세탁 중, 세탁 완료, 폐기물용으로 표기하여야 한다.
      (1) 세탁하기 전 세탁물의 보관 및 운반용기

(2) 세탁 중인 세탁물의 운반용기
(3) 세탁이 끝난 세탁물의 운반용기
(4) 내수성 자재로 된 뚜껑이 있는 폐기물 용기

다. 작업장의 청결 및 구충・구서를 위한 소독약품과 소독기구, 그리고 이를 보관할 수 있는 보관함을 갖추어야 한다.

3. 화장실 : 수세식 화장실로서 남녀 구분이 되어 있어야 하고 손을 씻을 수 있는 시설이 있어야 한다.
4. 탈의실
   가. 작업장 외의 장소에 남녀로 구분된 탈의실을 갖추어야 한다.
   나. 탈의실에는 충분한 수의 옷장을 갖추어야 한다.
5. 창고 : 세탁에 필요한 소독제・세제, 그 밖의 소품 등을 보관할 수 있는 창고를 갖추어야 한다.
6. 운반차량
   가. 적재량 1톤 이상의 적재고(積載庫)가 밀폐된 차량으로서 수집용과 납품용으로 구분하여 각각 1대 이상씩 갖추어야 한다. 다만, 1대의 차량으로 수집・납품을 겸용하려는 경우에는 적재고를 완전히 구획하여 각각의 출입문을 설치하여야 한다.
   나. 차량의 적재고는 내수성 자재로서 소독과 세척이 쉬운 구조이어야 한다.
   다. 차량 안에는 소독약품 및 기구를 갖추어야 한다.

제7조 (처리업의 신고 등)

1) **처리업 신고 및 첨부 서류** : 시장・군수・구청장에게 제출
   1. 별표 4(세탁물 처리업자의 시설 및 장비 기준 참조)에 따른 시설 및 장비 명세서
   2. 작업장 평면도(기계・기구의 배치 내용 포함)
2) 시장・군수・구청장은 신고를 받은 경우에는 7일 이내에 신고내용을 확인한 후 의료기관세탁물 처리업 신고증명서를 그 신고인에게 발급
3) **처리업자로 신고를 한 자가 그 신고사항 변경 사항** :
   1. 대표자 또는 상호
   2. 시설 및 장비에 관한 사항 중 다음 각 목의 사항
      ① 작업장 면적의 증감
      ② 중요 세탁기기의 증감
      ③ 소독시설의 변경
   3. 영업장 소재지
4) 변경 시 의료기관세탁물 처리업 변경신고서에 의료기관세탁물 처리업 신고증명서와 변경사항을 확인할 수 있는 서류를 첨부하여 시장・군수・구청장에게 제출

5) 신고를 받은 시장・군수・구청장은 이를 확인하고 그 내용을 의료기관세탁물 처리업 신고증명서의 뒷면에 적어야 함
6) 처리업자가 영업을 휴업・재개업・폐업하려는 경우에는 신고서를 시장・군수・구청장에게 제출

의료기관세탁물 관리규칙 문제

[문 1] 의료기관세탁물 관리규칙은 어떠한 법령에 근거를 두고 있는가?

① 보건의료기본법 ② 의료법
③ 감염병의 예방 및 관리에 관한 법률 ④ 의료기기법

해설 의료기관세탁물 관리규칙 제1조

[문 2] 의료기관세탁물 관리규칙에서의 의료기관은 (   )을 갖춘 의료기관을 말한다.

① 응급센터 ② 위생시설 ③ 취사시설 ④ 병상

해설 의료기관세탁물 관리규칙 제1조

[문 3] 의료기관세탁물 관리규칙은 법의 단계상 어느 위치에 해당하는가?

① 법률 ② 대통령령 ③ 보건복지부령 ④ 조례

[문 4] 다음 중 옳은 것을 모두 고르면?

가. 의료기관세탁물 관리규칙에서의 "의료기관세탁물"은 의료기관에 종사하는 자가 사용하는 것과 진료받는 환자가 사용하는 것 모두를 포괄한다.
나. "의료기관세탁물"은 의류뿐만 아니라 침구류도 포함된다.
다. "의료기관세탁물"은 세탁 과정을 거쳐 재사용할 수 있는 것을 말한다.

① 가, 나 ② 가, 다 ③ 나, 다 ④ 가, 나, 다

해설 의료기관세탁물 관리규칙 제2조

[문 5] 다음 중 의료기관세탁물에 해당하지 않는 것은?

① 커텐 ② 기계포 ③ 수거자루 ④ 바지

정답 1. ② 2. ④ 3. ③ 4. ④ 5. ④

해설 의료기관세탁물 관리규칙 제2조

[문 6] 의료기관세탁물 관리규칙에서 정하는 용어의 설명이다. 옳은 것을 고르시오.

① "오염세탁물"이란 세탁물 중 전염성 물질에 오염되었거나 오염될 우려가 있는 세탁물을 말한다.

② "기타세탁물"이란 의료기관세탁물 외의 세탁물을 말한다.

③ "일반세탁물"이란 세탁물 중 오염세탁물 외의 세탁물을 말한다.

④ "오염세탁물"이란 비감염성 병원균에 오염된 세탁물

해설 의료기관세탁물 관리규칙 제2조

[문 7] 다음 중 의료기관세탁물 상 분류가 다른 하나는?

마스크, 모자, 가운, 기저귀

① 마스크　　② 모자　　③ 가운　　④ 기저귀

해설 의료기관세탁물 관리규칙 제2조

[문 8] 의료기관세탁물의 보관 기준에 대한 설명이다. 옳지 않은 것은?

① 의료기관이 세탁물을 자체 처리할 경우 보관장소는 별표에 따른 오염작업구역과 중복하여 지정할 수 있다.

② 오염세탁물은 수집 즉시 소독하여 보관하고, 보관장소는 주 2회 이상 소독하여야 한다.

③ 세탁물 보관장소에서는 수집된 세탁물을 분류하거나 헤치는 작업을 할 수 없다.

④ 세탁이 끝난 세탁물은 별도의 시설에 종류별로 정리하여 위생적으로 보관하여야 한다.

해설 의료기관세탁물 관리규칙 [별표 1]

[문 9] 의료기관세탁물의 운반 기준에 대한 설명이다. 옳은 것은?

① 운반용기는 주 2회 이상 소독하여야 한다.

② 세탁물 운반차량의 적재고는 주 1회 이상 소독을 하여야 한다.

③ 오염세탁물은 일반세탁물이 오염되지 아니하도록 별도의 용기에 넣어 운반하여야 한다.

정답 6. ① 7. ③ 8. ③ 9. ④

④ 처리업자가 세탁물을 운반할 경우에는 기준에 맞는 운반차량으로 하여야 한다.

해설 의료기관세탁물 관리규칙 [별표 1]

[문 10] 다음 중 옳은 것을 모두 고르면?

가. 의료기관은 (의료기관)세탁물을 자체 처리할 수 없다.
나. 처리업자는 의료기관으로부터 위탁받은 세탁물을 재위탁하여서는 아니된다.
다. 나에도 불구하고 정전・단수・기계고장 등의 사유로 위탁받은 세탁물을 기한까지 처리할 수 없는 경우에는 시장・군수・구청장에게 허가를 받아 다른 처리업자에게 재위탁하여 처리할 수 있다.

① 가, 나 ② 나 ③ 나, 다 ④ 가, 나, 다

해설 의료기관세탁물 관리규칙 제4조

[문 11] 의료기관과 처리업자는 오염세탁물을 감염병의 예방 및 관리에 관한 법률 시행규칙에 따른 ( ) 방법으로 소독한 후 세탁하여야 한다. 해당되는 방법들을 모두 고르시오.

가. 증기소독 나. 끓는 물 소독 다. 약물소독 라. 일광소독

① 가, 나 ② 가, 나, 다 ③ 가, 나, 라 ④ 가, 나, 다, 라

해설 의료기관세탁물 관리규칙 제4조

[문 12] 의료기관세탁물의 처리 기준에 관한 사항이다. 옳지 않은 것은?

① 세탁물은 오염세탁물과 일반세탁물로 구분하여 위생적으로 처리하여야 한다.
② 의료기관과 처리업자는 세탁물 관리책임자를 지정하여야 한다.
③ 세탁물 처리작업장은 항상 청결을 유지하고 주 1회 이상 소독을 하여야 한다.
④ 처리업자는 세탁물의 처리시설과 같은 시설에서 일반세탁물을 처리하여서는 아니된다.

해설 의료기관세탁물 관리규칙 제4조 [별표 2]

정답 10. ② 11. ② 12. ①

[문 13] 의료기관은 다음의 세탁물을 재사용의 목적으로 세탁하거나 처리업자에게 처리를 위탁하여서는 안된다. 해당하는 것을 모두 고르시오.

가. 피·고름이 묻은 붕대 및 거즈
나. 바이러스성 출혈열 환자의 혈액이나 체액으로 오염된 세탁물
다. 크로이츠펠트-야콥병(CJD) 및 변종크로이츠펠트-야콥병(vCJD) 확진 또는 의심환자의 중추신경계 조직으로 오염된 세탁물

① 가, 나 ② 가, 나, 다 ③ 나, 다 ④ 가, 다

해설 의료기관세탁물 관리규칙 제5조

[문 14~15] 괄호 안에서 알맞은 것을 고르시오.

가. 작업장의 위치는 위생적인 관리가 필요한 시설과 다수인이 모이는 장소로부터 떨어진 장소이어야 한다.
나. 내벽은 내수성(耐水性) 자재로서 표면이 매끄럽고 밝은색 페인트로 마무리되어야 한다.
다. 물을 사용하는 바닥은 타일, 콘크리트 및 인조석갈기로 마무리되고 배수가 잘 되도록 하여야 하며 물을 사용하지 아니하는 바닥은 타일·인조석갈기 및 리놀륨 등의 재료로 마무리되어야 한다.
라. 충분한 조명 및 환기시설을 하여야 한다.
마. 쥐나 해충이 서식할 수 없도록 하여야 한다.
바. 오염작업구역은 다른 시설과 구획하여야 한다.
사. 세탁하기 전 세탁물의 입구와 세탁된 세탁물의 출구는 각각 달리하여야 한다.

[문 14] (　　　　　)에 대하여는 바목과 사목을 적용하지 않는다.

① 의원급 의료기관 ② 조산원 ③ 병원급 의료기관 ④ 대학병원

해설 의료기관세탁물 관리규칙 제6조 [별표 3]

[문 15] 다음 시설 및 장비기준은 (　　　　　)만 해당한다.

(1) 고압 보일러 : 세탁기에 열탕 및 수증기 공급이 가능한 기능이 있어야 한다.
(2) 소독시설 : 세탁하기 전 세탁물을 소독할 수 있는 기능으로서 오염작업구역에 설치하여야 한다.

정답 13. ② 14. ① 15. ③

> (3) 세탁기 : 섭씨 80도 이상 100도 이하의 열탕 및 수증기를 주입하여 세탁할 수 있어야 한다.
> (4) 탈수기 : 원심분리 원리로 탈수하는 기능이 있어야 한다. 다만, 세탁기와 겸용하는 경우에는 구비할 필요가 없다.
> (5) 건조기 : 섭씨 80도 이상 120도 이하의 열을 가하여 건조시키는 기능이 있어야 한다.
> (6) 다림시설을 갖추어야 한다.

① 의원급 의료기관
② 조산원 및 요양병원
③ 병원급 이상의 의료기관
④ 대학병원

해설 의료기관세탁물 관리규칙 제6조 [별표 3]

[문 16] 다음은 세탁물 처리업자의 시설 및 장비기준에 대한 설명이다. 옳지 않은 것은?

① 세탁물 처리 작업장은 독립 건물이거나 다른 목적의 시설과는 구획되어 있어야 하는데, 일반세탁물을 취급하는 시설과도 구획되어 있어야 한다.
② 작업장은 오염작업구역, 준오염작업구역, 청결작업구역으로 각각 구획하여 작업장별로 표시한다.
③ ②는 세탁 공정이 세탁물 투입에서부터 건조 공정까지 자동화시설인 경우에도 동일하게 적용된다.
④ 세탁하기 전 세탁물 입구와 세탁된 세탁물의 출구는 각각 달리 시설하여야 한다.

해설 의료기관세탁물 관리규칙 제6조 [별표 4]

[문 17] 다음은 세탁물처리업자의 작업장의 구획에 대한 설명이다. 옳지 않은 것은?

① 오염작업구역 : 세탁물의 분류 및 소독작업을 하는 구역
② 준오염작업구역 : 세탁, 탈수 및 건조작업을 하는 구역
③ 청결작업구역 : 다림질·수선작업을 하는 구역
④ 작업장의 면적은 사무실·창고 및 보일러실을 제외한 면적이 330제곱미터 이상이어야 한다.

해설 의료기관세탁믈 관리규칙 [별표 4]

정답 16. ③ 17. ②

[문 18] 의료기관세탁물 처리업의 신고에 관한 설명이다. 옳은 것을 고르시오.

① 의료기관세탁물 처리업을 하려는 자는 별지 서식의 의료기관세탁물 처리업 신고서에 서류를 첨부하여 시장・군수・구청장에게 제출하여야 한다.

② ①에 첨부하는 서류로는 별표에 따른 시설 및 장비 명세서와 작업장 평면도인데, 평면도에는 기계・기구의 배치내용은 없어도 무방하다.

③ 시장・군수・구청장은 ①의 신고를 받은 경우에는 14일 이내에 신고내용을 확인한다.

④ ③의 신고내용을 확인한 시장・군수・구청장은 시・도지사에게 그 사실을 보고하고, 시・도지사가 의료기관세탁물 처리업 신고증명서를 신고인에게 발급한다.

해설 의료기관세탁물 관리규칙 제7조

[문 19] 의료기관세탁물 처리업자로 신고를 한 자가 규정되어 있는 변경 사유가 있는 경우 제출하여야 하는 서류들을 모두 고른 것은?

가. 의료기관세탁물 처리업 신고증명서
나. 사업자등록증
다. 변경 사항을 확인할 수 있는 서류
라. 의료기관세탁물 처리업 변경신고서

① 가, 라 ② 가, 다, 라 ③ 나, 다, 라 ④ 가, 나, 다, 라

해설 의료기관세탁물 관리규칙 제7조

[문 20] 의료기관세탁물 처리업자로 신고를 한 자가 그 신고사항 중 규정되어 있는 사항에 대해 변경하려는 경우에 필요 서류를 어디에 제출하여야 하는가?

① 질병관리본부장
② 보건복지부장관
③ 시장・군수・구청장
④ 시・도지사

해설 의료기관세탁물 관리규칙 제7조

[문 21] 의료기관세탁물 처리업자가 변경을 위해서 변경신고서와 부속서류를 제출하지 않아도 되는 사항은?

① 작업장 면적의 증감
② 중요 세탁기기의 증감
③ 소독시설의 변경
④ 멸균시설의 변경

해설 의료기관세탁물 관리규칙 제7조

정답 18. ① 19. ② 20. ③ 21. ④

[문 22] 의료기관세탁물 처리업 종사자의 감염 예방 교육에 관한 설명으로 옳지 않은 것은?

① 의료기관과 처리업자는 세탁물 처리업무에 종사하는 자에게 연 4시간 이상 감염 예방에 관한 교육을 하여야 한다.

② 교육은 인터넷 교육 등을 포함한다.

③ 의료기관과 처리업자가 ①의 교육을 할 수 없다고 인정할 때에는 시장・군수・구청장은 질병관리본부장이나 관련 단체로 하여금 그 교육을 하게 할 수 있다.

④ 의료기관과 처리업자는 ①에 따라 감염 예방에 관한 교육을 하였을 때에는 그 결과를 기록・유지하여야 한다.

해설 의료기관세탁물 관리규칙 제8조

[문 23] 의료기관이나 의료기관세탁물 처리업자는 별지서식의 의료기관세탁물 처리실적보고서나 세탁물 처리업자 세탁물 처리실적 보고서를 매년 1월 20일까지 (　　　　)에게 각각 제출하여야 한다.

① 시장・군수・구청장　　② 시・도지사

③ 질병관리본부장　　④ 보건복지부장관

해설 의료기관세탁물 관리규칙 제9조

[문 24] 다음은 의료기관이 구비해야 하는 서류이다. 보존 기한이 3년인 것은?

> 가. (의료기관이 세탁물을 자체 처리하는 경우) 별지서식의 세탁물 자체처리대장
> 나. (의료기관이 세탁물을 위탁 처리하는 경우) 별지서식의 세탁물 위탁처리대장
> 다. (처리업자가) 별지 서식의 세탁물 수탁처리대장

① 가, 나　　② 다　　③ 나, 다　　④ 가, 나, 다

해설 의료기관세탁물 관리규칙 제10조

[문 25] (　　　　)은 세탁물을 위생적으로 관리하기 위하여 필요하다고 인정하면 의료기관이나 처리업자에 대하여 필요한 보고를 하게 하거나 관계 공무원으로 하여금 지도・점검하게 할 수 있다.

① 시장・군수・구청장　　② 시・도지사

③ 보건소장　　④ 보건복지부장관

정답 22. ③　23. ①　24. ④　25. ①

해설 의료기관세탁물 관리규칙 제11조

[문 26] (　　　　　)은 의료기관세탁물 관리규칙 제8조에 따른 감염 예방 교육에 대하여 2014년 1월 1일을 기준으로 일정 기간마다 그 타당성을 검토하여 개선 등의 조치를 취해야 하며, 세탁금지 세탁물(동 규칙 제5조), 시설기준(동 규칙 제6조, 별표 3)에 대해서도 2015년 1월 1일 기준으로 일정 기간마다 타당성을 검토하여 개선 등의 조치를 취해야 한다.

① 시・도지사　　② 보건소장
③ 보건복지부장관　　④ 질병관리본부장

해설 의료기관세탁물 관리규칙 제12조

[문 27] 26번 문제에서의 "일정 기간"은? (A : 감염예방교육, B : 세탁금지 세탁물, 시설기준)

① A : 2년　B : 1년　　② A : 2년　B : 2년
③ A : 3년　B : 2년　　④ A : 3년　B : 3년

해설 의료기관세탁물 관리규칙 제12조

[문 28] 의료기관세탁물 관리규칙은 (　　　　), (　　　　), 그 밖에 세탁물의 관리에 관하여 필요한 사항을 규정함을 목적으로 한다. 괄호에 들어갈 사항으로 알맞지 않은 것은?

① 세탁물의 처리 방법　　② 의료기관세탁물 처리업의 신고
③ 의료인의 의료기관세탁물 취급　　④ 병상을 갖춘 의료기관을 지칭

해설 의료기관세탁물 관리규칙 제1조

[문 29] 다음은 소독 방법이다. 이 중 의료기관세탁물 관리규칙에서 규정하는 오염세탁물 소독 방법을 모두 고르시오.

> 가. 유통증기(流通蒸氣)를 사용하여 소독기 안의 공기를 빼고 1시간 이상 섭씨 100도 이상의 습열소독을 한다.
> 나. 소독할 물건을 30분 이상 섭씨 100도 이상의 물속에 넣어 살균한다.
> 다. 석탄산수, 크레졸수, 크롤칼키수 등을 소독대상 물건에 뿌린다.

① 가, 나　　② 가, 다　　③ 나, 다　　④ 가, 나, 다

정답 26. ③　27. ③　28. ③　29. ④

해설 의료기관세탁물 관리규칙 제4조
감염병의 예방 및 관리에 관한 법률 시행규칙 [별표 6]

[문 30] 의료기관과 의료기관세탁물 처리업자는 세탁물 처리업무에 종사하는 자에게 연 4시간 이상 감염 예방에 관한 교육을 하여야 하나, 할 수 없다고 인정할 때에는 (　A　) 은 (　B　)(이)나 관련 단체로 하여금 그 교육을 하게 할 수 있다.

① A : 시・도지사, B : 시장・군수・구청장
② A : 시・도지사, B : 보건소장
③ A : 보건복지부장관, B : 보건소장
④ A : 시장・군수・구청장, B : 보건소장

해설 의료기관세탁물 관리규칙 제8조

정답 30. ④

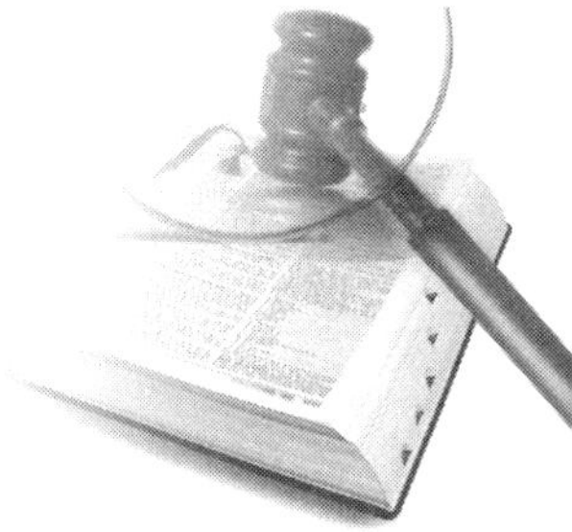

진단용 방사선 발생장치의 안전관리에 관한 규칙

- 진단용 방사선 발생장치의 안전관리에 관한 규칙
- 진단용 방사선 발생장치의 안전관리에 관한 규칙 문제

진단용 방사선 발생장치의 안전관리에 관한 규칙

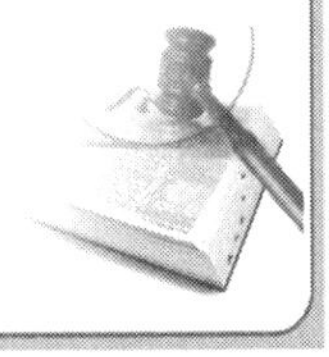

[시행 2017.9.29.] [보건복지부령 제528호, 2017.9.29., 일부개정]

제1조 (목적)

1) 목적 : 의료기관에서 설치·운영하는 진단용 방사선 발생장치를 안전하게 관리함으로써 환자 및 방사선 관계 종사자가 방사선으로 인하여 위해(危害)를 입는 것을 방지하고 진료의 적정을 도모하기 위하여 필요한 사항을 규정

제2조 (정의)

1) 정의 :

1. **"진단용 방사선 발생장치"** : 방사선을 이용하여 질병을 진단하는 데에 사용하는 기기(器機) :
   ① 진단용 엑스선 장치
   ② 진단용 엑스선 발생기
   ③ 치과진단용 엑스선 발생장치
   ④ 전산화 단층 촬영장치(치과용 전산화 단층 촬영장치, 이비인후과용 전산화 단층 촬영장치 및 양전자방출 전산화 단층 촬영장치 포함)
   ⑤ 유방촬영용 장치 등 방사선을 발생시켜 질병의 진단에 사용하는 기기
2. **"방사선 방어시설"** : 방사선의 피폭(被曝 : 인체가 방사선에 노출되는 것)을 방지하기 위하여 진단용 방사선 발생장치를 설치한 장소에 있는 방사선 차폐시설과 방사선 장해 방어용기구
3. **"방사선 관계 종사자"** : 진단용 방사선 발생장치를 설치한 곳을 주된 근무지로 하는 자로서 진단용 방사선 발생장치의 관리·운영·조작 등 방사선 관련 업무에 종사하는 자
4. **"안전관리"** : 진단용 방사선 발생장치, 방사선 방어시설 및 암실, 현상기, 방사선필름 카세트, 산란엑스선 제거용 그리드, 엑스선사진 관찰대 등 진단 영상정보에 관

한 설비의 관리와 방사선 관계 종사자에 대한 피폭관리

5. **"방사선구역"** : 진단용 방사선 발생장치를 설치한 장소 중 외부방사선량이 주당(週當) 0.3mSv(30mrem) 이상인 곳으로서 벽, 방어칸막이 등의 구획물로 구획되어진 곳

제3조 (신고)

1) 의료기관(보건소·보건의료원·보건지소, 징병검사를 실시하는 지방병무청, 군 병원과 각 군 및 직할기관의 모든 의료시설, 보건실, 교정시설을 포함)의 개설자 또는 관리자는 진단용 방사선 발생장치를 설치하는 경우 : 사용일 3일 전까지

2) 사용을 중지한 경우 : 사용 중지일부터 3일 이내

3) 사용 중지 후 다시 사용하려는 경우 : 사용일 3일 전까지

4) 양도·폐기 또는 이전[의료기관 소재지 시·군·구(자치구)의 관할구역 안에서 의료기관을 이전함에 따른 이전의 경우는 제외]한 경우 : 그 사유가 발생한 날부터 45일 이내에

5) 신고서에 관련 서류를 첨부하여 해당 의료기관의 소재지를 관할하는 시장·군수·구청장(자치구의 구청장)에게 제출

1. 진단용 방사선 발생장치의 설치 및 사용 / 재사용 신고서에 첨부하여야 하는 서류
   - ① 진단용 방사선 발생장치 검사성적서 사본 1부
   - ② 방사선 방어시설 검사성적서 사본 1부
   - ③ 방사선 관계 종사자 신고서 1부
   - ④ 양도 또는 이전한 자의 양도신고증명서 또는 이전신고증명서 원본 1부(양도받거나 이전하여 설치하는 경우에만 첨부)
   - ⑤ 특수의료장비 등록증명서 사본 1부(특수의료장비를 설치하는 경우에만 첨부한다)
   - ⑥ 진단용 방사선 발생장치의 사용중지 신고증명서 원본(사용 중지 후 다시 사용하는 경우에만 첨부)
   - ⑦ 의료기기 제조허가증 또는 수입허가증 사본 1부
   - ⑧ 세금계산서, 계약서 등 구입 또는 임차 사실 증명자료 사본 1부
2. 진단용 방사선 발생장치의 설치 및 사용 / 양도 / 이전 / 사용 중지에 첨부하여야 하는 서류
   - ① 신고증명서 원본
   - ② 양도·양수를 확인할 수 있는 서류 사본 1부(양도신고를 하는 경우에만 첨부)

③ 폐기를 확인할 수 있는 서류 사본 1부(폐기신고를 하는 경우에만 첨부)

④ 이전을 확인할 수 있는 서류 사본 1부(이전신고를 하는 경우에만 첨부)

6) 증명서 발급 : 신고 받은 시장・군수・구청장

7) 증명서 재발급 : 시장・군수・구청장, 신고증명서의 훼손 또는 분실 등의 사유로 재발급을 신청

8) 진단용 방사선 발생장치를 설치・운영하는 의료기관의 개설자 또는 관리자는 의료기관의 개설자 또는 의료기관의 명칭을 변경하려는 경우 : 미리

9) 관할구역 안에서 의료기관을 이전한 경우 : 진단용 방사선 발생장치의 사용일 3일 전까지

10) 각각 진단용 방사선 발생장치의 신고사항 변경신고서에 관련 서류를 첨부하여 시장・군수・구청장에게 제출

1. 신고증명서 원본
2. 진단용 방사선 발생장치 검사 성적서 사본 1부(관할구역 안에서 의료기관을 이전한 경우만 해당)
3. 방사선 방어시설 검사 성적서 사본 1부(관할구역 안에서 의료기관을 이전한 경우만 해당)
4. 이전을 확인할 수 있는 서류 사본 1부(관할구역 안에서 의료기관을 이전한 경우만 해당)

11) 변경신고를 받은 시장・군수・구청장은 신고증명서의 해당 사항을 수정하거나 그 증명서를 재발급

12) 의료기관의 개설자 또는 관리자는 소속 방사선 관계 종사자의 변동 :
그 사유가 발생한 날부터 3개월 이내에 방사선 관계 종사자 안전관리책임자 변동 / 선임 / 해임 / 겸임신고서에 건강진단 결과서 사본(방사선작업종사자가 소속의 변동으로 진단용 방사선 관련 업무에 종사하게 되어 신고하는 경우에는 방사선종사자정보 중앙등록센터에서 발행하는 피폭기록확인서 사본을 포함)을 첨부하여 의료기관의 소재지를 관할하는 시장・군수・구청장에게 제출 → 시장・군수・구청장은 피폭기록확인서를 제출받은 경우에는 15일 이내에 질병관리본부장에게 그 사실을 통지

13) 시장・군수・구청장은 진단용 방사선 관리대장을 작성하여 갖추어 두고 위의 신고 사항들을 적어야 함

제3조의2 (보건의료자원 통합신고포털을 통한 신고 등)

1) 시장・군수・구청장은 전자민원창구("보건의료자원 통합신고포털")를 통하여 신고에 관한 사무를 처리

2) 시장・군수・구청장은 처리한 사항(서면으로 신고 받아 처리한 사항을 포함)을 건강보험심사평가원("심사평가원")에 보건의료자원 통합신고포털 방법으로 통보

3) 의료기관의 개설자 또는 관리자가 보건의료자원 통합신고포털을 통하여 신고를 하는 경우에는 서류를 사본으로 제출하거나 서류의 제출을 생략할 수 있음

1. 사본으로 제출할 수 있는 서류 : 방사선 관계 종사자 신고서
2. 제출을 생략할 수 있는 서류
   ① 양도신고증명서 또는 이전신고증명서 원본
   ② 특수의료장비 등록증명서 사본
   ③ 진단용 방사선 발생장치의 사용중지 신고증명서 원본
   ④ 의료기기 제조허가증 또는 수입허가증 사본
   ⑤ 신고증명서 원본
   ⑥ 신고증명서 원본

4) 시장・군수・구청장 및 심사평가원은 업무를 위하여 불가피한 경우 주민등록번호 또는 외국인등록번호가 포함된 자료를 처리할 수 있음

제4조 (검사 및 측정)

1) 의료기관의 개설자 또는 관리자는 해당 진단용 방사선 발생장치를 사용하기 전에 그 진단용 방사선 발생장치에 대하여 검사기준에 따라 검사기관의 검사를 받아야 하는 경우 :

1. 진단용 방사선 발생장치를 설치하거나 이전하여 설치하는 경우
2. 진단용 방사선 발생장치의 전원시설을 변경하는 경우
3. 제3조제1항에 따라 사용중지신고를 한 진단용 방사선 발생장치를 다시 사용하려는 경우
4. 진단용 방사선 발생장치의 안전에 영향을 줄 수 있는 고전압발생장치, X-선관 또는 제어장치를 수리하거나 X-선관을 교체하는 경우

2) 의료기기 제조허가 또는 수입허가를 받을 때에 시험검사기관에서 검사항목이 포함된 시험검사를 받아 해당 시험성적서를 제출하는 경우에는 본문에 따른 검사를 받지 아니하고 사용할 수 있음

3) 의료기관의 개설자 또는 관리자는 검사받은 진단용 방사선 발생장치에 대하여는 검사를(위의 2)의 경우에는 시험검사기관의 검사) 받은 날부터 3년마다 검사기관의 검사를 받아야 하고 검사기간은 기간 만료일 전후 각각 31일로 함
4) 방사선 방어시설 검사 : 방사선 방어시설 검사기준에 따라 해당 진단용 방사선 발생장치를 사용하기 전에 검사기관의 검사, 의료기관의 개설자 또는 관리자
5) 검사받은 방사선 방어시설 중 방사선 차폐시설을 변경설치하거나 방사선 차폐시설을 설계할 때에 설정한 주당 최대 동작부하(動作負荷)를 초과한 경우 : 지체 없이 그 방사선 방어시설에 대하여 검사기관의 검사를 받아야 함
6) 방사선 관계 종사자의 방사선 피폭선량(被曝線量) 측정 : 의료기관의 개설자 또는 관리자
   1. 티・엘배지를 사용하게 하는 경우 : 3개월마다 1회 이상
   2. 필름배지를 사용하게 하는 경우 : 1개월마다 1회 이상
7) 방사선 관계 종사자의 방사선 피폭선량 측정에서 그 선량한도는 별표 3과 같음

[별표 3] 방사선 관계 종사자의 선량한도

피폭구분	선량한도
유효선량	연간 50mSv(5rem) 이하이어야 하며, 5년간 누적선량은 100mSv(10rem) 이하이어야 한다.
등가선량(수정체)	연간 150mSv(15rem) 이하이어야 한다.
등가선량(피부・손 및 발)	연간 500mSv(50rem) 이하이어야 한다.

1. 유효선량이란 인체 내 조직 간 선량분포에 따른 위험정도를 하나의 양으로 나타내기 위하여 방사능에 노출된 인체의 모든 조직에 대하여 각 조직의 등가선량에 해당 조직의 조직가중치를 곱한 결과를 합산한 양을 말한다. 이 경우 전신피폭된 조직가중치의 합은 1로 한다.
2. 등가선량이란 인체의 피폭선량을 나타내기 위하여 흡수선량에 해당 방사선의 방사선가중치를 곱한 양을 말한다. 이 경우 진단용 엑스선의 방사선가중치는 1로 한다.
3. 방사선 관계 종사자의 선량한도 측정방법 등 측정에 필요한 세부 사항은 식품의약품안전평가원장의 승인을 받아 측정기관의 장이 정한다.
4. 연간 선량한도는 연도 중 처음 피폭선량을 측정한 시기와 관계없이 매 연도 12월 말일을 기준으로 하되, 티・엘배지를 사용하는 방사선 관계 종사자의 선량한도는 매 분기 말일마다 측정한 양을 합산한 것으로 한다.
5. 5년간 누적 선량한도는 처음 피폭선량을 측정한 시기와 관계없이 2008년 1월 1일을 기준으로 매 5년간의 누적선량으로 한다.

8) 질병관리본부장의 업무 및 고시

1. 질병관리본부에 피폭선량 관리센터를 설치하여 방사선 관계 종사자개인피폭선량의 관리 업무
2. 센터의 운영에 필요한 세부 사항을 정하여 고시[(질병관리본부) 진단용 방사선 안전관리 규정 제24조]

(질병관리본부) 진단용 방사선 안전관리 규정 제24조 (방사선 관계 종사자 피폭선량관리센터의 설치 · 운영)

1) 본부장은 방사선관계종사자의 개인피폭선량 분석, 방사선영향평가 및 평생선량관리시스템 관리를 위하여 질병관리본부에 방사선관계종사자피폭선량관리센터("선량관리센터")를 설치 · 운영
2) 선량관리센터의 업무 :
   1. 방사선피폭선량 정보수집, 분석 및 추적관리
   2. 예상 방사선피폭선량 분석 및 평가
   3. 방사선피폭 사고 발생시 원인조사 및 방사선피폭자 후속 조치
   4. 주의통보자에 대한 자료 수집 및 추적관리
   5. 선량한도초과자에 대한 추적관리
   6. 방사선피폭선량 분석 국가 보고서 발간

---

9) 검사 면제 : 질병관리본부장이 정하여 고시하는 의료방사선시설 품질인증기관의 지정기준 및 절차에 따라 품질인증기관으로 지정받은 의료기관

제5조 (검사 등의 시험방법)

1) 검사 또는 측정("검사등")의 시험방법은 질병관리본부장의 승인을 받아 검사기관 또는 측정기관의 장이 정하고 승인절차 등 세부 사항에 대하여는 질병관리본부장이 따로 정하여 고시하는 바에 따름[(질병관리본부) 진단용 방사선 안전관리 규정 참조]
2) 검사등의 재검사를 할 때의 다른 시험방법 :
   1. 질병관리본부장이 고시한 시험방법
   2. 제조업소에서 정한 시험방법
   3. 국제전기기술위원회가 권고하는 시험방법(1.나 2.의 시험방법이 없는 경우에만 해당)

제6조 (검사 · 측정기관)

1) 진단용 방사선 발생장치 및 방사선 방어시설을 검사하는 업무 및 방사선 관계 종사자의 피폭선량을 측정하는 업무를 하려는 자는 질병관리본부장이 정하는 바에 따라 질병관리본부장에게 등록 → 등록유효기간 : 4년
2) 진단용 방사선 발생장치 및 방사선 방어시설을 검사하는 기관 또는 방사선 관계 종사자의 피폭선량을 측정하는 기관("검사 · 측정기관")으로 등록하려는 자는 별표 4의 기준에 적합하여야 함

[별표 4] 검사기관 및 측정기관의 등록기준

1. 검사기관(진단용 방사선 발생장치 및 방사선 방어시설을 검사하는 기관)은 진단용 방사선 발생장치의 품질관리와 관련이 있는 법인, 기관 또는 단체, 자체 기관의 검사를 위하여 일정한 검사능력을 갖춘 기관(이하 "자체검사기관"이라 한다)으로서 다음 각 목의 기준에 맞아야 한다. 다만, 자체검사기관의 경우에는 질병관리본부장이 정하는 바에 따라 다음 각 목의 기준 중 일부기준을 면제할 수 있다.
   가. 검사기관은 진단용 방사선 발생장치의 제조, 수입 또는 수리 업소와 이해관계가 없는 독립된 기관일 것
   나. 국제적 기준에 맞는 품질보증시스템을 구축 · 유지할 것
   다. 검사업무에 필요한 시설, 검사장비 보관시설 및 비교측정 시설을 갖출 것
   라. 별표 1의 진단용 방사선 발생장치의 검사기준의 시험항목 및 별표 2의 방사선 방어시설 검사기준의 방사선 차폐시설과 방사선 장해방어용 기구를 측정 · 검사할 수 있는 장비를 갖출 것
   마. 검사장비는 표준물질 또는 교정을 통하여 정확 · 정밀도가 국가측정표준 또는 국제측정표준과 일치되도록 연관성이 유지될 것
   바. 다음의 어느 하나에 해당하는 자격을 가진 기술책임자를 둘 것
      1) 방사선과전문의 또는 4년제 대학의 물리학 · 전기 · 전자 · 기계공학 · 방사선학 · 의공학과 · 원자력공학과 또는 관련 이공계학과를 졸업한 사람(법령에 따라 이와 같은 수준의 학력이 있다고 인정되는 사람을 포함)으로서 4년 이상 진단용 방사선 발생장치 검사와 유관한 기술업무에 종사한 사람
      2) 전문대학의 1)에 규정된 학과를 졸업한 사람(법령에 따라 이와 같은 수준의 학력이 있다고 인정되는 사람을 포함)으로서 6년 이상 진단용 방사선 발생장치 검사와 유관한 기술업무에 종사한 사람
      3) 방사선사로서 진단용 방사선 발생장치 검사와 유관한 기술업무에 4년 이상 종사한 사람
   사. 1년 이상 실무분야에 종사한 경험이 있는 2명 이상의 검사요원으로 구성된 검사팀을 둘 것
   아. 기술책임자와 팀장급 검사요원은 다음 분야의 기술능력과 관계 법령에 대한 지식을 갖출 것
      1) 방사선 물리
      2) 방사선 안전

3) 진단용 방사선 발생장치의 검사

자. 그 밖에 질병관리본부장이 정하여 고시하는 기준에 맞을 것

2. 측정기관(방사선 관계 종사자의 피폭선량을 측정하는 기관)은 「국가표준기본법」 제14조에 따라 국가교정기관(방사선 분야)으로 지정된 기관 또는 「원자력안전법」 제78조에 따라 판독업무의 등록을 한 기관, 자체 기관의 측정을 위하여 일정한 측정능력을 갖춘 기관(이하 "자체측정기관"이라 한다)으로서 다음 각 목의 기준에 맞아야 한다. 다만, 자체측정기관의 경우에는 질병관리본부장이 정하는 바에 따라 다음 각 목의 기준 중 일부기준을 면제할 수 있다.

가. 국제적 기준에 맞는 품질보증시스템을 구축·유지할 것

나. 측정업무에 필요한 시설을 갖출 것

다. 개인의 피폭선량 측정기 및 판독장치를 구비하여 측정 결과를 종합·분석 및 처리할 수 있는 기기를 구비하되, 고장 등으로 측정업무가 중지되지 않도록 대체 기기를 보유할 것

라. 검사장비는 표준물질 또는 교정을 통하여 정확·정밀도가 국가측정표준 또는 국제측정표준과 일치되도록 연관성이 유지될 것

마. 다음의 어느 하나에 해당하는 자격을 가진 기술책임자를 둘 것

1) 방사선과전문의 또는 4년제 대학의 물리학·전기·전자·기계공학·방사선학·의공학과·원자력공학과 또는 관련 이공계학과를 졸업한 사람(법령에 따라 이와 같은 수준의 학력이 있다고 인정되는 사람을 포함)으로서 4년 이상 진단용 방사선 발생장치 검사와 유관한 기술업무에 종사한 사람

2) 전문대학의 1)에 규정된 학과를 졸업한 사람(법령에 따라 이와 같은 수준의 학력이 있다고 인정되는 사람을 포함)으로서 6년 이상 진단용 방사선 발생장치 검사와 유관한 기술업무에 종사한 사람

3) 방사선사로서 진단용 방사선 발생장치 검사와 유관한 기술업무에 4년 이상 종사한 사람

바. 2명 이상의 측정인력을 상용종사자로 확보할 것

사. 그 밖에 질병관리본부장이 정하여 고시하는 기준에 맞을 것

---

3) 등록 유효기간이 만료되는 검사·측정기관이 다시 등록을 하려는 경우에는 유효기간이 만료되는 날부터 6개월 전에 재등록 신청 → 질병관리본부장은 재등록 신청을 시작하는 날부터 2개월 전까지 검사·측정기관의 장에게 재등록절차 등을 휴대폰에 의한 문자전송, 전자메일, 팩스, 전화, 문서 등으로 미리 알려야 함

4) 검사·측정기관의 등록 취소하거나 6개월 이내의 기간을 정하여 업무정지를 명하거나 시정명령 등 : 질병관리본부장

1. 거짓이나 그 밖의 부정한 방법으로 등록을 한 경우 : 반드시 등록 취소

2. 고의 또는 중대한 과실로 거짓의 진단용 방사선발생장치 등의 검사에 관한 성적서를 발급한 경우 : 반드시 등록 취소

3. 업무정지 처분기간 중에 검사·측정업무를 행하는 경우 : 반드시 등록 취소
4. 검사·측정기관의 등록기준에 미달하는 경우
5. 질병관리본부장이 정하여 고시하는 검사·측정 업무에 관한 규정을 위반한 경우

5) 검사·측정기관의 등록절차 및 등록제도의 운영 등에 필요한 사항과 제5항에 따른 행정처분의 세부기준 등에 필요한 사항은 질병관리본부장이 따로 정하여 고시

제7조 (검사등의 신청 및 사전통보)

1) **검사등을 받으려는 자** : 진단용 방사선 발생장치 검사신청서, 방사선 방어시설 검사신청서 또는 방사선 관계 종사자 피폭선량 측정신청서를 검사·측정기관의 장에게 제출
2) 의료기관의 개설자 또는 관리자가 명령을 받아 진단용 방사선 발생장치 또는 방사선 방어시설을 수리·교정하고 재검사의 경우에도 또한 1)과 같음
3) 시장·군수·구청장은 제4조제2항(검사 및 측정)에 따라 진단용 방사선 발생장치에 대한 검사를 받아야 하는 관할 의료기관의 개설자 또는 관리자에 대하여는 검사일 2개월 전까지 검사를 받도록 알려야 함

제8조 (검사 결과의 통지 등)

1) 검사·측정기관의 장이 의료기관의 개설자 또는 관리자로부터 검사등의 신청을 받으면 검사등을 한 후 진단용 방사선 발생장치 검사성적서, 방사선 방어시설 검사성적서 또는 방사선 관계 종사자 피폭선량 측정 성적서를 신청인에게 발급 → 검사 또는 측정한 날부터 1개월 이내에 검사 결과 또는 측정 결과를 질병관리본부장에게 제출
2) 진단용 방사선 발생자치의 검사기준, 방사선 방어시설 검사기준 또는 방사선 관계 종사자의 선량한도의 기준에 대한 검사 결과 : 검사·측정기관의 장
   1. 적합한 것으로 판정 : 검사 또는 측정한 날부터 1개월 이내에 해당 의료기관의 소재지를 관할하는 시장·군수·구청장에게 통지
   2. 부적합 한 것으로 판정되거나 재검사 후 적합한 것으로 판정 : 검사성적서 사본을 해당 의료기관의 소재지를 관할하는 시장·군수·구청장, 질병관리본부장, 건강보험심사평가원장 및 국민건강보험공단이사장에게 지체 없이 통지
   3. 선량한도가 초과한 것으로 판정 : 측정성적서 사본을 지체 없이 질병관리본부장과 해당 의료기관의 소재지를 관할하는 시장·군수·구청장에게 통지
3) 시장·군수·구청장은 부적합하거나 선량한도가 초과한 것으로 판정된 검사등의 결과를 통지받으면 통지를 받은 날부터 3일 이내에 의료기관의 개설자 또는 관리자에게 명

령 : 질병관리본부장에게 통지
   1. 부적합 진단용 방사선 발생장치 또는 방사선 방어시설에 대한 사용 금지 및 수리·교정 후 재검사
   2. 선량한도 초과자에 대한 건강진단 및 필요 시 안전조치(근무지의 변경 또는 근무시간의 단축 등)
4) 명령을 받은 의료기관의 개설자 또는 관리자는
   1. 진단용 방사선 발생장치 또는 방사선 방어시설을 수리·교정하고 재검사를 신청
   2. 선량한도 초과자에 대하여는 즉시 건강진단을 실시
   3. 건강진단의 결과 시 이상징후가 있는 경우에는 안전조치를 취하여야 함
   4. 안전조치를 실시한 후 6개월이 지나 실시하는 건강진단의 결과 이상징후가 나타나지 아니하면 해당 선량한도 초과자의 동의를 받아 관할 시장·군수·구청장에게 안전조치의 해제를 요구
5) 시장·군수·구청장은 재검사 후 적합 판정 결과를 통보받거나 의료기관의 개설자 또는 관리자로부터 선량한도 초과자에 대하여 안전조치의 해제를 요구받으면 사용 금지 명령 또는 안전조치 명령을 해제하고 그 사실을 질병관리본부장에게 통지
6) 검사등의 성적서를 재발급받으려는 자는 검사등성적서 재발급신청서를 검사·측정기관의 장에게 제출

제9조 (방사선구역)

1) 방사선구역 설정 : 진단용 방사선 발생장치를 설치 시 진단용 방사선의 안전관리를 위하여 일반인의 출입을 제한
2) 방사선구역표시

제10조 (진단용 방사선의 안전관리책임자)

1) 의료기관의 개설자 또는 관리자는 진단용 방사선 발생장치의 안전관리와 적정한 사용을 위하여 진단용 방사선 안전관리책임자 자격기준(별표 6)에 따라 해당 의료기관 소속 방사선 관계 종사자 중에서 진단용 방사선 안전관리책임자("안전관리책임자")를 임명하여 진단용 방사선 안전관리업무("안전관리업무")를 수행하도록 함(시·군·구에 있는 분원(分院) 또는 분소(分所)에 설치하는 진단용 방사선 발생장치의 안전관리업무는 해당 의료기관의 안전관리책임자에게 겸임)

[별표 6] 진단용 방사선 안전관리책임자의 자격기준

의료기관의 종류	선임기준
종합병원 병원 치과병원 한방병원 (법 제43조제2항에 따라 관련 의과과목을 추가로 설치한 경우만 해당한다) 영상의학과 전문의원	• 영상의학과 전문의, 의사 또는 치과의사(치과병원만 해당한다) • 이공계(물리, 의공, 전기, 전자, 방사선) 석사학위 소지자로서 진단용 방사선 분야의 실무경력이 1년 이상인 자 • 방사선사로서 진단용 방사선 분야의 실무경력이 3년 이상인 자
치과의원	• 치과의사 • 방사선사 • 치과위생사로서 진단용 방사선 분야의 실무경력이 3년 이상인 자(파노라마 및 세파로를 설치한 치과의원은 제외한다)
의원 보건소 보건지소 그 밖의 기관	의사, 치과의사 또는 방사선사

2) 의료기관의 개설자 또는 관리자는 안전관리책임자를 선임・해임하거나 겸임시키는 경우에는 1개월 이내에 신고서에 안전관리책임자에 대한 다음의 서류를 첨부하여 해당 의료기관의 소재지를 관할하는 시장・군수・구청장에게 제출
   1. 최종 학교 졸업증명서(이공계 석사학위소지자만 제출한다) 또는 경력증명서 1부
   2. 방사선 관계 종사자의 건강진단 결과서 사본 1부
3) 위의 신고서를 제출받은 시장・군수・구청장은 신고 대상 안전관리책임자가 의료인인 경우 행정정보의 공동이용을 통하여 안전관리책임자의 의료면허증을 확인하여야 하고 의료인인 종사자가 이에 동의하지 아니하는 경우에는 그 사본을 첨부하도록 함

제11조 (안전관리책임자의 직무)

1) 안전관리책임자의 직무는 다음과 같다.
   1. 안전관리업무의 계획・점검 및 평가
   2. 소속 방사선 관계 종사자에 대한 자체교육훈련의 실시
   3. 환자 및 방사선 관계 종사자에 대한 방사선피해로부터의 방어조치

4. 진단 영상정보 관련 설비의 안전관리
5. 피폭선량 측정에 영향을 미치는 방사선 관계 종사자의 소속 변동사실의 측정기관에의 통보
6. 방사선 관계 종사자의 피폭선량 측정에 영향을 미치는 피폭선량계의 파손 및 분실 사실의 측정기관에의 통보
7. 제3조제1항 및 제4항에 따른 신고와 제4조에 따른 검사 또는 측정에 관한 사항
8. 제14조에 따른 진단용 방사선 발생장치, 방사선 관계 종사자 및 방사선 방어시설("진단용 방사선 발생장치등")에 관한 서류의 작성·비치 및 보존에 관한 사항

제12조 (의료기관의 개설자 또는 관리자의 준수 사항)

1) 의료기관의 개설자 또는 관리자가 지켜야 할 사항 :
1. 안전관리책임자가 그 직무수행에 필요한 사항을 요청하면 지체 없이 조치하고, 정당한 사유 없이 거부하지 아니할 것
2. 안전관리책임자가 안전관리업무를 성실히 수행하지 아니하면 지체 없이 그 직으로부터 해임하고 다른 직원을 안전관리책임자로 선임할 것
3. 진단용 방사선 발생장치에 대하여는 검사유효기간이 끝나기 전에 검사를 완료하고, 검사기관이 검사를 할 때에는 안전관리책임자를 참여시킬 것
4. 방사선 관계 종사자가 진단용 방사선 발생장치의 운영·조작·관리·점검 및 검사 등 방사선피폭 우려가 있는 업무를 할 때에는 필름배지 또는 티·엘배지 등 피폭선량계를 착용하게 하고, 방사선 관계 종사자의 피폭선량 측정을 신청할 때에는 측정대상에 해당하는 자를 누락하지 아니할 것
5. 시장·군수·구청장으로부터 진단용 방사선 발생장치 또는 방사선 방어시설의 사용 금지와 수리·교정 및 재검사명령을 받으면 지체 없이 이행할 것
6. 방사선 관계 종사자에 대한 피폭선량을 측정한 결과 방사선 관계 종사자의 선량한도를 초과한 자에 대하여는 지체 없이 건강진단 등 필요한 조치를 할 것
7. 방사선 관계 종사자 외에 방사선구역에 출입하는 자에 대한 방사선 피폭을 방지하기 위한 조치를 할 것
8. 적정한 진단 영상정보를 얻을 수 있도록 그 설비의 안전관리에 필요한 조치를 할 것

제14조 (서류의 작성 · 비치 및 보존)

의료기관의 개설자 또는 관리자, 검사 · 측정기관의 장 및 시장 · 군수 · 구청장은 진단용 방사선 발생장치등에 관한 서류(별표 7)를 작성 · 비치 및 보존

[별표 7] 진단용 방사선 발생장치등에 관한 서류

작성기관	기록사항	보존기간
1. 시장 · 군수 · 구청장	진단용 방사선 관리대장(별지 제7호서식)	해당 장치 폐기 후 1년
2. 검사 · 측정 기관의 장	가. 제8조제1항에 따른 각종 성적서	
	1) 방사선 관계 종사자의 피폭선량 측정서	30년
	2) 방사선 방어시설의 검사에 관한 서류	10년
	3) 진단용 방사선 발생장치의 검사에 관한 서류	5년
	나. 검사 및 측정에 필요한 기기의 품질관리에 관한 서류	해당 장치 폐기 후 1년
3. 의료기관의 개설자 또는 관리자	가. 진단용 방사선 발생장치 사용기록(환자의 성명, 성별, 연령, 촬영부위 또는 촬영명칭)	5년
	나. 제4조 및 제8조에 따른 방사선 관계 종사자의 피폭선량 측정과 제13조에 따른 방사선 관계 종사자에 대한 건강진단에 관한 사항	해당 종사자 퇴직 때까지(퇴직 시 당사자에게 발급한다)
	다. 진단용 방사선 발생장치 검사성적서 및 장치 점검기록(수리명세서 및 관련 자료를 포함한다)	해당 장치의 철거 후 1년
	라. 방사선 방어시설 검사성적서(차폐벽 두께 및 재료명을 표시한 설계도를 포함한다)	해당 시설의 철거 후 1년
	마. 방사선 관계 종사자 현황(성명, 성별, 연령 및 의료인 등 종별)	5년
	바. 진단용 방사선 발생장치의 설치 및 사용신고증명서	해당 장치 및 시설 철거 후 1년

제15조 (안전관리책임자에 대한 교육)

1) 안전관리책임자로 선임된 자의 안전관리책임자 교육을 이수 : 선임된 날부터 1년 이내에 질병관리본부장이 지정하는 방사선 분야 관련 단체("안전관리책임자 교육기관")가 실시
2) 안전관리책임자 교육기관으로부터 안전관리책임자 교육을 받은 후 2년 이내에 안전관리책임자로 선임된 자의 경우에는 그러하지 아니함

3) 안전관리책임자의 교육 및 안전관리책임자 교육기관의 지정에 관하여 필요한 사항은 질병관리본부장이 따로 정하여 고시[(질병관리본부) 안전관리책임자에 대한 방사선 교육 실시 단체 지정]

(질병관리본부) 안전관리책임자에 대한 방사선 교육 실시 단체 지정 제3조 (교육 실시 단체)

1) 진단용 방사선 안전관리교육 실시 단체("교육기관")는 재단법인 한국방사선의학재단으로 함

(질병관리본부) 안전관리책임자에 대한 방사선 교육 실시 단체 지정 제4조 (교육계획의 제출)

1) 교육계획 내용 : 교육기관의 장이 수립
   1. 교육개설과정
   2. 교육대상자 및 예상인원
   3. 과목별 교육시간 및 강사
   4. 교육장소 및 교육일정
   5. 교육비용 및 산출내역
   6. 교육방법
   7. 교육과목 및 교육내용
   8. 그 밖의 교육시행에 필요한 사항
2) 교육계획 제출 : 매년 3월 10일까지 질병관리본부장("본부장")에게 제출

진단용 방사선 발생장치의 안전관리에 관한 규칙 문제

[문 1] 진단용 방사선 발생장치의 안전관리에 관한 규칙에 관한 설명으로 옳지 않은 것은?

① 의료기관에서 뿐만 아니라 비의료기관에서 설치·운영하는 진단용 방사선 발생장치도 안전하게 관리하는 데 목적이 있다.

② 의료기관의 환자뿐만 아니라 방사선 관계 종사자도 방사선으로부터 보호하는 데 목적이 있다.

③ 법규의 대상자가 위해(危害)를 입는 것을 방지할 뿐만 아니라 진료의 적정을 도모하는 목적도 가진다.

④ 본 법규는 진단용 방사선 발생장치의 이용에 대해서만 규제한다.

해설 진단용 방사선 발생장치의 안전관리에 관한 규칙 제1조

[문 2] 진단용 방사선 발생장치의 안전관리에 관한 규칙의 근거 법령은?

① 보건의료기본법
② 의료기사 등에 관한 법률
③ 의료법
④ 의료기기법

해설 진단용 방사선 발생장치의 안전관리에 관한 규칙 제1조

[문 3] 진단용 방사선 발생장치의 안전관리에 관한 규칙에서 규정하는 "진단용 방사선 발생장치"에 해당하는 것을 모두 고르시오.

가. 진단용 엑스선 장치	나. 진단용 엑스선 발생기
다. 치과진단용 엑스선 발생장치	라. 전산화 단층 촬영장치

① 가 ② 가, 나 ③ 가, 나, 다 ④ 가, 나, 다, 라

해설 진단용 방사선 발생장치의 안전관리에 관한 규칙 제2조

정답 1. ① 2. ③ 3. ④

[문 4] 다음 중 진단용 방사선 발생장치의 안전관리에 관한 규칙에서 규정하는 용어의 설명으로 적절하지 않은 것은?

① 방사선 방어시설 : 방사선의 피폭을 방지하기 위하여 진단용 방사선 발생장치를 설치한 장소에 있는 방사선 차폐시설과 방사선 장해 방어용기구

② 방사선 관계 종사자 : 진단용 방사선 발생장치를 설치한 곳을 주된 근무지로 하는 자로서 진단용 방사선 발생장치의 관리·운영·조작 등 방사선 관련 업무에 종사하는 자

③ 안전관리 : 진단용 방사선 발생장치, 방사선 방어시설 및 암실, 현상기, 방사선필름카세트, 산란엑스선 제거용 그리드, 엑스선사진 관찰대 등 진단 영상정보에 관한 설비의 관리와 방사선 관계 종사자에 대한 피폭관리

④ 방사선 점검 구역 : 진단용 방사선 발생장치를 설치한 장소 중 외부방사선량이 주당(週當) 0.3mSv 이상인 곳으로서 벽, 방어칸막이 등의 구획물로 구획되어진 곳

해설 진단용 방사선 발생장치의 안전관리에 관한 규칙 제2조

[문 5] 다음 중 해당 의료기관의 소재지를 관할하는 시장·군수·구청장에게 신고하지 않아도 되는 사항은?

① 의료법 제37조 1항에 따라 의료기관의 개설자 또는 관리자가 진단용 방사선 발생장치를 설치하는 경우

② 의료법 제37조 1항에 따라 의료기관의 개설자 또는 관리자가 진단용 방사선 발생장치의 사용을 중지한 경우

③ 의료법 제37조 1항에 따라 의료기관의 개설자 또는 관리자가 진단용 방사선 발생장치를 양도·폐기하는 경우

④ 의료법 제37조 1항에 따라 의료기관의 개설자 또는 관리자가 의료기관 소재지 시·군·구의 관할구역 안에서 의료기관을 이전함에 따라 진단용 방사선 발생장치를 이전하는 경우

해설 진단용 방사선 발생장치의 안전관리에 관한 규칙 제3조

정답 4. ④ 5. ④

[문 6] 다음 중 진단용 방사선 발생장치를 사용하는 의료기관이 발생장치의 사용을 중지한 경우 해당 의료기관의 소재지를 관할하는 시장·군수·구청장에게 제출해야 할 서류를 모두 고르시오.

가. 진단용 방사선 발생장치 검사성적서 사본
나. 방사선 방어시설 검사성적서 사본
다. 별지 제6호 서식에 따른 방사선 관계 종사자 신고서
라. 특수의료장비 등록증명서 사본
마. 별지 제3호서식에 따른 진단용 방사선 발생장치의 사용중지 신고증명서 원본

① 가, 나 ② 가, 나, 다 ③ 가, 나, 다, 라 ④ 가, 나, 다, 라, 마

해설 진단용 방사선 발생장치의 안전관리에 관한 규칙 제3조

[문 7] 다음 중 진단용 방사선 발생장치를 사용하기 전에 검사기관의 검사를 받지 않아도 되는 경우는?

① 의료기기법 시행규칙 제5조 제1항 및 제18조 제1항에 따라 의료기기 제조허가 또는 수입허가를 받을 때에 의료기기법 제27조에 따른 시험검사기관에서 시험검사를 받은 경우
② 진단용 방사선 발생장치를 이전하여 설치하는 경우
③ 진단용 방사선 발생장치의 전원시설을 변경하는 경우
④ 진단용 방사선 발생장치의 안전관리에 관한 규칙 제3조 제1항에 따라 사용중지신고를 한 진단용 방사선 발생장치를 다시 사용하려는 경우

해설 진단용 방사선 발생장치의 안전관리에 관한 규칙 제4조

[문 8] 진단용 방사선 발생장치를 사용하는 의료기관의 관련 검사에 대한 설명이다. 옳은 것을 고르시오.

① 의료기관의 개설자 또는 관리자는 진단용 방사선 발생장치의 안전관리에 관한 규칙 제1항에 따라 검사받은 진단용 방사선 발생장치에 대해서 검사를 받은 날부터 2년마다 동 규칙 제6조에 따른 검사기관의 검사를 받아야 한다.
② 의료기관의 개설자 또는 관리자는 진단용 방사선 발생장치의 안전관리에 관한 규칙 제4조 제3항에 따라 검사받은 방사선 방어시설 중 방사선 차폐시설을 변경설치하거

정답 6. ④ 7. ① 8. ②

나. 방사선 차폐시설을 설계할 때에 설정한 주당 최대 동작부하(動作負荷)를 초과한 경우에는 지체없이 그 방사선 방어시설에 대하여 동 규칙 제6조에 따른 검사기관의 검사를 받아야 한다.

③ 의료기관의 개설자 또는 관리자는 법 제37조 제2항에 따라 방사선 관계 종사자에게 티·엘배지를 사용하게 하는 경우에는 6개월마다 1회 이상 방사선 피폭선량(被曝線量) 측정을 받도록 하여야 하며, 필름배지를 사용하게 하는 경우에는 3개월마다 1회 이상 방사선 피폭선량 측정을 받도록 하여야 한다.

④ 보건복지부장관은 보건복지부에 피폭선량 관리센터를 설치하여 방사선 관계 종사자 개인피폭선량의 관리 업무를 하여야 한다.

해설 진단용 방사선 발생장치의 안전관리에 관한 규칙 제4조

[문 9] 진단용 방사선 발생장치의 안전관리에 관한 규칙 제4조에 따른 검사 또는 측정의 시험방법으로 사용 가능한 방법을 모두 고르시오.

가. 질병관리본부장의 승인을 받아 진단용 방사선 발생장치의 안전관리에 관한 규칙 제6조에 따른 검사기관이 정한 방법
나. 보건복지부장관의 승인을 받아 진단용 방사선 발생장치의 안전관리에 관한 규칙 제6조에 따른 검사기관이 정한 방법
다. 질병관리본부장이 고시한 시험방법
라. 보건복지부장관이 고시한 시험방법
마. 제조업소에서 정한 시험방법

① 마　② 가, 다, 마　③ 나, 라, 마　④ 가, 나, 다, 라, 마

해설 진단용 방사선 발생장치의 안전관리에 관한 규칙 제5조

[문 10] 다음 진단용 방사선 발생장치의 검사·측정기관에 대한 설명으로 옳은 것을 고르시오.

① 진단용 방사선 발생장치 및 방사선 방어시설을 검사하는 업무 및 방사선 관계 종사자의 피폭선량을 측정하는 업무를 하려는 자는 보건복지부장관이 정하는 바에 따라 보건복지부장관에게 등록하여야 한다.

② ①에 따른 등록의 유효기간은 등록한 날부터 4년간으로 한다.

③ ②의 유효기관이 만료되는 검사·측정기관이 다시 등록을 하려는 경우에는 유효기간

정답 9. ②　10. ②

이 만료되는 날부터 1년 전에 재등록 신청을 하여야 한다.

④ 보건복지부장관은 재등록 신청을 시작하는 날부터 2개월 전까지 검사·측정기관의 장에게 재등록절차 등을 휴대폰에 의한 문자전송, 전자메일, 팩스, 전화, 문서 등으로 미리 알려야 한다.

해설 진단용 방사선 발생장치의 안전관리에 관한 규칙 제6조

[문 11] 진단용 방사선 발생장치의 검사·측정기관의 등록이 취소되어야만 하는 사유에 해당하는 것을 고르시오.

> 가. 거짓이나 그 밖의 부정한 방법으로 등록을 한 경우
> 나. 고의 또는 중대한 과실로 거짓의 진단용 방사선발생장치 등의 검사에 관한 성적서를 발급한 경우
> 다. 진단용 방사선 발생장치의 안전관리에 관한 규칙 별표 4에 따른 검사·측정기관의 등록기준에 미달하는 경우
> 라. 질병관리본부장이 정하여 고시하는 검사·측정 업무에 관한 규정을 위반한 경우

① 가, 나 ② 가, 나, 다 ③ 가, 나, 라 ④ 가, 나, 다, 라

해설 진단용 방사선 발생장치의 안전관리에 관한 규칙 제6조

[문 12] 진단용 방사선 발생장치의 검사 등을 받으려는 자는 검사신청서를 어디에 제출하여야 하는가?

① 보건복지부장관 ② 질병관리본부장
③ 시장·군수·구청장 ④ 검사·측정기관의 장

해설 진단용 방사선 발생장치의 안전관리에 관한 규칙 제7조

[문 13] (   )은 진단용 방사선 발생장치의 안전관리에 관한 규칙 제4조 제2항에 따라 진단용 방사선 발생장치에 대한 검사를 받아야 하는 관할 의료기관의 개설자 또는 관리자에 대하여는 검사일 2개월 전까지 검사를 받도록 알려야 한다.

① 보건복지부장관 ② 질병관리본부장
③ 시장·군수·구청장 ④ 검사·측정기관의 장

해설 진단용 방사선 발생장치의 안전관리에 관한 규칙 제7조

정답 11. ① 12. ④ 13. ③

[문 14] 진단용 방사선 발생장치의 안전관리에 관한 규칙 제7조에 따라 검사·측정기관의 장이 의료기관의 개설자 또는 관리자로부터 검사 등의 신청을 받으면 검사 등을 한 후 서식에 따른 검사(측정)성적서를 신청인에게 발급하여야 하며, 검사 또는 측정한 날부터 1개월 이내에 서식에 따른 검사 또는 측정 결과를 (　　　)에게 제출하여야 한다.

① 보건복지부장관　　② 질병관리본부장
③ 시장·군수·구청장　　④ 시·도지사

해설 진단용 방사선 발생장치의 안전관리에 관한 규칙 제8조

[문 15] 검사·측정기관의 장은 검사 등의 결과가 진단용 방사선 발생장치의 안전관리에 관한 규칙 별표 1, 별표 2, 별표 3의 기준에 적합한 것으로 판정되면 검사 또는 측정한 날부터 1개월 이내에 (A)에게 통지하고, 부적합한 것으로 판정되거나 재검사 후 적합한 것으로 판명되면 검사성적서 사본을 (A), (B), 건강보험심사평가원장 및 국민건강보험공단이사장에게 지체없이 통지하며, 선량한도가 초과한 것으로 판정되면 측정성적서 사본을 지체 없이 (B)와/과 (A)에게 통지하여야 한다.

① (A) 의료기관의 소재지를 관할하는 시장·군수·구청장　(B) 질병관리본부장
② (A) 의료기관의 소재지를 관할하는 시장·군수·구청장　(B) 보건복지부장관
③ (A) 질병관리본부장　(B) 의료기관의 소재지를 관할하는 시장·군수·구청장
④ (A) 보건복지부장관　(B) 의료기관의 소재지를 관할하는 시장·군수·구청장

해설 진단용 방사선 발생장치의 안전관리에 관한 규칙 제8조

[문 16] 다음은 진단용 방사선 발생장치 등의 검사를 받고 부적합하다는 결과가 나왔을 때의 설명이다. 옳은 것을 고르시오.

① 질병관리본부장은 진단용 방사선 발생장치의 안전관리에 관한 규칙 제8조 제2항에 따라 부적합하거나 선량한도가 초과한 것으로 판정된 검사 등의 결과를 통지받으면 통지를 받은 날부터 3일 이내에 법 제63조에 따라 의료기관의 개설자 또는 관리자에게 ②의 명령을 한다.
② 검사 결과가 부적합한 경우 의료기관의 개설자 또는 관리자는 1. 부적합 진단용 방사선 발생장치 또는 방사선 방어시설에 대한 사용 금지 및 수리·교정 후 재검사 또는 2. 선량한도 초과자에 대한 건강진단 및 필요 시 안전조치를 명령 받을 수 있다.

정답 14. ② 15. ① 16. ②

③ ②에 따라 의료기관의 개설자 또는 관리자는 해당 조치를 하고, 재검사를 신청한다. 선량한도 초과자에 대하여는 건강진단을 실시하고, 이상 징후가 있다면 안전조치를 취하여야 한다. 안전조치의 경우 실시 후 6개월이 지나 실시하는 건강진단의 결과 이상 징후가 나타나지 않으면 질병관리본부장에게 안전조치의 해제를 요구할 수 있다.

④ 질병관리본부장은 재검사 후 적합 판정 결과를 통보받거나 ③에 따라 의료기관의 개설자 또는 관리자로부터 선량한도 초과자에 대하여 안전조치의 해제를 요구받으면 사용 금지 명령 또는 안전조치 명령을 해제한다.

해설 진단용 방사선 발생장치의 안전관리에 관한 규칙 제8조

[문 17] 의료기관의 개설자 또는 관리자는 (　　　　　　)에 따라 진단용 방사선 발생장치를 설치하면 진단용 방사선의 안전관리를 위하여 방사선 구역을 설정하고 일반인의 출입을 제한하는 등의 조치를 취하여야 한다.

① 의료법　　② 의료기기법
③ 보건의료기본법　　④ 의료기사 등에 관한 법률

해설 진단용 방사선 발생장치의 안전관리에 관한 규칙 제9조

[문 18] 진단용 방사선의 안전관리책임자에 대한 설명으로 옳지 않은 것은?

① 의료기관의 개설자 또는 관리자가 임명한다.

② 타 의료기관 소속 방사선 관계 종사자도 안전관리책임자로 임명할 수 있다.

③ 해당 의료기관의 안전관리책임자에게 같은 시·군·구에 있는 분원(分院) 또는 분소(分所)에 설치하는 진단용 방사선 발생장치의 안전관리업무를 겸임하도록 할 수 있다.

④ 안전관리책임자를 선임·해임하거나 겸임시키는 경우에는 1개월 이내에 진단용 방사선 발생장치의 안전관리에 관한 규칙 별지서식에 따른 신고서를 해당 의료기관의 소재지를 관할하는 시장·군수·구청장에게 제출하여야 한다.

해설 진단용 방사선 발생장치의 안전관리에 관한 규칙 제10조

정답 17. ①　18. ②

[문 19] 안전관리책임자의 직무에 해당하는 것으로 옳은 것은?

가. 환자에 대한 교육훈련의 실시
나. 환자 및 방사선 관계 종사자에 대한 방사선피해로부터의 방어조치
다. 진단 영상정보 관련 설비의 안전관리
라. 피폭선량 측정에 영향을 미치는 방사선 관계 종사자의 소속 변동사실의 측정기관에의 통보

① 가, 나 ② 가, 나, 라 ③ 나, 다, 라 ④ 가, 나, 다, 라

해설 진단용 방사선 발생장치의 안전관리에 관한 규칙 제11조

[문 20] 진단용 방사선 발생장치의 안전관리에 대해 의료기관의 개설자 또는 관리자가 지켜야 하는 사항으로 적절한 것을 모두 고르시오.

가. 진단용 방사선 발생장치에 대하여는 검사유효기간이 끝나기 전에 검사를 완료하고, 검사기관이 검사를 할 때에는 안전관리책임자를 참여시킬 것
나. 방사선 관계 종사자 외에 방사선 구역에 출입하는 자에 대한 방사선 피폭을 방지하기 위한 조치를 할 것
다. 적정한 진단 영상정보를 얻을 수 있도록 그 설비의 안전관리에 필요한 조치를 할 것

① 가, 나 ② 가, 다 ③ 나, 다 ④ 가, 나, 다

해설 진단용 방사선 발생장치의 안전관리에 관한 규칙 제12조

[문 21] 의료기관의 개설자 또는 관리자는 방사선 관계 종사자에 대하여 건강진단을 실시하여야 한다. 다음 중 문진 사항이 아닌 검사 항목을 모두 고르시오.

가. 방사선 피폭 증상의 유무
나. 피폭선량 및 방사선 장해유무
다. 말초혈액 중의 혈색소 양, 적혈구 수 및 백혈구 수

① 가, 나 ② 나, 다 ③ 다 ④ 가, 나, 다

해설 진단용 방사선 발생장치의 안전관리에 관한 규칙 제13조

정답 19. ③ 20. ④ 21. ③

[문 22] 의료기관의 개설자 또는 관리자, 검사·측정기관의 장 및 시장·군수·구청장은 진단용 방사선 발생장치의 안전관리에 관한 규칙 별표 7의 서류를 작성·비치 및 보존하여야 한다. 해당 기관과 해당 서류를 알맞게 짝지은 것을 고르시오.

① 검사·측정기관의 장 : 방사선 관계 종사자의 피폭선량 측정서

② 시장·군수·구청장 : 진단용 방사선 발생장치의 설치 및 사용신고증명서

③ 의료기관의 개설자 또는 관리자 : 진단용 방사선 관리대장

④ 검사 및 측정에 필요한 기기의 품질관리에 관한 서류 : 5년

해설 진단용 방사선 발생장치의 안전관리에 관한 규칙 제14조

[문 23] 안전관리책임자에 대한 교육에 대한 설명으로 옳지 않은 것은?

① 의료법 제37조 제2항에 근거한다.

② 안전관리책임자로 선임된 자는 선임된 날부터 1년 이내에 지정된 방사선 분야 관련 단체가 실시하는 안전관리책임자 교육을 이수하여야 한다.

③ 안전관리책임자 교육기관으로부터 안전관리책임자 교육을 받은 후 2년 이내에 안전관리책임자로 선임된 경우에는 ②가 적용되지 않는다.

④ ①②③에 따른 안전관리책임자의 교육 및 안전관리책임자 교육기관의 지정에 관하여 필요한 사항은 보건복지부장관이 따로 정하여 고시한다.

해설 진단용 방사선 발생장치의 안전관리에 관한 규칙 제15조

[문 24] 의료기관의 진단용 방사선 안전관리상태를 지도·점검하고 필요하면 의료기관의 개설자 또는 관리자에게 그 시정을 명할 수 있는 자는?

① 시장·군수·구청장

② 시·도지사

③ 질병관리본부장

④ 보건복지부장관

해설 진단용 방사선 발생장치의 안전관리에 관한 규칙 제16조

[문 25] (A)은/는 매년 3월 31일 현재의 진단용 방사선 발생장치 안전관리 현황 및 방사선 관계 종사자 관리 현황을 별지 서식에 따라 5월 31일까지 (B)를 거쳐 (C)에게 제출하여야 한다.

① (A) 검사·측정기관 (B) 시장·군수·구청장 (C) 시·도지사

② (A) 검사·측정기관 (B) 시장·군수·구청장 (C) 질병관리본부장

정답 22. ① 23. ④ 24. ① 25. ③

③ (A) 시장・군수・구청장 (B) 시・도지사 (C) 질병관리본부장
④ (A) 시장・군수・구청장 (B) 시・도지사 (C) 보건복지부장관

해설 진단용 방사선 발생장치의 안전관리에 관한 규칙 제16조

[문 26] 진단용 방사선 발생장치의 안전관리에 관한 규칙 제3조에서는 의료기관이 방사선 발생장치를 사용할 때 신고하는 것에 대해 규정하고 있다. 이때의 '의료기관'에 포함되는 것을 모두 고르시오.

가. 지역보건법 제10조・제12조 및 제13조에 따른 보건소・보건의료원・보건지소
나. 병역법 제11조에 따라 징병검사를 실시하는 지방병무청
다. 학교보건법 제3조에 따른 보건실
라. 형의 집행 및 수용자의 처우에 관한 법률 제2조 제4호에 따른 교정시설

① 가, 다 ② 가, 나, 다 ③ 나, 다, 라 ④ 가, 나, 다, 라

해설 진단용 방사선 발생장치의 안전관리에 관한 규칙 제3조

[문 27] 질병관리본부장이 정하여 고시하는 의료방사선시설 품질인증기관의 지정 기준 및 절차에 따라 품질인증기관으로 지정받은 의료기관은 질병관리본부장이 정하여 고시하는 바에 따라 (　　　)의 검사를 면제받을 수 있다. 빈칸에 들어갈 검사로 알맞지 않은 것은?

① 규정된 사유에 따라 검사받은 진단용 방사선 장치에 대해 3년마다 검사를 받는다.
② 방사선 방어시설에 대하여 별표의 기준에 따라 해당 진단용 방사선 발생장치를 사용하기 전에 검사를 받는다.
③ 의료기관의 개설자 또는 관리자는 방사선 관계 종사자에게 티・엘배지를 사용하게 하는 경우에는 3개월마다 1회 이상 방사선 피폭선량 측정을 받도록 하여야 하며, 필름배지를 사용하게 하는 경우에는 1개월마다 1회 이상 방사선 피폭선량 측정을 받도록 한다.
④ ②에 따라 검사받은 방사선 방어시설 중 방사선 차폐시설을 변경설치하거나 방사선 차폐시설을 설계할 때에 설정한 주당 최대 동작부하(動作負荷)를 초과한 경우에는 지체없이 그 방사선 방어시설에 대하여 검사를 받는다.

해설 진단용 방사선 발생장치의 안전관리에 관한 규칙 제4조

정답 26. ④ 27. ③

[문 28] 검사·측정기관의 장은 의료기관의 개설자 또는 관리자로부터 진단용 방사선 발생장치 등의 검사 등의 신청을 받으면 검사 등을 한 후, 검사 결과가 부적합한 것으로 판정되거나 재검사 후 적합한 것으로 판정되면 검사성적서 사본을 (　　　　)에게 지체없이 통지한다. 빈 칸에 들어갈 대상으로 적절하지 않은 것은?

① 건강보험심사평가원장　　② 국민건강보험공단이사장

③ 보건복지부장관　　④ 질병관리본부장

해설 진단용 방사선 발생장치의 안전관리에 관한 규칙 제8조

[문 29] 진단용 방사선의 안전관리책임자에 대한 설명으로 옳지 않은 것은?

① 안전관리책임자는 겸임할 수 없다.

② 안전관리책임자의 선임 시 시장·군수·구청장에게 최종 학교 졸업증명서를 제출하는데, 이는 이공계 석사학위 소지자만 제출한다.

③ 시장·군수·구청장은 신고서를 받은 신고 대상 안전관리책임자가 의료인인 경우 행정정보의 공동이용을 통하여 안전관리책임자의 의료면허증을 확인하여야 한다.

④ ③에서 의료인인 종사자가 동의하지 않는 경우에는 그 사본을 첨부할 수 있다.

해설 진단용 방사선 발생장치의 안전관리에 관한 규칙 제10조

[문 30] 진단용 방사선 발생장치의 안전관리를 위하여 의료기관의 개설자 또는 관리자나 검사·측정기관의 장에게 필요한 사항을 보고하게 하거나 자료를 제출하게 할 수 있는 자로 옳지 않은 것은?

① 시장·군수　　② 구청장　　③ 도지사　　④ 질병관리본부장

해설 진단용 방사선 발생장치의 안전관리에 관한 규칙 제16조

정답 28. ③　29. ①　30. ③

▣ 공저자 소개

오 현 주(유한대 U-보건의료행정과)

김 기 훈(경북전문대 보건행정과)

박 영 술(가톨릭관동대 의료경영학과)

이 철 인(문경대 보건행정과)

전 영 주(조선이공대 보건의료행정과)

정 미 영(진주보건대 보건행정과)

천 민 우(동신대 보건행정학과)

보건의료인을 위한 **보건의료법규** 값 21,000원

2017년 8월 31일 제1판 발행
2018년 8월 30일 제2판 발행

공저자 : 오현주 · 김기훈 · 박영술 · 이철인
전영주 · 정미영 · 천민우

발행인 : 주 영 일

발행처 : **계 축 문 화 사**

서울특별시 종로구 통일로12길 16-17
우편번호 03029
TEL : 735-2257 · 738-9746
FAX : 723-9025
E-mail : gyechuk@hanmail.net
홈페이지 : http://gyechuk.co.kr
1973. 10. 31 등록번호 제300-1973-8호
ISBN 978-89-5629-527-5 93510